Jonas Zachmann, Doro Zachmann
Ich mit ohne Mama
Knüller Jonas wird erwachsen

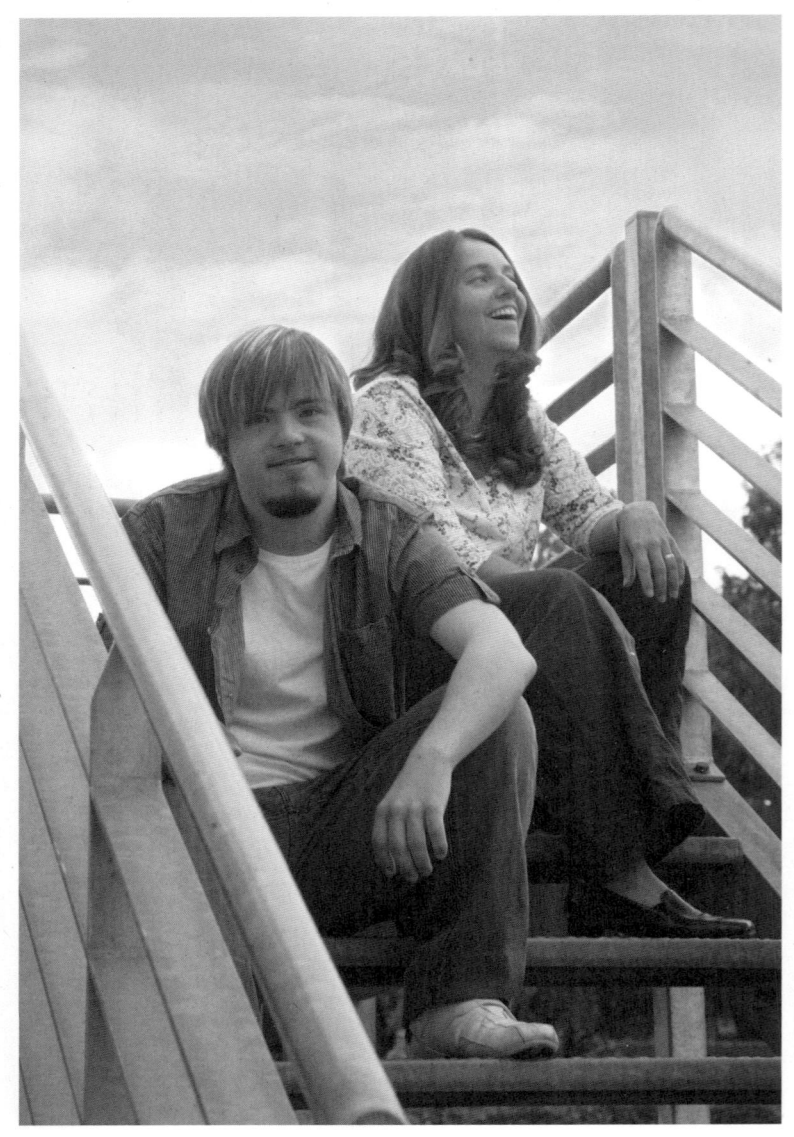

Jonas Zachmann, Doro Zachmann

Ich mit ohne Mama

Knüller Jonas wird erwachsen

SCM Hänssler

SCM

Stiftung Christliche Medien

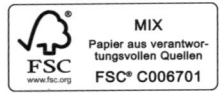

© der deutschen Ausgabe 2012
SCM Hänssler im SCM-Verlag GmbH & Co. KG · 71088 Holzgerlingen
Internet: www.scm-haenssler.de; E-Mail: info@scm-haenssler.de

Bildnachweis:
Sofern nicht anders angegeben: © Doro Zachmann;
Frontispiz: Matthias Kucharz, Ellwangen, für foto-phositiv.de;
Jonas im Soziussitz (S. 262): © Bianka Bleier

Die Bibelverse sind, wenn nicht anders angegeben, folgender Ausgabe
entnommen:
Neues Leben. Die Bibel, © der deutschen Ausgabe 2002 und 2006
SCM R.Brockhaus im SCM-Verlag GmbH & Co. KG, Witten.

Umschlaggestaltung: Jens Vogelsang, Aachen
Titelbild: Matthias Kucharz, Ellwangen | foto-phositiv.de
Satz: typoscript GmbH, Walddorfhäslach
Druck und Bindung: CPI – Ebner & Spiegel, Ulm
Gedruckt in Deutschland
ISBN 978-3-7751-5372-0
Bestell-Nr. 395.372

Für meinen Vater: Danke für deine Liebe,
die du mich hast immer spüren lassen.

Fü mei Opa: Danke, du mi lieb has und Spile vile machen.
Opa, sag Gott Grüße von Jonas Z.!

Für meine Mutter: Danke, dass du mich ins Leben
hineingeliebt und getragen hast. Bis heute.

Fü mei Oma: Ich mag dich lieb, du bis beste Oma,
danke du mi sammen bist.

Inhalt

Vorwort

Seit ich Doro Zachmann kenne, gehen wir beiden Mütter unserer so besonderen Söhne parallel unseren Lebensweg. Immer wenn es Überschneidungen gibt, stellen wir verblüfft fest: So unterschiedlich unsere »Kinder«, inzwischen zu jungen Erwachsenen herangewachsen, charakterlich sind, so ähnlich ist andererseits unser Weg als Familie – und der Austausch tut uns ausgesprochen gut. Von Doros Büchern über Jonas habe ich viel und nachhaltig profitiert.

Mit diesem spannenden Gemeinschaftswerk von Mutter und Sohn ist wieder etwas völlig Neues entstanden. Am Anfang staunte ich über den ungewohnten Stil, dann hatte ich verstanden: Anhand vieler kleiner Alltagspuzzlesteine nähert sich der Leser kreisend Jonas' Art, sein Leben anzugehen. Die Lektüre packt einen auf ungewöhnlichem Weg, der gemeinsame Alltag entfaltet sich allmählich, die innere Geschichte von Doro und Jonas kommt immer dichter. Wir steigen in Jonas' Schuhe und teilen ein Stück Weges mit ihm, lernen zu denken, zu planen und zu rechnen wie er. Dann wieder sehen wir die Welt mit den Augen der Mutter.

Jonas, der mit Down-Syndrom in die Welt der Zachmanns geboren wurde, wo er behütet, geliebt, herausgefordert und gefördert wurde und der sich unter diesen Umständen prächtig entwickeln konnte, wird ein Mann. Wie man sich das vorstellen kann, ist nach der Lektüre dieser prächtigen Buch-Kooperation zwischen Mutter und Sohn klarer. Ich fand es unglaublich spannend und hilfreich.

Doros einfühlsame, reflektierte Haltung und Jonas' tapfere Art, sein Leben zu meistern, ermutigen und begeistern mich. Ich habe herzhaft gelacht und geweint, war abwechselnd verblüfft und berührt. Ich bin sehr dankbar für diesen privaten Blick in Zachmanns Familienleben.

Ich mag ja Doros Schreibstil sehr, ihren Humor, ihren Ernst, ihre Tiefe. Ihre Stärke, ehrlich, warm und lebendig zu erzählen, gibt das Gefühl, mitten im Geschehen zu stehen. Herrlich ihre

Selbstironie, herrlich ihre Liebe zu Jonas. Nun bin ich auch ein Fan von Jonas »Schreibe«! Irgendwann habe ich angefangen, in seiner Sprache zu denken … Es ist sehr anregend und berührend, die Welt aus seinem Blickwinkel zu sehen.

Ich bin beeindruckt von Jonas' Umgang mit Grenzen, die ihn behindern, von seinem Humor, seiner Lebenslust und -fähigkeit. Von seiner Gelassenheit würde ich mir gerne ein Stück abschneiden. *Wo ist das Problem? Ich habe es gelöst. Geht doch!* Seine Echtheit geht mir zu Herzen. Wenn er traurig ist, ist er traurig; wenn er glücklich ist, ist er glücklich. Punkt. Auch Doros authentische Art ist ein Geschenk. Sehr dankbar bin ich für den ehrlichen Einblick in schwierige Zeiten, in denen Jonas darum ringt, seine Identität und seinen Platz im Leben der Erwachsenen zu finden, seine Behinderung, das »Daun-Zitron«, zu verstehen und anzunehmen. Beim Lesen ahne ich, was es heißt, mit Jonas zusammenzuleben und auch die Welt durch seine Brille zu sehen.

Dieses Buch ist ein Geschenk für Familien, die gesegnet sind mit einem Kind, das besondere Aufmerksamkeit benötigt. Wo sonst erhält man so konzentriert Einblick in eine Familie, die gemeinsam einen behinderten Jungen ins Erwachsenenalter begleitet. Es macht Spaß, stärkt und ermutigt, den eigenen Weg hoffnungsvoll zu gehen. Darüber hinaus ist »Ich mit ohne Mama« ein wunderschönes Familienbuch, das den Horizont jedes Menschen erweitert. Es vermittelt gesunde Werte und zeigt, wie das Abenteuer Familie »gehen« kann, welchen Preis es kostet und wie hoch der Gewinn ist.

Forst (Baden) im Februar 2012
Bianka Bleier
Familienfrau, Bibliothekarin und Autorin

Zum Geleit

Jonas ist groß geworden, »äwaxen«, wie er selbst sagt. Was hat sich nicht alles geändert, seitdem vor fünf Jahren das Buch *Bin Knüller!* erschien, das Jonas' Kindheit bis in die Teenagerjahre beschreibt.

Ich habe mich gefreut, als Doro Zachmann mir von ihrem neuen Buch erzählte. Gleichzeitig fragte ich mich jedoch ein wenig besorgt, ob es eigentlich noch erlaubt sei, aus dem Leben des eigenen, jetzt schon erwachsenen Kindes zu erzählen. Würde damit nicht seine Privatsphäre verletzt?

Doch Doro hat das Buch zusammen mit Jonas geschrieben. Er ist der stolze Co-Autor, der sich schon auf die Lesungen freut. Nur mit seiner Zustimmung konnte es gelingen, ja, es war sogar Jonas' Idee, das nächste Buch über ihn wirklich selbst zu schreiben! Tatsächlich wäre das Buch ohne seine O-Ton-Kommentare, seine selbst geschriebenen wie die von ihm diktierten Texte, nur halb so lesenswert.

Doro und Jonas lassen uns teilhaben an ihrem Leben, das bunt und reich ist – mit Jonas als Mittelpunkt –, brausend voller Leben und Lebensfreude. Wäre es nicht schade, wenn es Jonas nicht gäbe, der seine Umgebung immer wieder erheitert, erstaunt, erfreut und überrascht? Mit dem keine Langeweile aufkommt, der alle auf Trab hält, der einen ständig herausfordert und dabei das Leben aller Menschen um ihn herum bereichert? Viele empfinden es als ein besonderes Privileg, diesen liebenswürdigen, gut gelaunten jungen Mann zu kennen.

Das Buch erscheint fast zeitgleich mit der Vorstellung eines neuen Bluttests, der schnell, risikofrei und effizient feststellen kann, ob das zu erwartende Baby Down-Syndrom hat, und damit werdende Eltern vor die Entscheidung stellt, ob sie diesem Baby das Leben schenken wollen oder nicht. Ich wünschte mir, sie würden dieses Buch lesen und Jonas kennenlernen. Würden sie vielleicht begreifen, welch einmalige Chance sie bekommen?

Eltern von kleinen Kindern werden bei der Lektüre aufatmen, wenn sie auf diesen Buchseiten entdecken: Jonas, der sich früher keine Minute selbst beschäftigen konnte, der immer wieder von zu Hause fortlief oder Unfug anstellte, ist jetzt ein Freizeitkünstler mit vielen Hobbys, der keine Langeweile kennt. Unterwegs ist er auch jetzt noch viel, doch das ist (meistens) abgesprochen; und mit Bus und Bahn kennt er sich bestens aus.

Jonas ist kein Sprachgenie und dennoch ein genialer Wortschöpfer, der das Wesentliche auf den Punkt bringt. Kommunikationsprobleme hat er kaum; es ist beruhigend zu wissen, wie viel man doch mit wenigen Worten ausdrücken kann. Seine köstlichen Aussprüche ziehen sich durch das ganze Buch; man kann nicht genug davon bekommen.

Doch nicht alles ist lustig und einfach. Auch nicht für Jonas. Seit einigen Jahren hadert er mit seinem Schicksal: »Ich bin ein Daun-Zitron!« Von Behinderung will er nichts hören, streitet alles ab, ist traurig, wütend, fühlt sich unverstanden. Nun endlich öffnet er sich und ist bereit, darüber zu sprechen. Doro Zachmann schildert diese Gespräche. Das geht unter die Haut. Wer dies selbst erlebt hat, weiß, wie sehr es Eltern trifft, den sehnlichsten Wunsch ihres Kindes, die Behinderung loszuwerden, nicht, ja niemals erfüllen zu können.

Aber zum Glück entdeckt Jonas immer wieder die Sonnenseiten des Lebens und kann sie voll und ganz genießen: »Oh, danke Gott, ich liebe diese Leben!«

Ich meinerseits danke Jonas und Doro für dieses humorvolle und ergreifende Buch.

Lauf an der Pegnitz im Februar 2012
Cora Halder
Präsidentin der »European Down Syndrome Association«,
Leiterin des »Deutschen Down-Syndrom Infocenters« und
Herausgeberin der Zeitschrift »Leben mit Down-Syndrom«

Vorneweg: »Buch schreibe mit Jonas drin!«

Wie es zu diesem Buch kam und warum wir es geschrieben haben

Die Reisetasche und meine Bücherkisten stehen gepackt im Flur. Jonas fragt: »Mama, du Urlaub?«

»Nein, Jonas, ich fahre zu einer Lesung.«

»Gehs du Hotel?«

»Ja, ich schlafe im Hotel.«

»Wahum?«

»Es ist zu weit weg, um heute Nacht nach der Lesung noch nach Hause zu fahren!«

»Cool! Will mit!«

Ich lache. »Das geht nicht. Du hast doch Schule.«

»Oh, schade, Mama! Nächse Mal?«

»Hm, das müssen wir dann gut organisieren, wenn du mit möchtest. Aber ich kann mich da nicht groß um dich kümmern, muss ja lesen!«

»Kann helfe dir, kann au lesen!«

»Ja, das stimmt. Aber normalerweise liest derjenige vor, der das Buch auch geschrieben hat.«

»Schreib ich näxe Buch, Mama! Kei Pobläm!«

Wieder muss ich lachen. »Na, wenn du ein Buch schreibst, darfst du auch zu Lesungen, ganz klar!«

»Cool, daf ich Hotel!« Jonas reibt sich vor Freude die Hände.

Diese kleine Szene im Frühjahr 2010 war die Initialzündung. Zugegeben: Ich habe Jonas zunächst nicht ganz ernst genommen mit seiner Idee. Aber er hat immer wieder davon angefangen, und so haben wir beschlossen, ein gemeinsames Buch zu schreiben. Kaum war die Entscheidung getroffen, setzte sich Jonas hin und schrieb seine ersten Zeilen:

Buch sreiben Späß haben
Jonas und Doro Dasteller
Berümd werden Mamilein
Susammen sien Buch zeige
n ich alles kann sladin
er Kerl und alles gelernd
haben ich kand sreiben
und Lesen Buch Hotel lesung
machen Leute Norlesen dein
und mein Leben ich haben
Gute welt frinden auf
Mein Gott ich glauben
auf Gott oder Jesus

Buch schreiben, Spaß haben.
Jonas und Doro sind die Darsteller.
Berühmt werden mit Mamilein zusammen: Unser Buch soll zeigen,
was ich alles kann, schlauer Kerl, und was ich alles gelernt habe:
Ich kann schreiben und lesen!
Wenn das Buch fertig ist, gehen wir ins Hotel und halten eine
Lesung: Manchen Leuten vorlesen aus deinem und meinem Leben.
Ich habe eine gute Welt und Frieden durch meinen Gott:
Ich glaube an Gott oder Jesus.

Ja, genau!

Wir wollen mit diesem Buch aus unser beider Leben erzählen und damit deutlich machen, dass es zwei wunderbare Leben sind. Ineinander verflochten und doch seit einiger Zeit dabei, sich mehr und mehr voneinander zu lösen, ohne sich je ganz loszulassen.

Erwachsen werden will gelernt und geübt sein. Das ist der rote Faden, der sich durch dieses Buch zieht. Im Grunde trainieren wir vom ersten Tag an mit unseren Kindern, dass sie einen – oder besser: Ihren eigenen – Weg ins Leben finden. Mit Jonas ist das nicht anders, nur dauert das Training etwas länger und bedarf deutlich mehr Übung, bis sich neu Gelerntes auch wirklich festsetzt und einschleift. Geduld und Gelassenheit dabei zu bewahren ist meine ganz persönliche Herausforderung, mein lebenslängliches Lernfeld. Zum Glück aber hat sich Jonas dafür als bester Lehrmeister aller Zeiten entpuppt, und ich darf behaupten, diesbezüglich auch schon ein paar Fortschritte gemacht zu haben. So ist es nie ein einseitiger Prozess – auch wir Mütter wachsen in vielerlei Hinsicht an unseren Kindern…

Die Themen und Texte im Buch sollen den Spagat aufzeigen, in dem wir uns immer wieder befinden: Einerseits soll und will ich mich weniger in Jonas' Leben einmischen, andererseits besteht da an ein paar Stellen noch etwas »Reifebedarf«. Er braucht hier und da noch meine, ja, unsere Hilfe, will aber gleichsam eigenständig und unabhängig, eben »äwaxen« sein, also immer mehr mit ohne Mama. Alles ganz normal!

Vor allem aber möchten wir mit diesem Buch aufzeigen, wie wunderbar lebenswert das Leben ist: auch mit Down-Syndrom! Jonas Wesen ist »Lebensfreude pur«, er hat so viel zu geben und beschenkt die Menschen überaus reich – und nicht bloß in seiner engeren Umgebung. Natürlich ist Jonas nicht nur ein »Sonnenschein«, wie Menschen mit Down-Syndrom ja gerne betitelt werden, und auch ich habe durchaus meine Grenzen und Schwächen: Also rappelt es auch bei uns hier und da heftig im Karton. Ganz normal eben! Das klammern wir hier auch nicht aus, das gehört nun mal zum Leben dazu.

»Ich mag nich streite nich. Aber Mama und ich vatragen wieder. Is bessa so!«

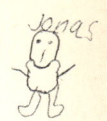

»Was? Du schreibst mit Jonas zusammen ein Buch? Wie muss ich mir das denn konkret vorstellen?«, wurde ich in den letzten Monaten öfter gefragt. Jonas und ich haben gemeinsam überlegt, über welche Themen wir schreiben wollen.
Ich habe passende Anekdoten aus meiner Sammlung dazugefügt, *Tagebucheinträge abgetippt* und Überleitungstexte geschrieben.

Jonas hat zu den einzelnen Themen Stellung bezogen, und ich habe das Gesprochene wortwörtlich mitgeschrieben.

Oder er hat selbst Texte handschriftlich verfasst, die hier ausschnittweise eingescannt beziehungsweise abgetippt sind.
Die von Jonas getippten und diktierten Texte sind durch sein gezeichnetes Männchen noch zusätzlich kenntlich gemacht.
Zunächst hatten wir eigentlich beide gedacht, dass Jonas auch selbst Texte am PC schreibt, aber das klappte leider nur begrenzt, weil er mehr gelöscht als geschrieben hat…, von daher sind es nur wenig tatsächlich abgetippte Texte. Das Diktieren war dann eine gute Lösung für uns beide.

»Du Seggetähin, ich Chef!«

Wenn der Chef ins Stocken geriet, halfen ihm Nachfragen (am liebsten im gespielten Interview mit vorgehaltener Bürste als Mikrofon) wieder auf die Sprünge. Sofern noch etwas Lust vorhanden war, versteht sich, ansonsten ging eben für diesen Tag nichts mehr.
Selbstverständlich musste ich im Anschluss immer vorlesen, was ich getippt hatte, und mein Chef hat prüfend zugehört, hier und da verbessert, und wenn er dann zustimmend nickte, war der Text »abgesegnet«.

In grauer Schrift habe ich sie daneben beziehungsweise darunter übersetzt und zum besseren Verständnis ganz sparsam ein paar Füllworte eingesetzt.

Da Jonas grundsätzlich nicht gerne erzählt, schon gar nicht lange und viele Sätze macht, ist die Menge an Eigen-Texten begrenzt. Aber es geht ja mehr um Qualität als um Quantität – und die liefert mein Sohn, Sie werden sehen!

Um Jonas' Originalton möglichst echt wiederzugeben habe ich unsere Dialoge wortwörtlich wiedergegeben, auch, wenn dadurch das Lesen etwas beschwerlich wird. Bei den diktierten Texten habe ich die Sätze zwar wie gesprochen gesetzt, die Wörter aber in der richtigen Schreibweise getippt, um sie etwas leserfreundlicher zu gestalten.

Und die Handschriften von Jonas habe ich jeweils »übersetzt«, um sie verständlicher zu machen, weil er zum Teil Wörter weglässt, austauscht, verdreht oder auf sonstige originelle Weise damit jongliert. Entstanden sind Hunderte von Notizzetteln, Briefen und Erzählungen in Jonas' Handschrift, von denen wir aus Platz- und Kostengründen nur eine kleine Auswahl im Buch zeigen können.

Außer uns Familienmitgliedern und einigen Freunden haben die beschriebenen Personen im Buch erfundene Namen erhalten (Jonas hat sie sehr sorgfältig ausgewählt).

Bevor es losgeht, möchte Jonas sich und unsere Familie noch vorstellen:

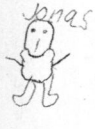

Hallo, ich bin Jonas Zachmann!
Ich bin Jugendlicher und ein Junge und bin 18, fast 19 Jahre alt. So alt bin ich schon! Ich bin ich einzigartig und bin erwachsen! Mama ist anders als ich, Jonas. Weil ich behindert bin. Weil ich Down-Syndrom bin. Aber ist nicht schlimm, ist okay bei mir! Und Linie Zeichen in meiner Hand. Aber nur eine: meine Linke.

Hab noch Schwestern, drei Stück! Und ein Bruder bin ich! Eine Schwester heißt Katharina, und dem anderen Eliane und Maren. Sie sind älter, bin ich jüngste Jungchen. Wir wohnen hier unsere Küche in einem Haus und wir essen, trinken viel.

Und Mama und Papa hab ich auch noch. Mama älter als ich. Papa ist Mann, wie ich! Und ich mag dem lieb, unsere Familie, alle zusammen. Und unsere Familie lieben alle Eier. Unsere Hühner legt immer oder manchmal Eier.

Bin große Kerl, war noch in dem Schule bis Sommer, jetzt bin ich entlassen und arbeiten gehen. Reicht so! Fertig. Tschüss!
Von Jonas Z.

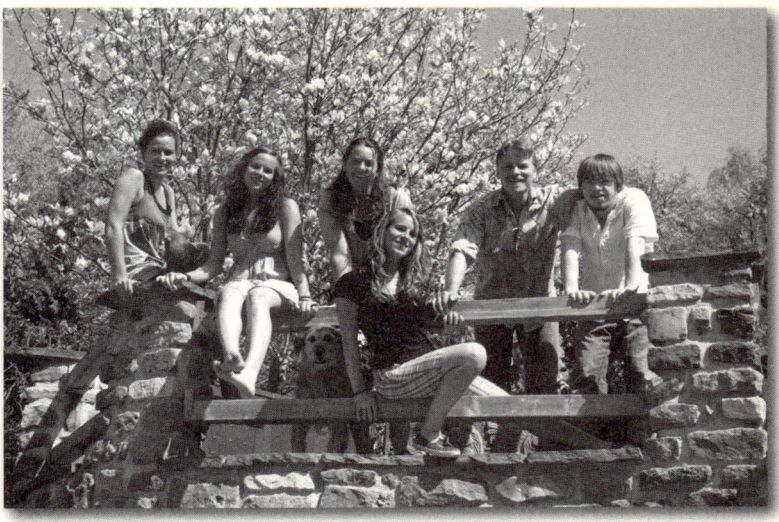

Katharina, Huhn Elsbeth, Eliane, Hündin Gina, Doro, Maren, Wolfgang, Jonas (von links nach rechts)

Prolog

Es ist Samstagmorgen. Jonas kommt in Socken und Schlafanzug in die Küche geschlurft, reibt sich die noch sehr müden Augen, gähnt anhaltend und ausgiebig. »Morge, Familie!« Familie sind gerade jetzt nur wir Eltern, die Schwestern sind ausgeflogen.

»Machs ihr heute?«, fragt Jonas und setzt sich zu uns an den Frühstückstisch.

»Ich muss gleich arbeiten gehen und komm auch erst heute Abend wieder heim«, erklärt der beste aller Papas.

»Und du Pogramm, Mama?«, wendet sich Jonas an mich, und ich sehe neben seiner Neugier auch einen Funken Hoffnung im Blick.

»Na ja, ich muss heute Morgen einiges erledigen, aber den Nachmittag habe ich noch nichts vor.«

»Cool! Können wir sammen machen, du un ich? Mutta-Sohn-Tag?«

»Ja, wir können was zusammen machen. Aber dann hast du die schwere Aufgabe, dir bis zum Mittagessen etwas einfallen zu lassen, okay?«

Jonas reibt sich vor Freude die Hände. »Nich schwer, weiß schon: Kino gehn!«

Abgemacht. Im Internet stöbern wir später durchs aktuelle Kinoprogramm und einigen uns auf Footloose, eine brandaktuelle Neuverfilmung eines Jugend-Tanzfilms. »Aber bevor wir losfahren, Jonas, musst du noch duschen gehen und deinen Job machen.«

»Oh, Mama, immer du wills! Lass mich meine Leben, nich immer einmische! Is Wochnen-Ende, is frei!«

»Ja, das stimmt, aber du hast gestern schon nicht geduscht, und heute muss jeder seinen Wochenjob im Haushalt machen, das weißt du doch. Ich will das nicht jeden Samstag aufs Neue diskutieren.«

»Oh, Mama, is plöt, Schobb su mache. Dusche auch plöt!«

»Okay, dann finde ich Kinogehen mit Jonas auch blöd!«, entgegne ich plump. »Ich gehe jedenfalls nur mit einem geduschten jungen Mann aus dem Haus, der seine Aufgaben erledigt hat. Ende der Durchsage.«

Jonas zieht verärgert ab, knallt seine Zimmertür zu.

Am Nachmittag fahren wir dann tatsächlich los. (Es wurde geduscht und gesaugt.) Wir fahren einen großen Umweg, weil ich noch bei Bekannten etwas abgeholt habe. Diese Strecke ist Jonas unbekannt und äußerst interessiert liest er alle Straßenschilder laut vor. Plötzlich stutzt er: »Malsch? Kenns ich?«, fragt er verunsichert.

»Nein, ich glaube, du warst noch nie in Malsch.«

»Aba bore bin!«

»Ach, stimmt ja, du bist in Malsch geboren.« Ich wundere mich, dass er das weiß.

»Is hier? Unser Nähe? Malsch nich Berlin?«

»Nein, Malsch ist hier, nur ein paar Kilometer von Pfinztal weg. Berlin ist viel weiter.«

»Aba Berlin is Hauptstadt! Is wichtich! Bin auch wichtich!«

»Ja, natürlich bist du auch wichtig. Aber du bist dennoch nicht in Berlin zur Welt gekommen!«

»Und Fankreich?«

»Nein, Jonas, du bist auch nicht in Frankreich zur Welt gekommen, sondern hier.«

»Ach soooo, doch hier!«, scheint er erleichtert zu sein. Ich habe eine plötzliche Eingebung.

»Weißt du was, ich zeig es dir.«

»Au ja, Mama!«, und wieder reibt sich Jonas voller Vorfreude die Hände. Ich wende den Wagen und fahre der Beschilderung nach. Als wir in Malsch ankommen, suchen wir vergeblich das Krankenhaus. Ich halte am Straßenrand, kurble das Fenster herunter, frage einen jungen Mann nach dem Weg.

»Ein Krankenhaus gibt es hier nicht. Nur ein Altenheim. Aber das war früher mal ein Krankenhaus.« Er beschreibt den Weg.

Als ich losfahre, fragt Jonas: »Mama, kenns er mich?«

»Wer, der Mann?«

Jonas nickt: »Ich Malsch bore. Er kenns mich, oder?«

»Nein, er kann dich nicht kennen. Du warst ja damals ein neugeborenes Baby, und ich war ja nur einen Tag mit dir hier im Krankenhaus, bevor uns Wolfgang abgeholt hat.«

»Mama, zähl mal! Alles!«

Und ich erzähle von den Umständen der Geburt meines jüngsten Kindes, aber nicht alles. Ich lasse die Verzweiflung, den Schock und den Schmerz beiseite, jene Gefühle, die ich damals vor neunzehn Jahren erdrückend und vordergründig erlebte, als mir sechs Minuten nach der Geburt klar wurde, dass ich soeben ein Kind mit sogenannter geistiger Behinderung zur Welt gebracht hatte. Es war nämlich nicht die Hebamme oder der Arzt, sondern ich selbst, die die Diagnose »Down-Syndrom« als Erste gesehen und ausgesprochen hatte. Welch ein Schreck für alle Anwesenden! Plötzliche Geschäftigkeit im Kreißsaal und zusätzliche Untersuchungen folgten auf meine Worte, lähmendes Entsetzen und fassungslose Verzweiflung stand uns Eltern ins Gesicht geschrieben. Horrorszenario.

Die schnell herbeigerufene Kinderärztin versuchte mich mit Worten zu trösten: »Ach, Sie sind doch noch so jung und können noch viele gesunde Kinder bekommen und für solche hier (mit einem Kopfnicken zu dem Neugeborenen in meinem Arm) gibt es ja heutzutage gute Heime, in die man sie bringen kann.« Am liebsten hätte ich sie für diesen Satz geohrfeigt.

Stattdessen antwortete ich: »Ich bringe mein Kind nirgendwo hin, nur schnell raus hier und nach Hause, wo es hingehört.« Tatsächlich wollte ich keine Minute länger als nötig dort bleiben, und so holte Wolfgang mich nach einer durchweinten Nacht wieder ab. Die ersten Tage zu Hause igelten wir uns mit dem Säugling und unseren damals achtzehnmonatigen Zwillingstöchtern regelrecht ein, wollten keinen Besuch. Per Telefon hatten wir die Nachricht über Jonas' Behinderung an unsere Familien und engsten Freunde weitergegeben, aber jetzt brauchten wir erst mal Rückzug und Ruhe, um uns in der neuen Situation wiederzufinden.

Jonas selbst, dieses kleine unschuldige Wesen, das mich mit seinen großen hübschen Mandelaugen beim Stillen unverwandt ansah, holte mich aus dem dunklen Loch des Schmerzes heraus, indem er mein Mutterherz einfach voll Liebe füllte. Und dass wir gleich das erste von der Hebamme fälschlich vorhergesagte Hindernis (»Solche Kinder kann man nicht stillen, sie haben keinen Saugreflex!«) mit Bravour meisterten, nahm ich als positives Zeichen, dass wir es gemeinsam schaffen würden, allen Widrigkeiten zum Trotz! Als es zwei Wochen nach seiner Geburt plötzlich um die Diagnose »schwerer Herzfehler« und eine notwendige Operation ging, wurde Wolfgang und mir bewusst, wie sehr wir dieses kleine Kerlchen bereits liebten: Wir hatten größte Angst, es wieder zu verlieren. Jonas hat seinen starken (Überlebens-) Willen von damals beibehalten und dank diesem auch eine zweite Herzoperation und andere Stolpersteine auf seinem Weg bewundernswert überwunden.

So liebten wir dieses besondere Kind ins Leben hinein, wuchsen an der neuen unbekannten Aufgabe, wurden von Jonas' köstlich erfrischender, charmanter und lebensfroher Wesensart mehr als reichlich beschenkt und begleiteten ihn durch die schwere Zeit der Teenagerjahre, in der er erstmals eine echte Identitätskrise erlebte und sich mit dem Thema Behindertsein und Anderssein auseinandersetzen musste. Das war für uns alle hart, und hier und da blitzt auch heute noch etwas von den trüben Zeiten auf. Jedoch überwiegen nun, da Jonas erwachsen ist, wieder deutlich das Selbstvertrauen und seine gesunde und bewundernswerte Selbstliebe.

Inzwischen ist der Mann im Rückspiegel längst verschwunden. Die Straße schlängelt sich einen Hügel hinauf. Meine Gedanken wandern zur Gegenwart zurück. Ich lächle. Ein warmes, liebendes, wissendes, echtes Lächeln. Hätte ich damals bei seiner Geburt auch nur im Ansatz ahnen können, wie wunderbar sich dieses Kind entwickeln und welch große Bereicherung es für mein eigenes Leben sein würde – viele Tränen und Ängste wären mir erspart geblieben. Aber auf dem Weg zur Reife gibt es nun mal keine Abkürzungen …

Ja, ich denke, es ist wirklich ein Stück Trauerarbeit, die wir Eltern besonderer Kinder ganz aktiv leisten müssen. Ein Abschiednehmen von dem erhofften »perfekten« Kind, dem Wunschkind, das wir vor Augen hatten.

Aber dann werden wir auch noch mal ganz neu und dick belohnt mit einem veränderten Blickwinkel, der es uns ermöglicht, auch all das Wunderbare und Bereichernde wahrzunehmen und dieses besondere Kind auch als ein ganz besonderes Geschenk an uns zu verstehen. Am Anfang dachte ich empört: Dass Gott mir so etwas zumutet! Bald erkannte ich: Gott traut es mir zu! Aus dem Zumuten wurde Zutrauen und da habe ich begonnen, zu verstehen. Genauso verhält es sich mit dem Wort »betroffen«. Empfand ich mich damals zunächst als Betroffene, so durfte ich rasch erkennen, dass ich Getroffene bin! Und zwar mitten ins Herz hinein: Ein Volltreffer, sozusagen!

Als könnte Jonas Gedanken lesen, legt er seine Hand auf meine. »Mein Mamilein!« Ich schaue ihn an, diesen wunderbaren jungen Mann, meinen Sohn. Liebe, Stolz und Dankbarkeit durchfluten mich. Wir grinsen uns an.

Ich halte vor dem Altenheim, das noch vor knapp zwanzig Jahren eine Entbindungsklinik gewesen war.

Jonas betrachtet aufmerksam das Gebäude. »Ah, hier ich bore bin!« Er seufzt tief und äußerst zufrieden.

Mir kommt leise der Gedanke, dass dies ein Meilenstein in Sachen »Identitätsfindung« sein könnte, sozusagen ein historischer Moment. Wieder ein Puzzleteilchen, welches das Rätsel »Wer ist Jonas Z.?« lösen helfen kann. Und ich ärgere mich, dass ich nicht schon viel früher auf die so einfache und doch geniale Idee gekommen war, hierherzufahren. Wie sollte Jonas auch nur mit dem Stadtnamen »Malsch« irgendetwas verbinden, wenn er noch nie hier gewesen war? Kein Wunder, dass seine Fantasie gern mit ihm durchgeht: Berlin, Frankreich, Köln und so weiter.

Als wir die Anhöhe, auf der das Gebäude steht, wieder hinunterfahren, sehen wir ein kleines Mädchen mit blonden Zöpfen auf dem Gehweg seilhüpfen. Jonas kurbelt die Scheibe herunter, ruft laut »Halloho!«, und winkt dem Mädchen zu. »Ich kenns ihm! Meine Schule!«, behauptet er. Und als ich versuche, ihm zu erklären, dass das ja wohl nicht sein kann, da das Mädchen wahrscheinlich noch nicht mal zur Schule geht und schon gar nicht auf eine dreißig Kilometer entfernte Sonderschule, weist Jonas mich in meine Schranken: »Mama, du kei Ahnung! Meine Schule, nich deine! Du kenns ihm nich, ich weiß aber. Heiß sie Lena, is mei Feundin! Und basta jetzt!«

Ich gebe auf. Jonas-Logik ist nun mal eine andere, mir trotz aller Vertrautheit oft immer noch fremd.

»Fahn wir jetz Kino hin?«

Ich nicke. »Würdest du nun bitte das Fenster wieder zuma-chen? Mir wird kalt!«

»Aba will gute Luff ham, Mama!«

»Na, du hast ja jetzt genug gelüftet. Ich friere, also bitte mach wieder zu.«

»Oh, Mama, immer du wills! Immer einmische mich. Is meine Leben, is gut so! Nich immer du Stimmer sein! Bin auch äwaxn!«

Wir diskutieren noch eine Weile hin und her. Ich fasse dann zusammen: »Ja, du bist erwachsen! Das stimmt. Nur gibt es Bereiche, in denen du noch Hilfe brauchst oder die auch andere betreffen. Da kannst du nicht einfach nur machen, was du gerade willst.«

»Dann machen?«

»Ja, das ist eine gute Frage. Ich glaube, wir beide müssen Stück für Stück gemeinsam lernen, wo du mehr allein über dich bestimmen kannst und eigene Entscheidungen fällen darfst und wo ich mich mehr zurücknehmen muss. Und du solltest aber auch Rücksicht auf mich nehmen. Beide müssen wir aufpassen, dass wir uns nicht gegenseitig verletzen. Und beide verstehen wollen, was der andere braucht. Also, ich schlage vor, dass wir ab jetzt die einzelnen Bereiche in deinem Leben ganz bewusst neu über-prüfen. Und du sagst mir, wo du mehr bestimmen willst und ich mich mehr raushalten sollte.«

»Au ja, so machen!« Jonas klatscht in die Hände. »Mama, mach wir so! Ab morge, okay? Heute erst Kino gehn!«

1. »So geht bei mir, so is meine Leben«

Selbstständig den Alltag meistern

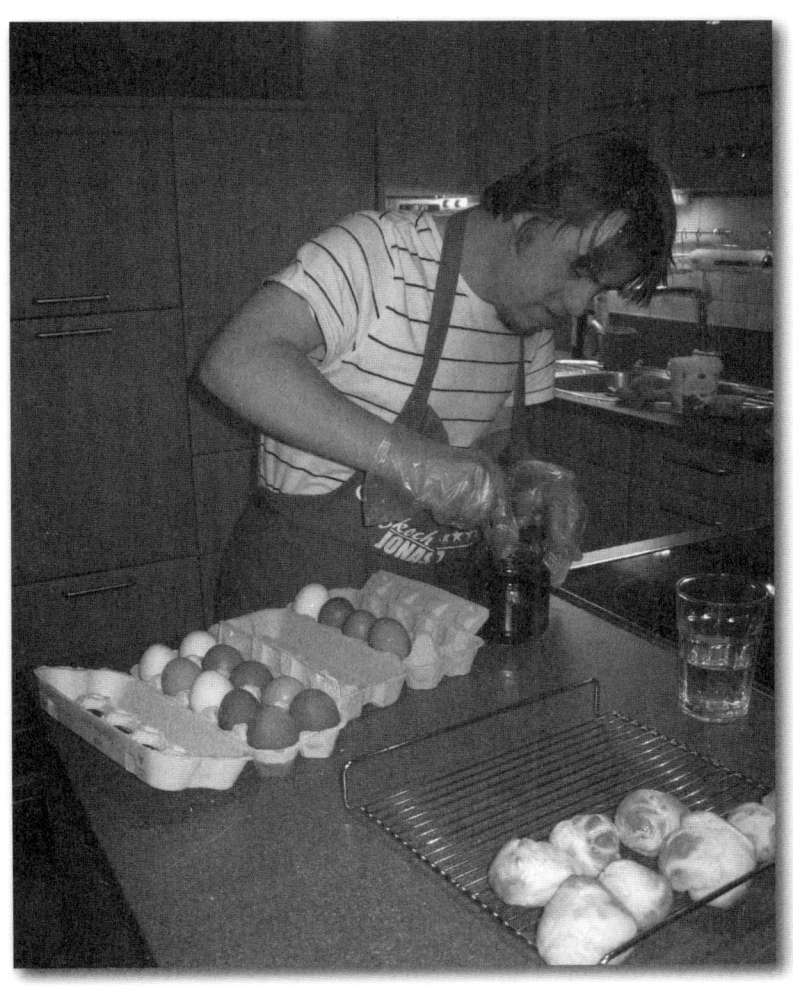

»Mei Wecka heißt Mama!«

Der Tag beginnt mit dem Aufstehen

Jonas will sich zunehmend freistrampeln, alles ganz normal. Schließlich ist er ja jetzt erwachsen und das bekomme ich auch oft genug zu hören. Aber was bedeutet es denn nun wirklich, erwachsen zu sein? So ganz konkret im Alltag? Wir tasten uns Schritt für Schritt vorwärts auf diesem neuen, unbekannten Terrain.

Februar 2011
Okay. Wenn ich mich nicht mehr so viel in Jonas' Leben einmischen soll, dann nehme ich das jetzt wirklich ernst. Ich höre wieder Marens Worte: »*Mama, du solltest nicht mehr mit Jonas aufstehen, das muss er doch auch lernen!*« *Ja, recht hat sie, obwohl ich so meine Bedenken und auch ein bisschen Mitleid habe, da Jonas den weitesten Weg zur Schule hat und daher als Erster das Haus verlassen muss. Das Vor-ihm-Aufstehen hat auch was mit Solidarität und Unterstützung zu tun.*

Dennoch: Schon lange denke ich, dass es eigentlich nicht mehr dran ist, um 6.15 Uhr aufzustehen, für meinen Achtzehnjährigen Frühstücks- und Vesperbrote zu richten und ihn zu wecken, wenn alles so weit fertig ist, dass er nur noch ins Bad zu huschen, sich anzuziehen und an den gedeckten Tisch zu setzen braucht. Eigentlich kann er das alles allein. Er müsste dann eben nur mehr Zeit haben und jemanden, der ihn weckt. Schon vor Jahren habe ich ihm einen Wecker gekauft. Er hat ihn am Kopfende seines Bettes stehen, verweigert aber seither, dass er gestellt wird. »*Wecken immer du, Mama!*«*, lautete sein bestechendes Argument – und ich habe mich überzeugen lassen.*

Das muss nun anders werden. Ich rede mit Jonas über meinen neuen Plan.

»*Jonas, ich habe eine Idee, wie ich mich weniger in dein Leben einmischen kann und du selbständiger wirst.*«

»Was Idee?«
Ich erkläre ihm den Gedanken mit dem Selber-Aufstehen und
Zur-Schule-fertig-Machen. Jonas reißt angstvoll die Augen auf.
»Nein, Mama, kanns ich nich. Du mi wecken! Bitte! Mei We-
cka heißt Mama!«
»Doch, du kannst es! Ich bin sicher, dass du das schaffst! Und
du hast es sogar schon einmal gemacht. Erinnerst du dich?«

An einem Samstag vor einigen Wochen wollte Jonas unbedingt an
einem Frühstück der Jugendlichen im Gemeindehaus teilnehmen,
wir anderen Familienmitglieder zogen es an diesem Tag jedoch
vor auszuschlafen. Ich sah darin eine Chance, wenn auch nur
halbherzig, und forderte Jonas auf, sich selbst fertig zu machen
und zum Bus zu gehen. Nach dem Motto: Wenn es dir wirklich
so wichtig ist… Ich stellte ihm also seinen Handywecker – sein
richtiger Wecker darf ja als solcher nicht in Funktion treten – und
schrieb ihm die Uhrzeit auf, wann er zum Bus loslaufen musste.
Da ich mich darauf eingestellt hatte, dass es nicht klappen und
Jonas dann doch lieber liegen bleiben würde, als sich den He-
rausforderungen des Morgens allein zu stellen, war ich absolut
verblüfft, als ich später sein Bett und Zimmer leer vorfand.

»Ja Mama, inner mich! Du rech! Ich groß, kann leine aufstehn.
Bin äwaxen!«
Und so besprechen wir den Plan im Detail: aufstehen, anziehen, frühstücken, Vesper richten, ins Bad gehen und bei allem die
Uhr im Blick behalten.
Am nächsten Morgen – natürlich habe ich unseren Wecker
ein paar Minuten vor Jonas' Handy gestellt – liegen Wolfgang
und ich mit gespitzten Ohren im Bett. Tatsächlich! Es klappt,
wir hören unseren Sohn über den Gang tapsen, die Klospülung
betätigen, in der Küche hantieren. Punkt sieben Uhr fällt die
Haustür ins Schloss. Wir klatschen uns vor Freude die Hände ab
wie zwei Sieger.
Ich kann es nicht lassen und stehe auf, um meine Neugier zu
befriedigen. Wie ein Fährtenleser gehe ich den Spuren nach, die

von Jonas' alleinigem Aufstehmanöver erzählen: das Handtuch zusammengeknüllt auf der Kommode im Bad, das brennende Licht in seinem Zimmer, die Vesperdose von gestern auf dem Boden, der nicht abgeräumte Frühstückstisch. Dennoch überstrahlt die Freude über den Erfolg diese Nebensächlichkeiten. Schmunzelnd und zufrieden lege ich mich noch mal für ein paar Minuten ins warme Bett und genieße das unbeschreiblich gute Gefühl, wieder einen Meilenstein erreicht zu haben.

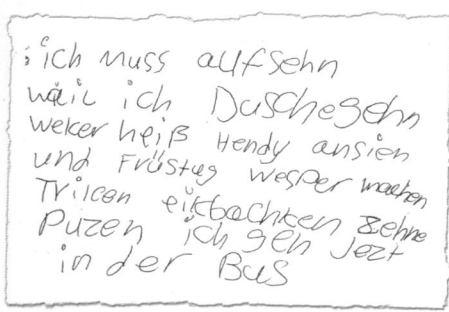

Ich muss aufstehen,
weil ich duschen gehe.
Mein Wecker heißt Handy.
Ich muss mich anziehen
und frühstücken,
Vesper machen,
Trinken einpacken,
Zähne putzen.
Ich geh jetzt in der.Bus.

März 2011
Jonas steht nun also jeden Morgen alleine auf! Das klappt nun schon seit zwei Wochen. Inzwischen war auch noch die Steigerung »Duschen« und »Tisch abräumen« drin. Ich bin total begeistert. Nicht nur darüber, dass mein Sohn einen weiteren Fortschritt in Sachen Selbstständigkeit gemacht hat, sondern natürlich auch, weil ich nun nach über zwanzig Jahren nicht mehr als Erste im Haus das Bett verlassen muss. Glückliche Rabenmutter.

Kaum hat sich alles gut eingespielt und bewährt, steht eine neue Herausforderung an: die Wohnwoche. Jedes Jahr nisten sich die Jugendlichen für eine Woche bei uns im Gemeindehaus ein, gehen von dort zur Schule, zum Sportverein, zum Klavierunterricht etc., essen und spielen gemeinsam, teilen ihre Alltagssorgen, machen ihre Hausaufgaben, helfen sich gegenseitig beim Lernen, leben Gemeinschaft, verbringen ihre Freizeit miteinander und gestalten das jeweilige Abendprogramm. Natürlich gibt es Mit-

arbeiter, die alles vorbereiten und versuchen, das Chaos einigermaßen in den Griff zu kriegen...

In den letzten zwei Jahren war Jonas bereits dabei und hatte sozusagen eine Mitarbeiterin »für sich«. Sabine hat »an Mutter statt« Jonas' Tag begleitet, ihn zur Schule und seinen Therapieterminen gefahren. Dieses Jahr jedoch ist sie verhindert, und Jonas und ich suchen nach Lösungen.

»Mama, will aba Wowoche gehn! Uuuu'dingt (unbedingt)!«

»Okay, Johnny. Ich denke, du brauchst auch keinen Extrabetreuer für die eine Woche. Das schaffst du schon!«

»Nau, Mama!«

»Das mit dem Aufstehen klappt ja inzwischen gut, das machst du einfach genauso weiter.«

»Ja, Mama! Klapp so!«

»Und in die Schule kannst du mit dem Bus fahren, die Haltestelle ist in der Nähe der Gemeinde. Das üben wir noch genau. Die Abfahrtzeiten schreib ich dir dann auch auf.«

»Auja, Mama, so machen! Du helfs mir.« Jonas reibt sich vor Freude die Hände.

»Aber was machen wir mit deinen Nachmittagsterminen? Du hast in dieser Woche Ergotherapie, Wilde-Kerle-Treff und Tanzkurs im Lebenshilfehaus. Außerdem am Mittwoch eine Verabredung mit Darius (Jonas' Zivi).«

»Oh, Mama, is su viel mich! Schaff nich. Will nur Schule und Gemeinde gehn. Das alles!«

»Gut, dann sag ich deine Termine ab.«

»Ja, Mama, bitte! Is besser mich!«

Ich denke auch, dass dies die beste und einfachste Lösung ist. Außerdem hat Jonas ja die ganze Woche auch in der Gemeinde Programm und viele Begegnungen, das ist Herausforderung und Therapie genug.

Am Sonntagabend fahre ich also meinen Sohn voll bepackt mit Schulranzen, Schwimmtasche, Schlafsack, Isomatte, Koffer, Laptoptasche, Badesachen und einer Kiste voller Spiele und Bücher ins Gemeindehaus.

Ich gebe dem begrüßenden Mitarbeiter die Liste mit allen Schul- und Buszeiten und meine Handynummer für alle Fälle und bitte ihn flüsternd, immer mal wieder (durchaus auch im eigenen Interesse) eine Dusch-Erinnerung auszusprechen. Dann helfe ich Jonas, das Gepäck auszuladen, und lass mich gern mit seinen Worten »Mama, bauchs nich tagen, starke Jungs mach so!« an der Tür von ihm mit einem dicken Kuss auf die Wange verabschieden.

Als ich im Auto sitze, pfeife ich fröhlich vor mich hin: Vor mir liegt nun eine sohnfreie Woche, in der ich mich vorwiegend nur um mich selbst zu kümmern brauche. Herrlich! Es fühlt sich so gut an, Verantwortung mal an andere abgeben zu dürfen.

Die Woche vergeht wie im Flug. Alles scheint so weit prima zu laufen. Nur mit dem Aufstehen klappt es nicht so ganz. Jonas ruft mich dreimal vormittags an. An diesen Morgen hat er jeweils verschlafen und kommt zu spät zur Schule. Na ja, denk ich, der arme Kerl bekommt mit so vielen Leuten um sich herum bestimmt nicht viel Schlaf, da muss man Verständnis haben. Die Teens werden dort eben auch die Nacht zum Tag machen … Jonas jedoch fühlt sich schuldig und sein schlechtes Gewissen muss sofort am Telefon erleichtert werden.

»Mama, ich bin's, Jonas Za'mann.«

»Hey, Joni, wie geht's dir?«

»Gut, aba hab vaschlafen. Bin Bett.«

»Was, du liegst noch im Bett? Aber es ist schon halb neun, da fängt doch deine Schule schon an.«

»Ja, Mama. Soll machen?«

»Was du jetzt machen sollst? Aufstehen sollst du und deinen Turbo einschalten. Ab mit dir in die Schule!«

»Ja, Mama. Is schlimm?«

»Nein, das ist jetzt nicht so schlimm. Das kann jedem mal passieren. Musst dich halt jetzt beeilen und dann in der Schule entschuldigen.«

»Ja, Mama, sag Tschulligung!« (Zum Glück hatte ich seine Lehrerin bereits im Vorfeld informiert und auf das »Schlimmste« vorbereitet, was sie mit einem verständnisvollen Lächeln abgetan hatte: »Ach was, Frau Zachmann, das wird schon klappen!«)

»*Warum hast du denn verschlafen? Hat dein Handy nicht geklingelt?*«, *will ich wissen.*

»*Nö, Mama, hab nich hört! Aba schüss jetzt, muss eilen mich, muss im Schule gehn!*« – *und, klick, weg ist er.*

Freitagabend wird Jonas von einer befreundeten Familie heimgefahren. Wie aus dem Häftlingslager entflohen steht ein bärtiger und deutlich müffelnder Kerl mit dicken Augenrändern vor mir und strahlt mich glücklich an.

»*Hei Mama, bin wieda Hause!*«

»*Ach du meine Güte! Wie siehst du denn aus? Wann hast du denn das letzte Mal geduscht?*«, *ist meine liebevoll mütterliche Begrüßung.*

Jonas grunzt zufrieden und zuckt mit den Achseln. »*Weiß nich. Hier, Hause!*«

»*Ja, hast du denn in der Gemeinde nie geduscht?*«

»*Nö!*«

»*Was? Na, aber wenigstens am Mittwoch beim Schwimmunterricht*«, *fällt mir erleichternd ein.*

»*Mama, wa nich schwimmen. Wa vaschlafen. Kein Schwimmen nich!*«

Na klar, Mittwoch hat er mich doch auch angerufen. Bis er in der Schule ankam, war der »*Schwimmbus*« *längst abgefahren, da musste er dann wohl in der Schule bleiben. Ich schüttle den Kopf und weiß mal wieder nicht, ob Lachen oder Weinen angesagt ist.*

Wolfgang kommentiert Jonas' Erscheinung auf seine Weise: »*Uuhh, deine Haare sind so fettig, da kannst du ja ein Brot mit schmieren! Jetzt aber ab unter die Dusche!*«

Jonas verschwindet widerspruchslos, kichernd im Bad.

Am nächsten Tag diktiert mir Jonas seine Eindrücke von der Wohnwoche:

Sechs Mal hab ich schlafen im Gemeinde. Auf Boden im Raum im Schlafsack. Schlafen ist gesund! Wir haben Essen gerichtet für die Menschen und Tisch gedeckt. Wir haben alle gemeinsam helfen.

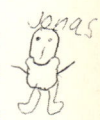

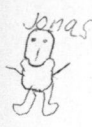

Dann muss ich in dem Schule in dem Bus 73 nehmen. Selber fertig machen, bei Frühstück Müsli essen mit Brot, mit Käse, mit Wurst, mit Butter.

Nach dem Schule bin ich schon weg: in Gemeinde! Nicht Hause fahren!

Wir haben noch gespielt Dog gespielt mit vier oder sechs: Maja, Michi, Jonas (ich!) und Jonathan. Und alle haben gesungen! Musik machen. Hat Spaß macht.

Am Schluss mussten putzen. Ich muss Aufgaben machen, saugen mit Jonathan zusammen. Dreimal verschlafen. Steffen mich weckt mit Eimer mit Wasser in mein Kopf! War nass! So lustig! Und Jonathan mich schnappen und dann aufgestanden. Witzig, Mama! So lustig! Dreimal hab verschlafen! Ich nicht gehört habe Wecker Handy. Zu spät Schule kommen. Ich hab verschlafen, ich sag. Dann Steffen für mich hinfahren Schule. Ich sag:»Danke, Steffen!« Cool! Abenteuer bei mir! Lehrerin Entschuldigung sag. Nicht schlimm. Nicht schimpft mir.

Dann Abschluss ich bocken. Nicht putzen will ich nicht Gemeinde. Ich war wütend! Immer putzen! Ich gebockt! Kein Lust nicht putzen nicht! Betreuer dich angerufen, gell, Mama? Jonathan mich schimpfen. Andere Jonathan sehr nett. Wegen Aufgaben. Hat mich trösten, ich traurig! Mein beste Freund gewesen sein! Lade ihm mein Geburtstag ein, Mama!

War eine Woche gut gefallen. Nächste Mal wieder hin! Ja, ich bin dabei sein!

Das Wochenende über hat mein Sohn erheblich viel Schlaf nachzuholen, und ich sehe mich in meiner Erklärung bestärkt, weshalb er morgens den Wecker überhört haben muss. Am Montagmorgen jedoch verschläft Jonas erneut. Zum Glück hat Wolfgang Frühdienst und kann Jonas aus dem Haus scheuchen, allerdings hat er den Bus, der ihn ins Nachbardorf zur Bahnhaltestelle bringt, bereits verpasst und muss auf den nächsten warten.»Du hättest ihn doch schnell zur Bahn fahren können! Jetzt kommt er heute schon wieder zu spät!«, murre ich.»Nein«, gibt mir der konsequente Vater zu bedenken,»das gehört zum Verschlafen dazu, dass man die Folgen auf sich nimmt!«

Als ich später beim Frühstück sitze, ruft mich Jonas an.
»*Mama, bin Bahn. Jetzt meine Händy Wecka an.*«
Ich runzle die Stirn. »*Aber Jonas, das kann doch gar nicht sein! Ich hab dir den Wecker doch auf halb sieben gestellt. Jetzt ist es halb acht.*«
»*Doch Mama, Wecka klingelt Bahn.*«
Leise, ganz leise beginnt in meinem Kopf etwas zu klingeln. Kleinlaut frage ich meinen Sohn: »*Sag mal, wie spät ist es denn auf deinem Handy?*«
»*Is sechs-Ua-viarn-dreißich*«, *kommt die Antwort prompt, und beim Blick auf meine Küchenuhr läuft es mir siedend heiß den Rücken hinunter. Sommerzeit! Ich habe letzten Sonntagabend alle Uhren im Haus eine Stunde vorgestellt – außer Jonas' Handy. Ach du meine Tüte, nicht mein Sohn hat es vergeigt, ich selbst habe Bockmist gebaut!*
»*Jonas, jetzt weiß ich, was passiert ist: Du hast verschlafen, weil ich dein Handy falsch eingestellt habe! Oh, tut mir so leid! Da hab ich wohl richtig Mist gemacht!*«
»*Oh Mama, du doof!*«, *und klick, weg ist er wieder. Ich greife zum Telefon und wähle mit eingezogenem Genick die Nummer seiner Klassenlehrerin …*

»Essen is mei Ding!«

Jonas' größte Leidenschaft

Liebe geht durch den Magen – und wie! Ich bin auch kein Kost-
verächter, aber mein Sohn toppt alles, was ich kenne: Für ein leckeres Essen ist Jonas wirklich immer zu haben. Dabei sind seine
Ansprüche durchaus bescheiden. Egal, was ich koche, es heißt
eigentlich jedes Mal: »Oh, Mama, meine Liebeessen, smecks so
lecker, du bis Beste!« (Wenn Jonas bei Oma oder Freunden isst,
fällt das Lob genau so groß und ebenso von Herzen aus, nur die
entsprechende Person wird ausgetauscht: »Oh, Oma! Liebe deine
Essen! Du bis beste Koch von Welt!«)

Abgesehen von warmen süßen Speisen (Milchreis, Obstauf-
lauf, Arme Ritter etc.) isst Jonas wirklich alles gern (und selbst
von diesen nicht ganz so sehr geliebten Speisen haut er sich drei
Teller rein, wenn man ihn nicht stoppt). Vom Kalorien- oder
Punktezählen hält er absolut nichts, von Mäßigung und Verzicht
ebenso wenig. Natürlich ist ihm sein Aussehen wichtig (wem
nicht?), aber sich dafür zu kasteien käme ihm wohl nicht in den
Sinn. Und ich bin letztlich ja auch froh, dass sich Jonas vom
Schlankheits- und Fitnesswahn nicht anstecken lässt; überhaupt
ist er beneidenswert unbeeindruckt vom Urteil anderer.

Januar 2009
*Wir sind bei Freunden zum Geburtstag eingeladen. Bea stellt
Jonas (16) zum Kuchen Schlagsahne dazu, welche dieser weg-
schiebt (weil er keine Sahne mag).*

Reiner fragt: »Was ist, Jonas? Magst du etwa keine Sahne?«
Jonas: »Wills nich! Diät bin!«

*Wir lachen uns halbtot, schließlich hat er sich vorhin beim
Mittagessen bereits drei volle Teller Braten mit Nudeln und
Soße reingehauen, und nun ist sein drittes Stück Kuchen »in
Arbeit«.*

Hauptsache, es schmeckt, dann ist alles gut! Eigentlich wundert es mich, dass Jonas immer noch relativ schlank ist. Hoffentlich kann er sich das erhalten. Allein schon wegen seinem Herzfehler sollte er nicht zu stark zunehmen. Da ich selbst auch sehr gern esse, kann ich mich zutiefst in diese Leidenschaft einfühlen und die vielen Male, die wir zu zweit geschlemmt und genossen haben, längst nicht mehr zählen.

August 2011
Jonas (18) kommt »in Spendierhosen« zu mir in die Küche.
»Mama, lade dir Essen ein! Pizza!«
Ich freue mich sehr, sehe uns schon beim Lieblingsitaliener sitzen. »Was, echt? Ja, hast du denn noch so viel Taschengeld?«
»Nö, geh Keller!« Und mein Sohn marschiert die Treppe hinunter, bedient sich aus der Tiefkühltruhe.
»Na, du bist mir ja einer! Diese Pizza habe ich doch bezahlt!«
»Egal, Mama, Umsache (Hauptsache) lecker!«

Auch, wenn Jonas kein Essen verschmäht und sich selbst über angeblich nicht so gelungene Gerichte hermacht, hat er dennoch eine eindeutige Meinung dazu und die tut er durchaus auch kund:

September 2008
Wir sind zu einem Edel-Essen mit fünf Gängen eingeladen. Jonas (15) ist zunächst begeistert, findet die Portionen jedoch eindeutig zu klein. Die Suppe, in der Kokosflocken schwimmen, ist ihm nicht geheuer, und als dann das Hauptgericht »Jakobsmuscheln auf Krokettenbett an Obstflambé« serviert wird, sagt er dem Gourmet-Koch später deutlich die Meinung, als er an den Tisch kommt und fragt, ob alles recht sei: »Fisch un Banane pass nich sammen nich! Smecks eklich! Nächse Mal kannsu bessa mache!«

Da »alle Welt« von seiner Liebe zum Essen und Trinken weiß, gab es immer wieder auch diesbezüglich originelle Geschenke: von eingewickelten Fantaflaschen über mitgebrachte Lachspäckchen, per Post verschickte Knabbereien bis hin zu Gutscheinen aller Art.

Januar 2008

Jonas (15) löst den Gutschein ein, den Katharina ihm zu Weihnachten geschenkt hat: einen Kochtag mit ihr. Erst werden die verschiedensten Kochbücher gewälzt und Rezepte ausgesucht, dann wird der Einkaufszettel geschrieben, anschließend zum Supermarkt aufgebrochen. Wieder zu Hause, wird die Küche für alle anderen Familienmitglieder für Stunden gesperrt, während immer köstlichere Düfte durchs Haus ziehen.

Am Abend dann werden wir alle an einen wunderschön gedeckten Tisch geführt und dürfen uns über ein Vier-Gänge-Menü freuen:

- *Feldsalat mit Speck und Croutons*
- *bunte Gemüsesuppe*
- *Semmelknödel mit Fleischkäse und Zwiebelsoße*
- *Vanillecreme mit Früchtesorbet*

Jonas platzt schier vor Stolz! Und ich auch!

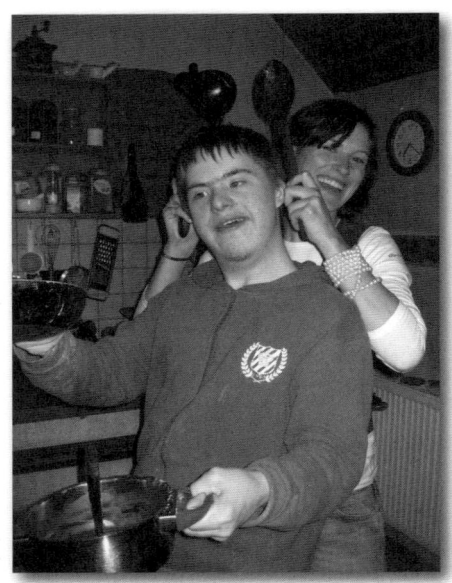

Katharina kocht mit Jonas

Zusammen mit anderen zu kochen macht einen Riesenspaß, das hat Jonas auch längst entdeckt. Natürlich muss so ein Event auch gut vorbereitet sein.

September 2008
Ich gehe abends zur Theaterprobe. Lege für Wolfgang noch einen Memo-Zettel auf den Küchentisch:»Jonas (16) soll Rezept aussuchen. Zutaten bitte an Sabine mailen, sie will am Sonntag nach dem Godi mit ihm bei uns kochen! Freu!«
Als ich nachts zurückkomme, liegen drei weitere Zettel auf dem Küchentisch. Unverkennbar Jonas' Handschrift. Auf dem ersten steht:»Rezept von Jonas Z. Für Sabine H.« Und auf den weiteren beiden folgen dann alle Zutaten für – nein, nicht etwa für Klassiker, die Jonas gerne mag, wie Pizza oder Spaghetti – für »überbackene Muscheln« samt Kalorienangabe (Jonas hat Muscheln bisher noch nie probiert)! Als ich Zähne putzen gehe, grinse ich immer noch.

Ja, selbst kochen, das macht Jonas auch wirklich Spaß. Und irgendwie sehe ich meinen kleinen Gourmet schon später mal in einer Küche mitarbeiten. Das könnte durchaus ein geeigneter Arbeitsplatz für ihn sein. Aber auch die größten und besten Köche haben einmal klein angefangen …

März 2008
Ich koche ein leckeres Drei-Gänge-Menü für Wolfgang, Jonas (15) und mich. Der Tisch ist festlich gedeckt, die Kerze angezündet, alles bereit. Ich rufe zum Essen, läute unsere Schiffsglocke, damit auch Jonas es hört, der oben im Wohnzimmer mit Kopfhörer vor der Glotze hockt. Da fällt mir ein, dass Wolfgang ja unten im Hof arbeitet, also hat er nichts gehört. Ich sause schnell hinunter, um ihm Bescheid zu geben, mach noch einen klitzekleinen Schwenk in den Keller, um Getränke zu holen, und bin schon wieder auf dem Weg ins Haus. Bereits auf der Treppe rieche ich die Bescherung und als ich in die Küche komme, sehe ich Jonas am Werk: den Zimtstreuer schüttelnd mit der einen, den

Kochlöffel rührend mit der anderen Hand. »*Mama, hab lecka würz!*«

Ich könnte ihn schütteln, bin stinkesauer, trauere um die stundenlange mühevolle Arbeit, die mein Möchtegernkoch innerhalb von Sekunden zerstört hat. Mit wütenden Worten schiebe ich Jonas vom Herd und versuche zu retten, was noch zu retten ist, aber es gelingt nicht wirklich. Als wir dann beim Essen sitzen, den völlig verpfefferten und durch die gemahlenen Nelken unansehnlich eingefärbten braunen Kartoffelbrei und Bohnen mit Curry und Zimt runterwürgen, macht Wolfgang gute Miene zum bösen Spiel und meint: »*Ach, so schlecht ist es doch gar nicht, mal was anderes!*« *und schiebt tapfer eine weitere Gabel in den Mund. Jonas Superkoch schaufelt begeistert schmatzend.* »*Hm, lecka, Mama! Smecks gut, mit Korri un Simt! Meine Wüze, hmm, lecker…*« *Na dann…*

Dezember 2009

Als ich am Abend nach Hause komme, sehe ich vor lauter Qualm die Hand vor Augen nicht. Es riecht schrecklich verbrannt, und ich eile in die Küche. Jonas (17) steht am Herd. »*Jonas, was machst du denn da?*«, *frage ich entsetzt und reiße die Tür zur Terrasse weit auf.*

»*Ich koch, Mama!*« *Stolz zeigt er mir sein Werk: In der großen Pfanne, die auf höchster Stufe eingestellt ist, hat mein Möchtegern-Sternekoch großzügig geriebenen Käse verteilt, der inzwischen bestialisch stinkt und pechschwarz eingebrannt ist. Obendrauf hat er eine Packung tiefgefrorene Putensteaks gekippt und stochert nun mit dem Kochlöffel darin, damit sich der Eisklumpen schneller* »*auflöst*«, *uahhh!*

Jonas' neueste Eigenkreation sind *Spanische Eier* (wie er auf diesen Namen kam, weiß keiner). Die Anleitung geht folgendermaßen:

Man öffne den Kühlschrank, entnehme alles, was sich finden lässt und nicht erst geschnippelt werden muss: Joghurt, Quark, Ketchup, Käsescheiben, Wurstscheiben, Butter, Senf, Schmand, Reste vom Mittagessen,…, schütte, gebe, gieße, lege es in eine Pfanne bei höchster Stufe (wobei die Reihenfolge dabei keine

Rolle spielt), rühre alles kräftig durch, schlage zwei bis vier Eier darüber, würze kräftig mit Salz, Pfeffer, Knoblauch, Paprika, Muskat, Brühe, Gartenkräutern, was sonst noch zu finden ist und – ganz wichtig: viel »Korri«. Als i-Tüpfelchen kommt zum Schluss die Prise Zimt hinzu. Fertig! Bon Appétit!

Januar 2009

Der Ergotherapeut ruft mich vormittags an. Er ist krank, muss den Termin am Nachmittag absagen. Jonas (16) wird enttäuscht sein. Ich überlege ein Alternativ-Programm, damit mein Sohn nicht nur fernsehen will. Als er von der Schule nach Hause kommt, unterbreite ich ihm meinen Vorschlag. Er ist begeistert und geht sogleich ans Werk. Jonas sucht sich aus seinem Schul-Küchenordner ein Rezept aus, schreibt sich einen Einkaufszettel, fährt mit dem Rad zum Aldi ins Nachbardorf, um die Zutaten einzukaufen. Dann macht er fast ganz selbstständig Toast Hawaii für uns beide. Ergebnis: »Oh, so leckere Essen, Mama!«. Stolzes Kind, stolze Mutter, super Aktion!

Drei Tage später sagt der Zivi ab. Jonas will wieder auf Alternativprogramm »koche selba« umsteigen und besteht darauf, erneut Toast Hawaii zuzubereiten. Diesmal jedoch braucht er das Rezept nur noch zum Abschreiben der Zutaten, die Schritt-für-Schritt-Anleitung legt er später zur Seite und kann Brote, Schinken, Ananas und Käse ohne Nachlesen zusammenbasteln. Natürlich ist er vorher wieder mit dem Rad zum Einkaufen gefahren und hat insofern ja auch schon ein kleines bisschen Sport getrieben, um sich das zweite warme Mahl an diesem Tag zu verdienen. Toll, wie er alles alleine schafft. Großer Kerl! Ich denke, die Sache ist ausbaufähig.

Ich libe Essen Pizza und Salat und Katopfelpei undSteck Saurgaud und andere allesEssen gesunt meine Bauck ich waxe kann Aber nich so ag sons dick binich

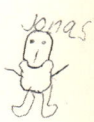

Ich liebe Essen: Pizza und Salat und Kartoffelbrei und Steak und Sauerkraut und alles andere. Essen ist gesund für meinen Bauch, damit ich wachsen kann. Aber nicht so arg, sonst dick bin ich.

Hier hat Jonas das beschwerliche Tippen aufgegeben und mir den weiteren Text diktiert:

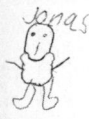

Aber werd nicht dick, Mama dicker ich. Ich schlänker Mama und Papa. Allerliebste Kräuterfrischkäse, besser als normaler Frischkäse! Ich mag gern Spaghetti-Eis und Zitrone, drei Kugeln mit Erdbeersoße. Ist meine Lieblings-Nachtisch. Und Pizza. Und Salat. Die zwei beste! Kaffee mag ich nicht, gar nicht. Aber Milch und Kaba, nicht so oft. Trink ich lieber Apfelsaft und Orangensaft. Und mags mein Mama. Beiß dir rein, Mama, schmecks so gut! Hahaha ...

Manchmal muss man sich sein Essen auch erst durch harte Arbeit verdienen:

März 2008
Jonas (15) hat den Aluminium-Deckel seines Lieblings-Joghurts an seine Zimmertür geklebt (gut abgeschleckt, versteht sich!). Er zieht mich aus der Küche vor sein Zimmer, zeigt auf sein Kunstwerk.
»Mama, du kauf mia, bitte! Smecks sooo lecka!«
»Ja, das mach ich gern. Aber damit ich es nicht vergesse, musst du es auf meinen Einkaufszettel in der Küche schreiben.«
»Wie?«
»Schreib doch einfach ›Joghurt mit Ecke‹, dann weiß ich schon, was gemeint ist.«
»Kanns aba nich schreibn nich!«
»Tja, dann lass dir was einfallen«, fordere ich meinen kleinen Großen auf und verschwinde ins Bad. Von hier aus kann ich unbemerkt amüsiert und bewundernd beobachten, wie Jonas nun circa dreißigmal zwischen seiner Zimmertür und der Küche hin- und herwandert, um den jeweils nächsten Buchstaben, den er sich abgeschaut und eingeprägt hat und auf der ganzen Wegstrecke laut vor sich hinsagt, zu notieren. Das Ergebnis kann sich echt sehen lassen: »Joghurrt Duo Bananejoghrt + Schokochipps.« *Welch eine Ausdauer und Zielstrebigkeit. Ich bin tief beeindruckt.*

Das ist so faszinierend, all die Jahre zu beobachten: Wenn Jonas sich etwas in den Kopf gesetzt hat, und sei es noch so unlogisch oder verquer, dann schafft er es eigentlich trotzdem immer, zu seinem Ziel zu kommen. Unvorstellbar, aber wahr! Welch eine Entschlusskraft dahintersteckt, ist wirklich beneidenswert.

Mai 2008
Wir planen Jonas' (15) bevorstehenden Abschluss des Biblischen Unterrichts (BU) in unserer Gemeinde, den wir (ähnlich der Konfirmation in der Landeskirche) gebührend feiern wollen. Jonas hat großzügig Freunde und Verwandte eingeladen. Als wir darüber sprechen, essen zu gehen, kommt es prompt: »Döner!«

»Aber Jonas, wir können doch nicht Döner essen gehen, das passt doch nicht an so einem Fest!«

»Doch, Döner!«

»Wie wäre es mit Pizzaessen?«, versucht Wolfgang einen Treffer zu landen.

»Nein, Döner!«

»Aber Jonas, vergiss nicht, da kommt ja auch noch das Kamerateam vom ERF, das den ganzen Tag mit dir für den kleinen Film drehen will. Wie sieht das denn dann aus in der Dönerbude?«, entsetzt sich mein wohlerzogenes »Das-tut-man-aber-doch-nicht«-Gewissen.

»Egal, Mama, wills Döner hin!«

»Ja, oder wie wäre es mit dem schönen Biergarten in Durlach, wo du so gern hingehst?«, unternimmt Wolfgang noch einen letzten Rettungsversuch.

»Nein, Döner und basta jetz!«

Tja, das ist mal wieder eindeutig. Wir seufzen ob Jonas' Sturheit. Da es ja aber nun mal sein Fest ist, soll er weitgehend bestimmen dürfen. Also fahren wir zusammen zu unserer Lieblingsdönerbude ins Nachbardorf. Eigentümer Selim, unser kurdischer Freund, der Jonas schon seit Jahren ins Herz geschlossen hat, begrüßt uns wie immer aufs Herzlichste mit großem Hallo, fester Umarmung und zahlreichen Wangenküssen. Während wir den besten aller Dönerteller essen, setzt sich Selim zu uns und strahlt kurze Zeit später vor Begeisterung, als wir ihm unser Anliegen erzählen. Und innerhalb von Minuten malen er und seine Frau ein traumhaft arabisches Büfett vor unsere Augen. Also abgemacht: Wir können nach dem Gottesdienst zu ihm kommen, er deckt für fünfzig Personen ein, so viel gibt das kleine Lokal gerade her. Anschließend fahren wir dann zu uns nach Hause und feiern im Hof bei Kaffee, Kuchen, Kickerturnier und hoffentlich schönem Wetter weiter. Alle sind glücklich und zufrieden mit dieser Lösung, und ich kann mir nun kein passenderes Ambiente für das Essengehen am Fest unseres Sohnes vorstellen. Ist auch mal was anderes, nicht so das Normale. Hier fühlt sich Jonas regelrecht zu Hause. Hier ist er nicht nur bekannt, sondern auch akzeptiert und mehr noch – geliebt. Jetzt freue ich mich richtig darauf! Ein Prosit auf Jonas' kompromisslose Leidenschaftlichkeit!

Wie gesagt gilt dieses klare Ansteuern von Zielen nur für die Dinge, die *ihm* wichtig sind und am Herzen liegen, nicht etwa für nervige Mutterwünsche.

Februar 2009

Ich sitze mit Jonas (16) beim Frühstück. Gina, unsere Hündin, bettelt, indem sie höchstens mit drei Zentimeter Abstand neben Jonas' Stuhl steht und ihn mit treuherzigen Hundeaugen anblickt.

»Schina, nich bäppeln, das närv!« (Gina, nicht betteln, das nervt!) Der Hund reagiert nicht, verfolgt nur mit gierigen Augen, wie Jonas sein Käsebrötchen in den Mund schiebt.

»Mama, sag was!«, schmatzt Jonas empört.

»Gina, geh ab!« Der Hund trollt sich schmollend und rollt sich enttäuscht brummend auf seinem Platz zusammen.

»Mama, wünsche Schina ändert!«

»Ja, gell, manchmal wünscht man sich Veränderung beim anderen. Ich z. B. wünsche mir, dass du nach sechzehn Jahren nun mal endlich mit diesem furchtbaren Geschmatze aufhörst!«

Jonas lacht und strengt sich eine ganze halbe Minute sichtlich an. Ich weiß ja, dass es mit seinem Fehlbiss, seiner schiefen Kiefer-

stellung, seinem zu kleinen Gaumenraum und seiner übergroßen
Zunge nicht wirklich einfach für ihn ist, es bedarf echter Anstren-
gung und Konzentration, den Mund beim Kauen zu schließen.
   »Na, matz ich?«
   »Nein, das war jetzt richtig gut! Du kannst es, ich weiß es ja.
Du hast nur keine Lust, dich anzustrengen.«
   Jonas wehrt sich: »Doch, Mama! Müh mich!*« Sprachs und*
schmatzte weiter wie eh und je …

Es ist bei Weitem nicht so, dass Jonas beim Essen nur an sich
selbst denkt. Immer wieder spendiert er uns von seinem Taschengeld ein Stück Kuchen oder andere Leckereien.

Februar 2009
Jonas (16) bringt von seinem Praktikum in der Bäckerei selbstge-
machte Schätze mit. »Fü mei Schwestan!*« Dabei hat er durchaus*
daran gedacht, dass die Zwillinge derzeit für einige Monate im
Ausland sind: Ich soll allen Ernstes Schneckennudeln, Marmor-
kuchen und Laugenbrezeln in die USA schicken. Es bedarf eini-
ger Anläufe, Jonas zu erklären, warum das keine allzu gute Idee
ist. Erst das Argument, dass die Sachen verschimmelt ankämen
und Maren und Elli ja dann seine Backkünste gar nicht genie-
ßen könnten, fruchtet. Jonas erklärt sich mit meinem Vorschlag
einverstanden, die Leckereien gut beschriftet einzufrieren, bis die
Mädchen wieder nach Hause kommen. So goldig, wie er an seine
Schwestern denkt. Beim nächsten Telefonat erzählt er ihnen, dass
er »Übbehaschung, so lecker!*« für sie in der Tiefkühltruhe habe …*

Und Jonas hat durchaus auch einen vorsorgenden Blick – zumindest, wenn Vorräte zur Neige gehen oder er befürchten muss, man
könne seine Wegzehrung vergessen …

Mai 2009
Wolfgang und ich kommen nachts um drei von einem Musikauf-
tritt nach Hause. An der Haustür hängt ein Zettel. Regieanwei-
sung von Jonas:

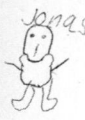

Gug mall Keller gibt Kaine Trinken dumusst Kaufen.

Recht hat er! Auf dem Küchentisch finden wir einen zweiten Zettel, der mich daran erinnern soll, was mein Sohn für den bevorstehenden Ausflug mit der Lebenshilfe braucht:

Mama Nich vagess: tringen Vespar bagen in der Rusak von Jonas *(dringend Vesper packen in den Rucksack.)*

Das Thema Essen ist allerdings auch immer mal wieder Anlass für Auseinandersetzung.

Januar 2009

So langsam ist es nicht mehr lustig, und wir streiten immer häufiger über dieses Thema. Als ich gestern Abend das Haus verließ, stand Jonas (16) schon händereibend hinter seinem Vorhang, um, wie er meint, unbeobachtet beobachten zu können, wann ich auch wirklich weg bin, um dann in aller Ruhe den Vorrats-Keller samt Tiefkühltruhe genauer zu inspizieren. Dass ich in die Bäckerei, die direkt an unser Grundstück grenzt, abgebogen bin, um Bestellungen für morgen aufzugeben, hat Jonas nicht mitbekommen.

Umso überraschter ist er, als er mich dort trifft. »Du hia, Mama? Manno, du weg sein!«, empört er sich, da ich ihn sozusagen auf frischer Tat ertappe. Deshalb weiß ich also von den drei Butterbrezeln, die er sich von seinem Taschengeld gekauft hat, und dem Kakao. Nachts, bei meiner Rückkehr, kann ich aufgrund der schlecht verwischten Spuren in der Küche und der fehlenden Lebensmittel rekonstruieren, woraus Jonas' Abendmenü bestand: drei Butterbrezeln, eine Flasche Kakao, 500 g Naturjoghurt mit reichlich Zimt und Zucker (den Streuer hatte ich erst vorgestern aufgefüllt, nun ist er fast leer!), Spanische Eier (es fehlen 5 Eier, Käse und Schmand), eine Packung Tortellini und tiefgefrorener Rahmspinat. Vom Eis war heute Mittag auch noch deutlich mehr da. Ist doch nicht zu fassen, was der Kerl da alles in sich reinstopft. Abgesehen von seiner Maßlosigkeit ärgere ich mich auch über die unerlaubte Plünderung meiner Vorräte, die ich zum Kochen eingeplant hatte.

So kann es doch nicht weitergehen. Sobald ich meinem Sohn den Rücken kehre, sprich: das Haus verlasse und er allein daheim ist, nützt er es entsprechend aus. Alles Schimpfen nützt nichts, Pizza und Co. kaufe ich schon gar nicht mehr ein. Es muss eine andere Lösung her. Wenn ich Jonas auf das Thema anspreche, bekomme ich nur ein »Lass mich, bin äwaxn, is meine Leben, is meine Hunger...« usw. zu hören. Am liebsten würde ich ein großes Vorhängeschloss an der Kühlschranktür anbringen!

Wenn sich Jonas beim Einkaufen etwas aussuchen darf, wählt er meist eine Pizza. Auf dem Einkaufszettel, der in der Küche an der Wand hängt, notiert er – wie alle anderen Kinder – regelmäßig seine Wünsche:

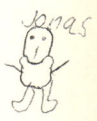

- Fichsäbsen
- Gory (Curry)
- Jukort (Joghurt)
- Langesage (Lasagne)
- FanTa
- Laxs
- PiZZa.

Um ein echter Kerl zu sein, muss man Pizza aber nicht nur einkaufen, nein, man muss sie auch bestellen können!

Januar 2011
Jetzt ist es amtlich: Unser Sohn (18) ist überlebenstauglich! Er hat sich heute seine erste Pizza bestellt! Den Entschluss hatte er bereits gefasst, als er aus der Schule kam, hat aber niemanden eingeweiht, wollte sein ganz eigenes Ding machen. Direkt zu Hause angekommen, hat Jonas seinen Geldbeutel aus dem Zimmer geholt, ist zur Bank geradelt, hat Geld von seinem Konto abgehoben. Daheim hat er aus meinem Zimmer den Flyer unserer Lieblings-Pizzeria zusammen mit dem Telefon geholt und als ich ihn fragend ansah, ein »Nixe dich! Heimnis, Mama!« (Nichts für dich! Geheimnis, Mama!) in meine Richtung gehaucht. (Ich gebe zu: Von

diesem Zeitpunkt ab habe ich das Schauspiel äußerst aufmerksam und neugierig verfolgt, ausgesprochen unauffällig, versteht sich.)

Da er den Anruf direkt hinter meiner Zimmertür, die er ausdrücklich schloss, tätigte, kam ich nicht umhin, alles mit anzuhören. »*Hallo, ja also, bin Jonas Za'mann. Will Pizza stellen! … Ja, Hause meine Mama! Aba Mama ess nicht Pizza, is fü mich allein! … bitte, brings mir Pizza? … ja, habe Geld! …Fünfsen Eujo! …will Pizza mit Boponäse …ja, mit Hackfeisch, Numma achzich … Reich nich? Noch dazu? Ja gut, Salat is gut! Und Fanta! … au ja, lecka! So machen! … Wann komms du? …Oh, so lang? … Hab aba Hunga so aag! … Ja gut, muss wate! Danke, feu mich!*« *Und dann gibt er die korrekte Adresse einschließlich Telefonnummer an.*

Als er mir das Telefon zurückbringt, grinst er mich nur vielsagend an, ich grinse zurück. »*Was grinst du?*«, *fragt er mich.* »*Nur so!*«, *gebe ich ebenso geheimnisvoll zur Antwort. Dann geht Jonas aus dem Haus, um sich eine halbe Stunde lang vorne an die Straße zu stellen und nach dem* »*Pizza-Auto*« *Ausschau zu halten. (Dasselbe hätte er auch vom Fenster seines warmen Zimmers aus tun können, aber Jonas ist gern immer direkt in der ersten Reihe dabei. Ich begnüge mich damit, hinter dem Vorhang hervorzuschielen und beobachte amüsiert die Szene.)*

Endlich hält ein Auto und der Fahrer fragt kurz und knapp aus dem heruntergelassenen Fenster: »*Pizza?*« »*Ja, für mich!*«, *antwortet Jonas händereibend. Dann übergibt er sein Geld mit den großzügigen Worten* »*Res schenk dir!*« *und trägt seine Trophäe ins Haus. Nun kann er sein Abenteuer nicht mehr länger für sich behalten und prahlt lautstark:* »*Mama, hab Pizza! Is fü mich allein! Du daafs pobiern, du wills, aba nur kleine Stück!*«, *und dann macht er es sich auf dem Sofa vor dem Fernseher im Wohnzimmer gemütlich … Ich platze schier vor Stolz!*

Ja, Pizza ist sein absoluter Favorit. Und wenn Jonas sie sich nicht bestellen oder in den Ofen schieben kann, dann stellt er sich seine Lieblingspizza eben in der Fantasie zusammen und bringt alles aufs Papier:

Lieblings-Essen Pizza:
Pizza Salat Bolognese
Spinat und Hackfleisch
Zwiebeln dann kann gut
pupsen lecker
Knoblauch Käse Tomatensoße
Pfeffer Curry lecker gut
fertig in den Ofen
rein brutzel brutzel

Jonas ist ein absoluter Genussmensch. Bewundernswert!

August 2011
Jonas (18) schiebt sich eine Tiefkühl-Lasagne von seinem Ta-
schengeld in den Ofen. Erst stellt er den Timer ein und setzt sich
dann auf den kalten Fliesenboden im Schneidersitz direkt vor
die Backofentür. Hier bleibt er die nächsten zwanzig Minuten
sitzen, schaut im Sekundentakt nach dem Zustand seines erle-
senen Mahls:» Oh, kochses schon! Seh ich Blubber! Sieht lecker
aus!« und reibt sich voller Vorfreude die Hände. Nebenher hat
er genau die rückwärtslaufende Zeit im Auge und kommentiert
ständig:» Oh, nur noch fümpfsen Minute! Bald mei Esse färtich,
oh, ich liebe Lasannje!«
So geht das die ganze Zeit über, und ich bewundere mein Kind
für seine enorme Ausdauer. Am Schluss zählt Jonas dann den
Countdown mit:» Seen, neun, acht, siebe, sex, fümpf, via, drei,
swei, eins. Juchhu: färtich!« Gekonnt öffnet er die Tür, weicht
dem heißen Dampf aus, fasst mit den Handschuhen in den Ofen
und birgt seinen heiß ersehnten Schatz. Keine Frage: Das Essen ist
ebenso ein Fest mit viel Geschmatze und unzähligen Zwischen-
rufen» Oh, so lecker!« Kein Zweifel: Dieser junge Mann versteht
wirklich etwas vom Genießen!

»Imma dusche, dusche, dusche! Stinks mir so!«

Körperpflege – ein notwendiges Übel

Ein Reizthema. Immer wieder und immer noch. Wenn ich bedenke, dass Jonas in ein paar Wochen neunzehn Jahre alt wird, sehe ich einerseits, dass er hier noch echten Reifebedarf hat, andererseits beruhige ich mich damit, dass er mit Sicherheit nicht der einzige junge Mann ist, der mit diesem Thema so locker und unverbindlich umgeht. Wir bleiben also dran, auch, wenn das oft nicht ohne Reibungen verläuft.

Wenn ich für Jonas einen Zahnarzttermin ausgemacht habe, will er nicht hin, weil er meint, es sei ja mein Termin, er habe das schließlich nicht ausgemacht. Selbst ist er jedoch nicht in der Lage, Termine auszumachen und im Blick zu behalten. Dass es dabei um seine Zähne geht und er diese auch gründlich pflegen soll, ist ihm nicht wirklich einsichtig und schon gar nicht wichtig. Also setzt er sich samt Zahnbürste auf die Toilette, kaut allerhöchstens eine halbe Minute darauf herum, spuckt in hohem Bogen alles wieder aus – und das war es dann. Wenn ich ihn kritisiere oder anrege, es anders, länger, besser zu machen, bekomme ich seine Standardantwort zu hören: »Mama, lass mich, bin äwaxen!« Elli ist da deutlich geschickter: »Joni, wenn du dir die Zähne nicht putzt, hast du Mundgeruch. Da mag dich dann kein Mädchen küssen!« Schwupps verschwindet der Möchtegern-Küsser im Bad. Leider hat dieses Argument aber auch keine Dauerwirkung.

Mit dem Duschen ist es ähnlich: Jonas duscht von sich aus eigentlich immer nur freitags, kurz bevor er in die Teeniegruppe der Gemeinde geht. Dafür lohnt es sich in seinen Augen, schließlich sind da auch die hübschen Mädchen dabei und ganz besonders die eine …

Und gut waschen, ich gut riechen kann, mag Mädchen gern! Außer meine Familie, mag alles, ich bin. Ich faul so gern. Mein Eltern egal ich bin, der lieben trotzdem bei mir. Aber muss gut riechen für Mädchen, muss ich duschen und sauber bin. Schöne Hemdchen anziehen, gefalle ich mich und Mädchen bestimmt.

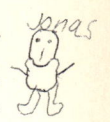

Ja, natürlich lieben wir unseren Sohn auch ungewaschen! Schön, dass er das so verinnerlicht hat (er weiß eben, was wirklich zählt im Leben).

Also, für uns zu Hause braucht er sich nicht rauszuputzen, das habe ich schon verstanden. Ganz anders für den Freitagabend, sozusagen seinem Wochenhighlight. Dafür zieht er sich auch schick an, sucht sich meist ein Hemd aus und manchmal sogar seine Krawatte dazu. (Begriffe wie over- oder underdressed sind ihm völlig fremd). Er hat seinen ganz eigenen, persönlichen Geschmack, was die Zusammenstellung seiner Kleidung betrifft, und das ist auch okay so, auch wenn es in meinen Augen oft nicht zusammenpasst.

»Mama, mir fällt so! Meine Sache!«, bekomme ich auf schiefe Blicke zu hören. Da rede ich ihm auch wirklich nicht rein. Aber was die Körperpflege angeht, muss ich mich hier und da schon mal einmischen …

Aber wie bei allen Themen: Jonas hat oft eine ganz eigene, andere Vorstellung, die er dann auch so lebt. Diese beinhaltet dann öfter mal einen absoluten Brüller.

Januar 2008
Jonas (15) geht allein zum Friseur. Danach sieht er richtig gut aus, mal wieder gepflegt und ordentlich. Einen Tag später klopfe ich an seiner Zimmertür, um ihm seinen Wäschekorb zu bringen. Kaum drin trifft mich schier der Schlag: Jonas hockt auf seinem Bett, umgeben von zig Haarbüscheln, die Bastelschere in der Hand. »Was machst du denn da?«, frage ich entsetzt. »Mach Fisur schöna, Mama!«, grinst Jonas mich an und präsentiert kopfdrehenderweise seine kahl geschnittene unförmige Mönchstonsur auf dem Hinterkopf.

Das Duschen bleibt unser Hauptkonfliktpunkt, da muss ich immer wieder hinterher sein (sehr zum Leidwesen meines Sohnes: »O Mama, du närvs!«). Grundsätzlich gilt: alle zwei Tage duschen und darüber hinaus im »Ermessensfall«, was natürlich schon im Ansatz konfliktträchtig ist ... »Imma, imma dusche, is plöt, Mama!« Die vorher so verhasste Badewanne entdeckt Jonas für sich, als er seine Hand gebrochen hat und ich oder Wolfgang ihm helfen müssen. Plötzlich brauchen wir unseren Sohn nicht mehr ans Waschen zu erinnern, es gefällt ihm total, so betüttelt zu werden und die Haare gewaschen zu bekommen. »Oh, Mama, sooo schön mütlich. Tut guuuut!«, grunzt er, mit geschlossenen Augen die Kopfmassage genießend, und streckt dabei die in der Plastiktüte steckende Gipshand in die Höhe.

Am liebsten hätte er, dass wir ihn von oben bis unten abschrubben und am besten auch noch abtrocknen, aber das machen wir natürlich nicht mit. Ich versuche schon, so oft wie möglich, um diesen Job drum herumzukommen und meinem Mann die prekäre Aufgabe zukommen zu lassen. Jahrelang habe ich mein Kind geduscht, gebadet, abgetrocknet, eingecremt etc., aber nun ist aus dem kleinen Jungen eben ein erwachsener Mann geworden, mit allem, was einen solchen ausmacht. Jonas hat noch immer größte Freude daran, sich (zum Glück inzwischen nur noch innerhalb des Hauses!) nackt zu präsentieren. Ohne Scham watschelt er mit heruntergelassener Hose aus seinem Zimmer über den Flur zum Klo, das hat er schon als Kind so gemacht. Natürlich gehört inzwischen auch noch eine Portion Provokation und Machogehabe dazu. Und schließlich ist Jonas ja nicht blind: »Mama, mei Schwestan hübsche Fau! Wills ihm heihaten!« Da muss er sich dann schon zuweilen auch mal von seiner »sexy« Seite zeigen.

Natürlich hätte er auch überhaupt nichts dagegen, sich von seinen Schwestern baden zu lassen, aber das kommt für keine von ihnen und auch für uns nicht infrage. Da müsste schon ein triftigerer Grund als eine gebrochene Hand her.

Ich habe das Gefühl, an meinem Sohn wächst alles schneller und extremer: der Bart, die Haare, Fuß- und Fingernägel. Ständig muss wieder irgendwas gestutzt, rasiert oder geschnitten werden. Das kann Jonas nicht allein beziehungsweise traut er sich nicht wirklich. Ist auch schon gehörig schiefgegangen.

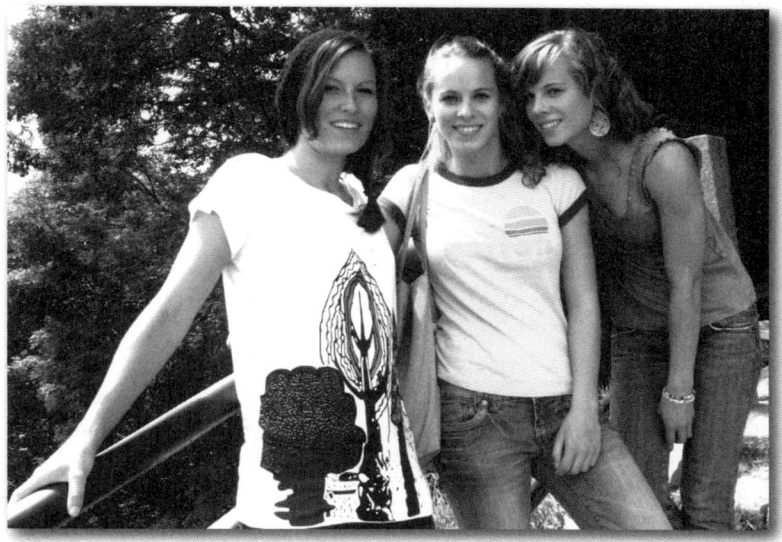

Hübsche Schwestern: Katharina, Maren, Eliane (v.li.)

Juli 2010
Am Abend vor seiner Taufe. Jonas (17) geht freiwillig unter die Dusche.

»Hmm, jetzt müsstest du nur noch ordentlich rasiert sein, dann wäre alles supidupi!«, meine ich, als er nach Shampoo duftend in die Küche kommt. Wolfgang, der normalerweise für diesen Part zuständig ist, arbeitet noch. »Ich kann dich ja heute mal ausnahmsweise rasieren!«

»Kanns du?«, fragt Jonas zweifelnd.

»Na klar, ich hab Papa früher schon oft nass rasiert!«

»Oh, lieber nich!«, kontert mein Sohn mit großem Vertrauen auf die Rasierkünste seines Vaters.

»Na ja, wenn du es mir nicht zutraust, kann ich ja auch den elektrischen Rasierer nehmen.«

»Mach lieber ich!«, und schon will mein Sohn wieder im Bad verschwinden. Mir schwant nichts Gutes. Ich gehe ihm nach. »Jonas, komm, lass mich das machen oder wir warten, bis Papa kommt.«

»Nö, Mama, kanns leine. Bin selba groß!«, und grinsend schiebt er mich aus dem Bad, zieht die Tür hinter sich zu. Zähneknirschend höre ich, wie der Rasierer zu brummen beginnt. Fünf Minuten später kommt Jonas wieder in die Küche und sieht – na ja, verwegen aus.

»Ja, das hast du fürs erste Mal schon ganz gut gemacht. Nur die Koteletten sind unterschiedlich lang und auf der linken Backe hast du einiges übersehen. Und hier, am Kinn, ist es auch nicht gleichmäßig. Komm, ich helfe dir!«, schlage ich vor und gehe schon Richtung Badezimmer.

»Nö, Mama, kanns leine! Mach lieba selba!« Ach du meine Güte, diesen Blick kenne ich. Keine Chance, ihn umzustimmen. »Aber bitte sei vorsichtig und gründlich«, rufe ich noch seufzend hinterher.

Kurze Zeit später geht Maren ins Bad – und schreit markerschütternd. Ich renne los, denke, Jonas hat sich geschnitten und sehe ihn schon in einer Blutlache am Boden liegen, kalter Schweiß bricht mir aus. Maren steht kopfschüttelnd in der Badtür und hat die Hände vors Gesicht geschlagen. Von hinten kann ich nicht beurteilen, ob das Glucksen, das sie von sich gibt, ein Lachen oder Weinen ist. Jonas steht vor dem Spiegel, der Rasierapparat brummt noch in seiner Hand. Als er sich breit grinsend zu mir umdreht, entfährt auch mir ein Schreckensschrei. Ja, Jonas hat meine Worte tatsächlich ernst genommen und war sehr gründlich: Der ganze Bart ist weg: Schnurrbärtchen, Backenbart, Kinnbart, Koteletten, alles weg.

Aber damit nicht genug: Auch die Augenbrauen fehlen komplett und von den Wimpern sind nur noch einzelne Härchen übrig. Er hat sich einfach alle Haare aus dem Gesicht entfernt. Meine Güte, sieht das komisch aus. Wir prusten laut um die Wette. Inzwischen ist auch Elli noch dazugekommen und kriegt sich nicht mehr ein. Eigentlich finde ich es auch unglaublich lustig, aber muss es unbe-

dingt einen Tag vor seiner Taufe sein? Tja, da müssen wir jetzt durch ...»Meine Güte, Jonas, du bist mir doch einer!«, kichere ich kopfschüttelnd. Erleichtert über meine Reaktion kommentiert er: »Gell, Mama, bin dein Ahmtoia!« Jetzt schütten wir uns vollends aus vor Lachen, und ich unterstreiche wiederholend: »Ja, Jonas, das kannst du laut sagen: Du bist wirklich mein tägliches Abenteuer!«

Noch wichtiger als die Haare im Gesicht ist Jonas sein Bewuchs unter den Achseln. Warum, weiß der Geier ... Immer wieder erinnert mich Jonas auch schriftlich daran:

Mama bitte HaxelHarre von mir rassier dein Jonas Z.

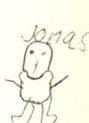

Dezember 2009
Ich verstehe absolut nicht warum, aber das Rasieren seiner Achseln ist Jonas (17) zehnmal wichtiger als das Rasieren im Gesicht oder der Gang zum Friseur.
»Mama, mach mei Haxelharre bitte! Tau selber mich nich!« Also soll ich ihm spätestens alle drei Tage die Achseln rasieren.
»Warum ist dir das denn so wichtig?«
»Mama, is umquem un alle Männa mach so!«
»Aber Männer rasieren sich doch in erster Linie im Gesicht. Da sieht man es doch auch viel mehr.«
»Mama, Gesicht is Baat, is anneres. Daff Papa rasiern, du nich! Is Männasache!«, klärt mich mein Sohn auf.

Seit Monaten nun rasiert sich Jonas selbst unter den Achseln mit dem Nassrasierer. Wolfgang hat ihm das mehrfach gezeigt. Den Bart zu rasieren traut sich Jonas jedoch nach wie vor nicht. Da muss immer noch der Papa ran.

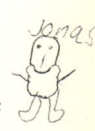

Ich hab Harre vielBin goßer staker Männer sso harre meIn Pust un Pennis Haxel mein Kopf auh Harre dauf
Ich habe viele Haare. Bin ein großer starker Mann. Hab Haare auf meiner Brust, um meinen Penis, unter den Achseln, und auf meinem Kopf sind auch Haare drauf.

Haare schneiden ist auch so eine Sache: An seinen Kopf lässt Jonas wahrlich nicht jeden ran, und zum Friseur gehen ist inzwischen eine heikles Thema geworden, da er seine Haare gern lang und unfrisiert haben will. »Bin wilde Kerl, Mama!« Katharina und Eliane sind seine Lieblingsfriseusen, aber noch besser ist meine Schwägerin Antje, schließlich ist sie auch Profi und kann nicht nur flotte Schnitte, sondern auch echte Strähnchen machen. Leider wohnt sie 200 Kilometer entfernt, doch wenn wir sie besuchen, nutzen wir ihr Angebot gern.

Sommer 2010
Endlich wieder Friseurgang! Wir haben extra ein Bild mitgebracht, dass wir Antje zeigen.
   »Wills Harre so wie Troi Bodn!«
   »Wer ist denn das?«
   »Is Heiskull Muschkel!*«*
   Antje schaut mich fragend an und ich erkläre: »Das ist Troy Bolton. Er ist die Hauptfigur in Jonas' Lieblingsfilm Highschool-Musical, *und Jonas will genau so aussehen wie er, schließlich ist er Jonas' großes Idol!«*
   Antje hat verstanden, Jonas (17) nicht. »Dol?«
   »Ja, Idol. Das bedeutet, dass du sein großer Fan bist!«
   »Nein, Quatsch, Mama! Troi is mei Fan!«, ist sich Jonas ganz sicher.

»Ich groß, ich alleine fahn!«

Ein nahezu perfekter Selbstfahrer

Jonas war gerade sechzehn Jahre alt geworden, als er den Entschluss fasste: »Fah nich mä Bus mit, Kinda närv so, will selba fahn Schule!« Ich bin aus allen Wolken gefallen. Der Schulbus, der ihn jeden Morgen direkt vor der Haustür einsammelte und am Nachmittag ebendort wieder absetzte, war bis noch vor einem halben Jahr eine wunderbare und uns beiden Sicherheit gebende Konstante in Jonas' Leben. Die fast einstündige Fahrt zur Schule beziehungsweise zurück hatte Jonas meist genossen: entweder schlafend, Kassette hörend oder mit den anderen Kindern, dem Fahrer und der Begleitperson Quatsch machend. Selten hatte ich von Streit oder schlechter Stimmung im Bus gehört. Doch das hatte sich nun schlagartig geändert, seit das neue Schuljahr begonnen hatte und neue Kinder mit in dem Bus saßen, der nun auch eine andere Route fuhr.

Mit dem öffentlichen Bus bis zum Nachbardorf zu fahren ist für meinen Sohn schon seit seinem zwölften Lebensjahr eine längst vertraute Angelegenheit, von daher kennt er nicht nur den Schulbus.

April 2008
Jonas (15) kommt vom Ergotherapeuten zurück und hat sowohl seinen Fahrradschlüssel als auch seinen Behindertenausweis, der ihm als Fahrkarte dient, um den Hals hängen. Ich frage: »Jonas, bist du heute mit dem Bus oder dem Rad gefahren?«

»Beide!«

»Beides? Wie das denn?«

»Rad faht ich hin un nachhär faht ich Rad zum Haltenstellen. Waate Bus. Un kommses Bus, steig ich ein mit Rad rein Bus. So eimpfach, Mama!«

»Was? Mit dem Rad in den Bus? Geht das überhaupt?«

»Ja, klar!«
»Wow, na, da hast du ja wieder was cleveres Neues entdeckt!«
»Nö, mach imma so!«
Ich bin völlig baff. Seit Jahren bin ich überzeugt davon, dass mein Sohn regelmäßig (zumindest bei schönem Wetter) diese Radtour macht und vor allem auch den Rückweg, der sich drei Kilometer mit leichter Steigung hinzieht, bewältigt.

Habe ich schon erwähnt, dass Jonas einen äußerst starken Willen hat? Will sagen: Wenn sich mein Herr Sohn etwas in den Kopf gesetzt hat, dann ist es fast ein Ding der Unmöglichkeit, ihn davon wieder abzubringen. Aber warum auch? So oft schon hat Jonas es bewiesen: Er kann Beschlüsse bei Angelegenheiten, die ihm selbst sehr wichtig sind, nicht nur fassen, sondern auch umsetzen. Der Prozess mag manchmal ein langer sein, der Weg dorthin ein schwerer, aber wenn Jonas dann an dem gewissen Punkt angelangt ist und selbst merkt, dass es Zeit für einen neuen Schritt ist, dann hat er ihn auch immer auf Anhieb geschafft, zu unser aller Verblüffung.

So hat Jonas z. B. laufen, Rad fahren und schwimmen gelernt. Jahrelang bewegte er sich auf ein und demselben Niveau mit Stützen und Hilfe. Dann ließ er von heute auf morgen die Hand los und die Stützräder liegen. Mitten im tiefen Wasser zog er sich die Schwimmflügel aus und schmiss sie mir entgegen. »Mama, bauch nich mähr!«, sagte er erst mit Blicken, später mit Worten, lachte dabei laut und lief, strampelte beziehungsweise schwamm los, als wäre es ganz selbstverständlich.

Und nun wieder dieser entschlossene Blick! Also halten wir erst Familienrat zum Thema Schulwegbewältigung, danach holen wir uns auch von den Lehrern Rückendeckung. Und dann wird in den Herbstferien fleißig geübt: Jonas und ich fahren mehrfach die Strecke zur Schule mit den öffentlichen Verkehrsmitteln. Das heißt in unserem Fall konkret: erst mit dem Bus ins Nachbardorf, dann umsteigen in die S-Bahn, nach vierzehn Stationen wieder umsteigen in den Bus und weitere neun Stationen fahren. Fast eineinhalb Stunden benötigen wir für die Hinfahrt. Und die gleiche Zeit natürlich für den Rückweg. Aber Jonas entpuppt sich als guter Schüler, der sich die Strecke schnell einprägt. Wenn ich mich dumm stelle und absichtlich Fehler mache, um ihn zu testen, freue ich mich aufrichtig über seinen Tadel: »Mama, du doof. Is falsche Weg, muss hier lang!«

Und vom ersten Schultag an nach den Ferien klappt es definitiv fehlerfrei. Jonas ist nun zu Recht stolzer Selbstfahrer, und wir freuen uns alle mit ihm über diesen großen neuen Schritt! Dass er so schnell so wagemutig (oder leichtsinnig?) wird, hätte ich jedoch nicht gedacht:

Mai 2009
Gestern hat Jonas (16) mal wieder den Supergau gebracht:

Ist, statt wie sonst mit dem Bus, mit dem Fahrrad morgens die drei Kilometer ins Nachbardorf gefahren, dort samt Rad in die Bahn eingestiegen und ab dem Europaplatz in Karlsruhe dann die geschätzten fünf Kilometer zur Schule geradelt!

Weder wir noch die Lehrer haben das geschnallt, er hat es heimlich, still und leise gemacht – und erst hinterher erzählt.

Auf meine erschrockene Frage hin, woher er denn den Weg wusste, zeigte er auf seine Stirn und sagte ganz selbstbewusst: »Mama, weiß alles hier mein Hirn drin!«

Der Knüller! Und als ich wissen wollte, ob er jetzt jeden Tag mit dem Rad fahren will, antwortete er (zum Glück!): »Nö, nich imma, is anstrángd!«

Meine Güte, wir waren echt hin- und hergerissen zwischen Stolz, Staunen und Entsetzen…, denn Jonas ist natürlich nicht auf den Rad- oder Gehwegen gefahren, sondern auf den öffentlichen Straßen zwischen den Autos quer durch die Stadt, eben genau die Strecke, die er sonst mit dem Bus fährt…au weia! Hätte ich nicht einen Gott, den ich bitten kann, auf meine Kinder aufzupassen, ich wüsste gar nicht, wie ich solche Situationen aushalten könnte.

Kaum hat er also erste Erfolge mit dem Selbstfahren verbucht, erkennt Jonas auch die Möglichkeiten, die sich ihm nun auftun. Verständlicherweise will er seinen Radius mehr und mehr erweitern, und wir ermutigen ihn auch dazu. Meine anfängliche Angst, er könne sich verfahren oder verlaufen, ist komplett verflogen. Jonas hat eindeutig einen besseren Orientierungssinn als ich.

Juni 2009

Jonas (16) war mit einer integrativen Gruppe Kanu fahren auf dem Rhein. Da ich mit den Mädchen nach Ludwigshafen gefahren bin, um Wolfgang in der Klinik zu besuchen, konnte ich Jonas nur abliefern und habe ihm für den Heimweg eine Mitfahrgelegenheit organisiert. Doch dann lief alles anders ...

Als wir abends heimkamen, saß Jonas friedlich vor der Glotze. Da er kein großer Erzählkünstler ist, bekam ich auf meine Fragen nach seinem Tag lediglich die Antwort: »*Alles okay, Mama!*«. *Später erst, nachdem ich Abendessen gerichtet hatte, er aber nicht mitessen wollte, wunderte ich mich. Er lehnte mit der Begründung ab, bereits satt zu sein.*

»*Satt? Aber wovon denn? Du hattest doch nur ein kleines Vesper dabei.*«

»*War Mäck Donells!*«

»*Ach, ihr wart noch bei McDonalds?*«

»*Nur ich, Mama!*«

»*Du? Wann denn, wie denn, wo denn?*«

»*War Stadt, Opaplatz.*«

Jetzt verstand ich gar nichts mehr. »*Was machst du denn am Europaplatz?*«

»*Bahnfaht!*«

»*Wieso denn Bahn? Du solltest doch bei Ann-Katrins Mutter mitfahren.*«

»*Hä?? Du sags mi Bahn fahn.*«

»*Ja, aber doch nur das letzte Stück, das hatte ich dir doch alles erklärt.*«

»*Oh, wuss ich nich. Schulligung, Mama.*«

»*Was hast du denn zu Ann-Katrins Mutter gesagt?*«

»*Nix, hab nich sehn ihm.*«

»*Ist sie denn zu spät gekommen?*«

»*Nö, nich spät. Bin weg, hab abhauen.*«

»Was? Du bist abgehauen? Aber wieso das denn?«

»Kei Lus nich aufräumen nich!«

»Also, das ist doch die Höhe! Du hast dich vor der Arbeit gedrückt! Mensch Jonas, womöglich haben dich die Betreuer gesucht und sich Sorgen um dich gemacht!«

»Oh, tumme Leid!« Jonas schaut betroffen zu Boden, so weit hatte er nicht gedacht.

»Wie bist du denn dann vom Rhein an den Europaplatz gekommen?«

»Bahnfahrt!«

»Und woher wusstest du, welche Bahn die richtige ist?«

»Mama, bin schlau, weiß meine Kopf drin!«

Ich bin zutiefst beeindruckt, ich kenne mich nämlich nicht aus, und auch Jonas war dort noch nie am Rheinufer. »Ja, und hattest du noch Taschengeld dabei?«

»Nö!«

O nein, mir schwant nichts Gutes. »Aber wovon hast du dann dein Essen bei McDonalds bezahlt?«

»Mama, du mi geb zehn Eujo, weiß nich mehr?«

»Aber Jonas, die waren doch der Beitrag fürs Kanufahren! Die musstest du doch abgeben!«

»Nö, muss nich geben!«

Also, das Ganze hat sich wie ein Puzzlespiel zusammengesetzt, und am Ende wusste ich mal wieder nicht, ob ich lachen oder weinen sollte. Aber stolz und baff bin ich ja schon, dass Jonas vom Rhein allein wieder heimgefunden hat – ich hätte keinen Plan, wie ich da fahren müsste. Und verhungern tut mein Kerl unterwegs offensichtlich auch nicht. Na, da bin ich ja mal gespannt, die Version der Mitarbeiter zu hören.

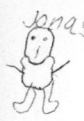

Potenzif was kann ich Gut?	**Positiv – was kann ich gut?**
Compluta spilen Sport Basikball	Computer spielen, Sport,
Schwimmen und Tauhen Leute	Basketball,
Lachen bringen nett und –	Schwimmen und Tauchen, Leute
Frutlichkeit frülich sien	zum Lachen bringen, nett und
Selbstetig ich kann	Freundlichkeit, fröhlich sein,
Ich hat sel ber scrhieben	ich bin selbstständig. Ich kann
Ich kann selbststentig	gut selber schreiben.
Bus und Bahn faren	ich kann selbstständig
Ich kann Gut Lesen Kochen	Bus und Bahn fahren.
Und Putzen Guscheln und	ich kann gut lesen, Kochen
camant küssen	und Putzen, Kuscheln und
ich kann faulen sein	charmant küssen.
schillen	ich kann faul sein,
Firger nëGel schniden	chillen,
	Fingernägel schneiden.

Juni 2008

Jonas (15) fährt nun seit ein paar Wochen alleine mit Bus und Bahn in unsere Gemeinde, das heißt, er ist dafür circa eine Stunde unterwegs. Ich habe den Weg nur zweimal mit ihm geübt, dann hat es schon geklappt. Wirklich klasse, wie selbstständig er geworden ist!

Jonas ist nun also stolzer Selbstfahrer. Und das nicht nur freitagabends zur Jugendgruppe. (Wobei er da nur den Hinweg selbst fährt, nachts hole ich ihn mit dem Auto ab, das ist mir dann doch nicht geheuer, wenn er im Dunkeln am Europaplatz zwischen manch zwielichtigen Gestalten auf die Bahn warten muss ...)

Die letzten drei Sonntage wollte er auch nicht mit uns im Auto gemeinsam zum Gottesdienst fahren (fünfundzwanzig Minuten), sondern lieber den weiten umständlichen Weg allein auf sich nehmen – Freiheit! Letzten Sonntag ist er auf dem Heimweg in der Bahn eingeschlafen. Als er nach zwei Stunden immer noch nicht zu Hause war, haben wir uns ernsthaft Sorgen gemacht. Sein Handy hatte er leider vergessen. Also mussten wir abwarten. Eine weitere Stunde später kam er bestens gelaunt heim und erzählte:

»Ich Bahn Pech habt: schlafen bin! Aufwacht, aber kenns nich
aus ich bin. Hab aussteig, andere Seite gehn, Bahn waatet, einstieg
und fahn bis wieder richtig. Und bin da! Sags du jetz, Mama?«
Cleveres Kerlchen!

Fahr ich alleine Bus und Bahn, bin erwachsen. Männer mach so,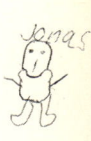
Frauen auch. Bin kein Kind mehr, hallo! Kenn mich gut aus, Karlsru-
he und andere Welt. Nicht überall, aber viele. Ist Baustelle in dem
Stadt, Bahn muss Umleitung. Steigs ich aus, fahr mit Bus mein Freund
Michi. Fahr ich Bus wieder zurück und andere Bahn. Ich zu Hause
bin. Geht doch!

»Ua spät, Mama?«

Der Umgang mit Geld, Zeit und anderen Zahlenrätseln

Ich stehe mit Zahlen ganz schön auf Kriegsfuß. Schon seit jeher. Kann sie mir einfach nicht merken, verdrehe sie ständig, ihre Logik erschließt sich mir nicht wirklich. Mathe habe ich immer gehasst, von Physik ganz zu schweigen. Auch mein Sohn ist kein Zahlengenie, und ich habe vollstes Verständnis dafür. Es ist wirklich verflixt schwer, sich in einer Welt zurechtfinden zu müssen, in der Zahlen oft so eine bedeutende Rolle im Alltag spielen. Lebenslanges Lernfeld für uns beide …

März 2009
Ich komme in Jonas' (16) Zimmer. Er hockt auf dem Boden, hat das »Mollypolly«-Spiel (Monopoly) vor sich ausgebreitet und spielt mit seinem imaginären Freund Patrick. »Patrick, schlaf nich, du dran! – Stopp, is mei Straße, mussu zahlen: einhundatsweitausen! – Joah, bin reich! – Oh, muss Jonas im Fängnis, Mist! – Hassu Pasch, kannsu laufen! – Willsu dem Straße kaufe? Koste viertausehundert!« Links von Jonas liegt »die Bank«, die er bedient, und rechts liegt sein großer Taschenrechner, mit dem er sich tapfer durch die ganzen Zahlen und Rechenvorgänge im Spiel kämpft. Was da an Geldscheinen hin und hergewechselt wird, entspricht nicht unbedingt ganz der Logik, aber wer sollte sich daran stören? Patrick widerspricht jedenfalls nicht. Am Schluss gewinnt eigentlich immer … – na, wer wohl? »Ich Winner, du Lusa, Patrick! Aba machs nix, Umsache (Hauptsache) Spaß ham!«

Dezember 2008
Montagmorgen vor der Schule weiht mich Jonas (16) in seine Pläne ein: »Mama, fah allein Stadt, kauf Complutaspiel!«

»Heute nach der Schule? Okay, aber vorher musst du noch duschen. Das hast du gestern wieder geschwänzt und jetzt ist keine Zeit mehr, dein Bus kommt gleich.«

Als er am Nachmittag heimkommt, begrüßt er mich schon an der Tür mit einem »Hallo Mama, geh dusche!« und verschwindet sofort fröhlich singend unter derselben. (Ach, könnt's doch öfter so sein!) Dann unterschreibe ich ihm, dass er von seinem Sparbuch zwanzig Euro abheben darf.

Als Jonas von der Bank zurückkommt, höre ich ihn schon im Hof jauchzen vor Freude. »Mama, hab Glückstag. Hab Gutschein Kino! Fau Bank mi schenk!« Natürlich bedarf es nun einer Planänderung: »Mama, geh Stadt, kauf Complutaspiel und geh Kino hin!«

Ich freue mich mit meinem glücklichen Kind, wünsche ihm einen tollen Nachmittag, schicke es zum Bus los. Fünfzehn Minuten später klingelt mein Telefon. »Mama, sitze Bus. Fahre Stadt, kaufe Complutaspiel, geh Kino!«, meint mein Sohn mich noch einmal informieren zu müssen.

»Ja, Großer, alles klar! Ich wünsche dir viel Spaß!«

»Danke, Mama! Lieb dir so arg un tschüss jetz!«

Fünfundvierzig Minuten später klingelt mein Telefon erneut.

»Mama, bin jetzt Stadt. Sitze Emei drin.«

»Wo sitzt du drin?«

»Emei – du weiß doch, weiß nich mehr? Elli Abeit hat!« (Eliane hat bis vor Kurzem im Studenten-Restaurant Emaille bedient).

»Na, so was! Und, was hast du dir bestellt?«

»Wus-Salat mit Batkatoffen! Oh, so lecker, Mama!«

»Na dann, guten Appetit! Und, hast du dir schon ein Spiel gekauft?«

»Nö, ers Kino gehn. Madaska swei. Kommses neunsehn Ua, Mama. Muss waaten!«

»Ach, Madagaskar zwei. Ich wusste gar nicht, dass der schon läuft. Na, hoffentlich gefällt er dir auch so gut wie der erste Teil!«

»Klar, Mama, is beste von Welt! Und tschüss jetz.« Klick.

*Als eine halbe Stunde später mein Telefon erneut klingelt,
schaue ich aufs Display und erkenne gleich Jonas' Handynummer. Grinsend hebe ich ab.*

»Was gibt's, Großer?«

*»Mama, bin jetz Kino. Madaska swei. Hab Cola, hab Popkon.
Oh, dunkel is, Film komms, tschüss, Mama!« Klick.*

Zwei Stunden später. Mein Telefon klingelt.

»Mama, sitz MäcDonnäs! Kino schöööööna Film!«

»Meine Güte, du futterst dich ja gut durch!«

Fünfzehn Minuten später.

»Mama, sitz Bahn. Komms ich Hause.«

*Um 21.45 Uhr klingelt es an der Haustür und ein glücklich
strahlender Sohn fällt uns Eltern in die Arme.*

*»Hast du dir eigentlich noch ein Spiel gekauft?«, frage ich,
mich an das eigentliche Ziel der Mission erinnernd.*

»Nö, kei Geld nich mä!«

*»Kein Wunder, das ist jetzt alles hier drin sicher angelegt!«,
meint Wolfgang grinsend und tätschelt Jonas' Bauch.*

*Auch, wenn vielleicht nicht alles perfekt war, so sind wir beide doch an diesem Abend wieder stolze Eltern eines besonderen Sohnes, der zunehmend seinen eigenen Weg findet und
geht.*

Wir haben schon vor einigen Jahren für Jonas ein Girokonto eingerichtet, auf dass ich ihm monatlich sein Taschengeld überweise.
Ganz selbstverständlich geht er am Automaten (»Tomat«) Geld
abheben und meist noch auf dem Rückweg ausgeben: zu 95 %
in der Bäckerei direkt vor unserem Haus. Kein Wunder, dass es
selten bis zum Monatsende reicht. Als Jonas um mehr Taschengeld bittet, verhandle ich mit ihm. »Jonas, ich sehe nicht ein, dir
grundlos mehr zu bezahlen – es sei denn, du hilfst auch mehr im
Haushalt mit. Wenn du bereit bist, jeden Tag eine Aufgabe zu
erledigen, dann zahle ich dir am Ende der Woche deinen Lohn
dafür.«

»Au ja, so machen!« Und prompt setzt sich Jonas hin und
entwirft einen möglichen Arbeitsplan.

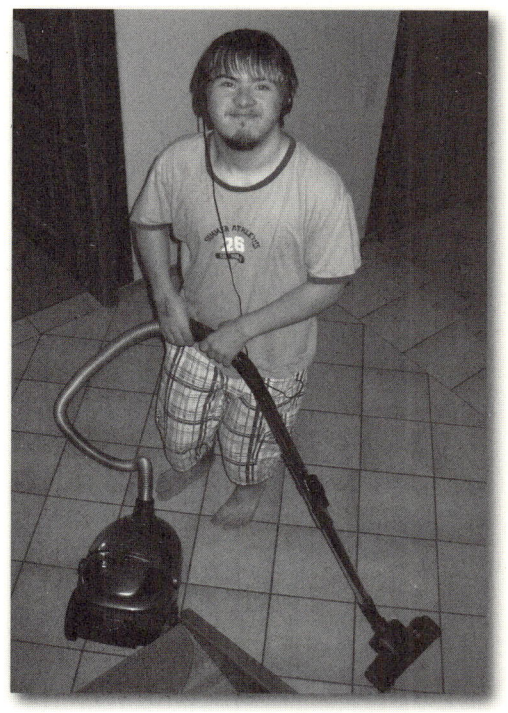

motag
saugen
mit
Küche

Disttag
wonst
wohog
Saugen

mitwoch
PAPA Zimmer
und meine
Wesche korb
und Saugen

Wie gut, wenn man Freunde hat, die einem mit Rat und Tat zur Seite stehen! Meine Freundin Ingrid, selbst Mutter von fünf Kindern und als Heilerziehungspflegerin auch im Umgang mit Erwachsenen mit geistiger Behinderung sehr erfahren, war mir schon mehrfach eine gute Ratgeberin. Jonas hat im Laufe der

Jahre auch schon etliche Wochen bei ihr gewohnt und ist ihr deshalb sehr vertraut.

Februar 2009

Ich erzähle Ingrid von Jonas' (16) derzeitiger Maßlosigkeit in Sachen Essen (v.a., wenn er abends allein ist) und meinem Ärger über die damit verbundenen Plünderungen. »Gib ihm doch etwas mehr Taschengeld, geh mit ihm zusammen einkaufen, er soll sich selbst einen eigenen Vorrat anlegen.« *Super Gedanke, dass ich da nicht selbst drauf gekommen bin! Jonas ist auch sofort begeistert. Für zehn Euro darf er sich im Discounter entsprechende Waren aussuchen (dieses Mal: Nudeln, Tomatensoße, Fertigpizza, Limettenlimonade, Chicken Wings, Schupfnudeln, Speck, geriebener Käse, Sauerkraut). Beratung lässt er nicht zu.* »Mama, mei Sache! Bin äwaxn!« *Nur mit dem Rechnen beziehungsweise Geld-im-Blick-behalten ist es schwierig.* »Mama, noch übich?«*, fragt er mich nach jedem Artikel, den er in den Wagen legt. Irgendwann verliere auch ich den Überblick, nachdem ein paar Dinge ausgetauscht und wieder zurückgelegt wurden. Da kommt mir die zündende Idee. Ich zeige Jonas, dass er auf seinem Handy auch einen Taschenrechner hat. Nun besteht die Herausforderung darin, die Preise richtig einzutippen, das Komma jeweils an der entsprechenden Stelle zu setzen. Plötzlich haben wir eine Summe von 75,80 Euro.*

»Jonas, das kann nicht sein, da musst du dich vertippt haben!«

»Nö, Mama, niche tipp! Stimms alles, aba is teuer! Lieba andere Ladn gehn.«

»Jonas, dies ist weit und breit der günstigste Laden.«

»Dann machen?«

»Wir müssen noch mal alles von vorne eintippen, ganz sorgfältig.«

Jonas seufzt, gibt mir sein Handy. »Du machen!«

»Nein, das ist ja nicht der Sinn der Sache. Du sollst es doch lernen.«

»Aba kei Lus nich! Is plöt! Lieba du machn!«

»Komm, wir machen es zusammen: ich diktiere dir die Preise und du tippst die Zahlen ein.«

Insgesamt eine Dreiviertelstunde später stehen wir mit neun Zutaten an der Kasse. Schwerstarbeit. Jonas bezahlt, reicht der Kassiererin stolz »seinen« Zehner, bekommt sogar noch ein paar Cent Wechselgeld. »Mama, du haben! Bauch nich so was Kleines nich.«

Zu Hause werden die Schätze sorgfältig beschriftet:
Jonas seiner, Finga weg
oder schlicht
J.Z.
schreibt er mit dickem Stift auf die Verpackungen. Wir richten ihm in Kühlschrank und Tiefkühltruhe jeweils ein Fach ein. Mein Sohn ist überglücklich, muss das Ereignis sofort gebührend feiern. »Mama, koch jetzt mich. Du daffs popiern, du wills.«

Klar will ich sein Meisterwerk probieren: Schupfnudeln mit Zwiebeln, Sauerkraut und Speck. Wirklich nicht übel! Ab jetzt haben wir also wieder ein neues Projekt: Einkauf-Survival-Tour. Ich muss noch einen Modus finden, wie oft wir das machen, denn jede Woche ist zu viel und bis Ende des Monats wird ihm sein Vorrat kaum ausreichen. Na ja, wir werden einen Kompromiss finden. Aber so sind alle zufrieden: Jonas fühlt sich ernst genommen, erwachsen und groß, darf selbst bestimmen. Ich weiß meine Vorräte wieder einigermaßen in Sicherheit und kann beim Einkauf hier und da vielleicht doch noch ein bisschen Einfluss auf Jonas' Wahl nehmen, sodass er nicht nur Fertigprodukte kauft. Und ganz nebenbei üben wir noch den Umgang mit Geld, das Einschätzen der Preise, Handling mit Handy, Prioritäten bei der Auswahl zu setzen. Lebenspraxis pur!

Die Sache mit dem gemeinsamen Einkauf funktioniert immer besser. Inzwischen sind wir fast schon Profis, und Jonas hat nun seine eigene Strategie entwickelt: Erst läuft er durch den ganzen Laden, sucht sich diverse Leckereien aus, schreibt deren Namen ab und den Preis daneben. Dann kommt er wieder zu mir (ich kaufe nebenher für uns ein), und gemeinsam bedienen wir den Taschenrechner. (Dass dieses blöde Komma aber auch immer an der richtigen Stelle gesetzt werden will!) Wenn die Rechnung dann aufgegangen ist, freut er sich wie ein Schneekönig und zieht los, um seine Beute in den eigenen Einkaufswagen zusammenzusammeln. Die ganze Zeit über kommentiert er in seiner üblichen Lautstärke sein Tun, ganz zum Amüsement der anderen Kunden. »Oh, kauf mir, is lecker. Oder bessa dem, is noch bessa! Was koste? Ein Eujo neuneswansig, oh, is teuer. Besser annere kaufen, is billich. Aba smecks bessa. Hmm, jetzt machen? Jonas, leg (überlege) mal!«

Februar 2010
Jonas (17) beichtet mir schriftlich, dass er mein Geld, das vom Schwimmengehen mit seinem Zivi Florian noch übrig war, auf dem Heimweg vermampft hat.

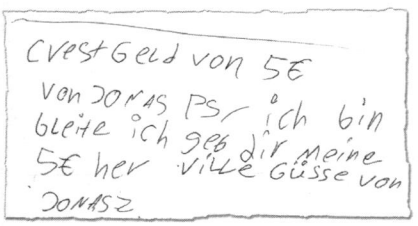

Liebe Mama, ich war
schwimmen gegangen,
Florian treffen:
beide schwimmen gegangen.
Und ich war McDonalds
gegangen alleine gegessen,
war Restgeld 5,– € bezahlt.
Tut mir leid von McDonalds
5,– € Cheeseburger gegessen habe
Restgeld von 5,– €
von Jonas P. S. Ich bin
pleite, ich geb dir meine
5,– € her. Viele Grüße von
Jonas Z.

Die Sache mit der Zeit ist auch so was Gemeines. Jonas kann die Uhr mehr schätzen als lesen. Am besten kommt er noch mit der digital angezeigten Zeit zurecht, dafür nimmt er sein Handy zu Hilfe. Aber auch auf den Wecker an seinem Bett und die analoge Uhr an der Wand wirft er einen häufigen Blick. Dass vierzehn Uhr dasselbe wie zwei Uhr sein soll, ist echt eine Herausforderung. Ebenso schwierig zu verstehen ist die süddeutsche Besonderheit, dass »viertel fünf« eigentlich »viertel nach vier« und dasselbe wie 16.15 Uhr sein soll. Ja, da kann man schon leicht verwirrt sein!

Oktober 2008

Jonas (16) soll sich um 17.00 Uhr mit Zivi Jakob in Karlsruhe am Marktplatz treffen, sie wollen dann zusammen ins Kino gehen. Um 14.00 Uhr kommt Jonas mit Jacke, Schuhen und umgehängtem Ausweis aus seinem Zimmer gestürzt und rennt Richtung Haustür.

»Halt, wo willst du denn hin?«, frage ich.

»Weiß doch, Mama, Jakob hin.«

»Aber Jonas, das ist doch noch viel zu früh!«

»Nö, Mama, muss los!«

»Quatsch, Joni! Ihr trefft euch um fünf, das ist erst in drei Stunden!«

»Mama, du kei Ahnung! Muss los, sons Bus weg!«

»Nein, du bleibst noch hier. Es ist jetzt erst zwei, also vierzehn Uhr.«

»Bus faht vizzehn acht, Mama! Muss eilen!«

»Mensch, Jonas, jetzt hör mir doch mal zu! Du bist viel zu früh. Du musst erst 16.08 Uhr mit dem Bus fahren, nicht 14.08 Uhr!«

»Stimms nich, Mama. Geh jetz, Jakob wate mir!«

»Komm, wir rufen Jakob an, der kann's dir auch noch mal erklären!«

»Nein, Mama, muss jetz Bus, pass ich sons.«

»Dann fahr ich dich eben zur Bahn, lass uns das jetzt erst klären!«

»Mama, du doof! Has kei Ahnung! Is mei Sache, lass mich. Geh jetzt. Tschüss!« Spricht's und rennt zur Haustür raus.

Das darf doch nicht wahr sein! Ich hab echt keine Chance, ihn aufzuhalten, kann ihn ja nicht mit Gewalt festhalten (zumal Jonas wahrscheinlich sowieso stärker ist als ich). Na gut, dann soll er eben seine Erfahrungen machen. Im schlimmsten Fall muss er eben stundenlang auf Jakob warten. Oder er kommt doch wieder heim, weil es ihm zu blöd wird. Vielleicht geht er auch früher ohne Jakob in einen anderen Film. So vieles ist denkbar bei dem Kerl. Ich rufe Jakob an, erzähle ihm die Situation. »Kein Problem, Doro, dann fahr ich halt schon früher in die Stadt«, bietet Jakob an. »Das ist lieb von dir, aber ich denke, das solltest du nicht tun.

Ich finde, Jonas muss das nun selbst auslöffeln. Vielleicht hilft es ihm, Zeiten besser einschätzen zu lernen, wenn er wirklich stundenlang warten muss. Ich wollte dir nur Bescheid geben, weil ja gut sein kann, dass er dich in Kürze anruft. Also, dann viel Spaß im Kino, falls es überhaupt klappt ...«

Es fällt mir nicht leicht, mich gedanklich nicht weiter mit Jonas zu beschäftigen oder ihm gar hinterherzutelefonieren. Aber ich schaffe es, mich mit Arbeit abzulenken. Am Abend, als Jonas um 20.30 Uhr heimkommt, erfahre ich bruchstückhaft in einem mühseligen Frage- und Antwort-Spiel ein paar Einzelheiten: »Hab waate Jakob, kommses nich. Hab laaaaang waate, aba Jakob nich da. Kei Luss nich mä waate. Geh Döner hin. Kauf mir Döner und Spreit. Oh, so lecker. Ruf Jakob Händi an. Jakob mi sags, komms um fümf. Muss wieda waate. Is plöt! Geh ich Lade rein, gucks ich Spiele fü mei Tiptop (Laptop). Mann sags, Geld reich nich, hab nur fümf Eujo. Plöda Mann! Geh ich raus, waate Jakob. Hab Hunga. Ess ich nommal Döner. Mit Fanta sammen. Is lecker! Endlich Jakob komms. Gehn wir Kino rein. Hab kei Geld mehr. Jakob muss sahlen mir. Is nett ihm! Mama, muss Jakob Geld gebn nächse Mal komms. Wa schöne Tag, so, des alles!«

Natürlich funktioniert diese Logik auch andersherum:

Ferientag im Juli 2011
»*Mama, heut viel Pogamm!*«
    »*Wieso? Wir haben doch gar nichts vor!*«
    »*Doch! Hab heut vizzen Tämine!*«
    »*Was?*« *Erschrocken schaue ich im Kalender nach.*
    »*Quatsch, Jonas! Du hast um vierzehn Uhr deinen Krankengymnastik-Termin!*«
    »*Sag ich doch!*«
    »*Na ja, du hast behauptet, du hättest vierzehn Termine!*«
    »*Stimmses: zwei!*«
    »*Wieso zwei, was denn noch?*«
    »*Kankennastik un Lindinasche!*«

»*Ach ja, du hast danach noch Lymphdrainage! Stimmt ja auch!*«

»*Sag ich doch!*«

»*Na gut, aber sonst steht heute noch nichts fest.*«

»*Sooo wenich?*« *Jonas (18) ist enttäuscht.*

»*Na ja, wir können ja gleich beim Frühstück mal die anderen fragen, auf was sie Lust haben. Und du kannst ja schon mal auf dem Busplan schauen, wann du losfahren musst.*«

Jonas schlurft in Marens Zimmer, da hängt der Plan innen an der Tür.

Von Weitem schon ruft er: »*Vizzen Ua acht!*«

»*Jonas 14.08 Uhr ist doch zu spät, wenn du 14.00 Uhr den Termin hast.*«

»*Doch, Mama, stimmso! Guck Plan!*«

»*Ja, um 14.08 fährt auch ein Bus, aber...*

»*Siehse, sag ich doch!*«

»*Ja, aber der ist zu spät. Du musst einen früheren nehmen!*«

»*Nö, Mama, spinnsu? Tämin is Vizzen Ua, also!*«

Er rennt in sein Zimmer, holt den Terminzettel der Praxis und reibt ihn mir unter die Nase!«

»*Guck, Mama, hia vizzen!*«

»*Ja, da steht, dass dein erster Termin um 14.00 Uhr ist. Aber du musst doch früher losfahren, damit du pünktlich ankommst.*«

»*Vizzen Ua acht!*«

»*Nein, früher! Vor vierzehn Uhr! Also um dreizehn Uhr noch was!*«

»*Nö, Mama, du lügs! Hia steht vizzen Ua Tämin, nich dreizen!*«

Ich rolle mit den Augen, seufze, überlege zum wie viel hundertsten Mal wir solch ähnliche Debatten schon geführt haben.

»*Schau Jonas!*« *Ich deute auf die Zeiger an der Uhr.* »*Wenn du um vierzehn Uhr, das ist zwei, in der Praxis sein willst, musst du vorher losgehen, denn der Weg braucht ja auch Zeit.*«

»*Bus is schnell, Mama!*«

»*Na klar ist der Bus schnell. Der ist sogar superduperwahnsinnsschnell. Aber trotzdem dauert es ein paar Minuten, bis du*

zur Haltestelle gelaufen, eingestiegen, mit dem Bus gefahren, aus-
gestiegen und zur Praxis gelaufen bist.«
»Mama, du dumm! Muss nich laufen. Gleich da!« (Da hat er
wieder recht: Die Haltestelle liegt nahezu direkt vor der Praxis.)
»Oh, Jonas, versteh doch, dass du vorher Zeit einrechnen
musst. Komm, wir schauen mal zusammen auf den Busplan.«
»Nö, Mama, sauer dir! Du kei Ahnung, lieba Papa fragen!«,
entgegnet mir mein Sohn und lässt mich eiskalt stehen.
Auch recht! Von Weitem höre ich amüsiert, wie die Diskussion
von vorne beginnt:
»Mama lügs. Muss Bus fahn vizzen Ua acht!«
»Aber Jonas, dann kommst du doch zu spät zu deiner Kran-
kengymnastik!« ...
Grinsend decke ich den Frühstückstisch, drehe nun aber das
Radio lauter, um die Männerstimmen im Gang zu übertönen.

Zeitliche und räumliche Orientierung ist für Jonas eine wirklich
große Herausforderung, der er sich oft nicht gewachsen fühlt.
Aber mit ein bisschen Hilfe von außen und ein paar kleinen Tricks
kommt er im Alltag doch sehr gut klar. Nachdem er mehrfach zu
Terminen zu spät kam, hat Jonas es inzwischen verstanden, dass
er sich mehr Zeit einplanen muss. Er schreibt sich nun die Uhrzeit
seines Termins auf einen Zettel, stellt sich damit vor den Busplan,
schreibt dann die vorangehende Abfahrtszeit auf und zählt dann
mit den Fingern noch mal vier Minuten ab, die er braucht, um
zur Bushaltestelle zu laufen. Diese Zeit notiert er darunter, unter-
streicht sie und zeigt sie mir dann zur Kontrolle. »Mama, stimm
so?« (Das klappt wunderbar, allerdings auch nur, wenn der Termin
im Nachbarort ist. Dass er für eine Fahrt in die Stadt deutlich
mehr Zeit einrechnen, also nicht nur einen Bus früher fahren muss,
ist unsere neueste Baustelle.) Oftmals ist Jonas schon mindestens
eine halbe Stunde vorher fertig, sitzt in Jacke und Schuhen bereit,
durchzustarten, schaut alle paar Sekunden auf sein Handy, um die
Zeit mit der auf seinem Zettel zu vergleichen. Weil er es meist nicht
bis zum Schluss aushält, geht er dann noch mal zehn Minuten
früher los. »Egal, Mama! Umsache pücklich!«

Uhr ist schwierig bei mir, außer Handy. Kanns gut lesen. Mama
muss Uhr stellen meine Zimmer. Und meine Handy, aber sie vergess
manchmal. Ist Zeit muss ich losgehen, frag ich Mama. Nächstes Mal,
ich Termin hab, ich weiß ich losmuss. Mama hilft mir oder Schwestern. Papa auch, wenn zu Hause sind. Aber Papa oft Arbeit. Mama
sagt: »Jonas, musst du losgehen!«, und schon bin ich weg in dem
Bus.

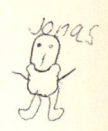

Das mit der Zeit hat ja aber auch größere Dimensionen, wenn
man an Tage, Wochen oder gar Monate denkt. Begriffe wie
Gestern und Vergangenheit, Heute und Gegenwart oder Morgen
und Zukunft sind so eine Sache für sich ...
    »Jonas, darf ich mal einen Schluck von deinem Sprudel trin-
ken?« – »Morgen, Mama!« (Er meint eigentlich: Ja, gleich, Moment noch – denn kurz darauf streckt er mir seine Flasche entgegen.) Oder auf die Frage:»Wann hast du denn wieder Tanzkurs?«,
antwortet er mit »Nächse Mal oder nächse Jahr!«. Wenn er ein
Ereignis in der Vergangenheit erzählen will, beginnt er den Satz
mit:»Weiß noch, ich klein war, ...«. Aber das trifft dann auch auf
Erlebnisse zu, die erst ein paar Wochen zurückliegen. Tja, es ist
also alles nicht so einfach.

Februar 2008
*Eine Redakteurin vom christlichen Radio- und Fernsehsender
ERF ruft an. Sie hat mein Buch* Bin Knüller! *über Jonas gelesen
und würde gerne einen kleinen Film über ihn drehen und uns in
die Talksendung »Gott sei Dank!« einladen. Als ich Jonas am
Nachmittag von dem Anruf erzähle, läuft er schnurstracks die
Treppe hoch ins Wohnzimmer, schaltet den Fernseher an, zappt
durch die Kanäle. »Wow, ich Fänsän? Wo, Mama?!«*

Auf einer Autofahrt im Mai 2009
*Eliane erzählt, dass sie am 26. Dezember in Urlaub fährt. Jonas
(16) ist ganz erschrocken: »Aba ich Burtstag vierunswansten. Du
nich wegfahn, Elli!«
    »Jonas, am 26. Dezember, nicht September!«*

»*Aber meine Buatstag is!*« *Die nächsten zehn Minuten versucht die große Schwester ihrem kleinen Bruder klarzumachen, dass sie vom Dezember, er aber vom September spricht, sein Geburtstag also doch schon vorbei sei. Es hilft alles nichts, Jonas ist ziemlich aufgelöst.* »*Aba immer hab Burtstag so: vierunswansten Säptämba!*« *– Am Schluss einigen sie sich schließlich darauf, dass der 26. ja nach dem 24. kommt und sie somit seinen Geburtstag nicht verpasst! Endlich kann Jonas wieder entspannt aufatmen. Und wir alle mit.*

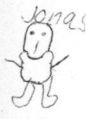

Ich hab Kalender. Mama schreibt mein Termine. Ist wichtig mich, immer gucken mein Termine. Jonas, musst du aufpassen, nicht verpassen Termine! Manchmal schreib ich auch Termine, wenn Gemeinde gehen. Weiß selber. Kann schreiben und denken meine Kopf drin. Bin erwachsen!

Juli 2008

Jonas (15) geht auf das Vortreffen der Kroatien-Freizeit. Wolfgang und ich haben einen Musik-Auftritt und können ihn deshalb nicht begleiten. Auch die Mädchen haben keine Zeit. Na ja, egal, denke ich, wir werden schon von einem Mitarbeiter die nötigen Einzelheiten erfahren beziehungsweise bestimmt einen wichtigen Zettel mit allen Infos bekommen. Hauptsache, Jonas kann dabei sein, die anderen Teilnehmer schon mal treffen und die Besprechung miterleben. Am nächsten Morgen frage ich meinen Sohn, wie das Treffen war.

»*Gut, Mama!*«

»*Aha, und was habt ihr so besprochen?*«

»*Alles!*«

»*Hmm, und was ist alles? Hast du einen Zettel bekommen, wo alles draufsteht?*«

»*Nö, aba schreibs ich!*« *Und ich folge Jonas in sein Zimmer, wo er auf einem kleinen Zettelchen das Wichtigste der zweistündigen Besprechung notiert hat:*

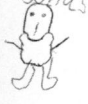

23. Mitwoch Gehn wi los!

Na also, wer sagt's denn!

Juli 2011
Jonas (18) sieht ein Plakat von Otto Waalkes, der nach Karlsruhe kommt. »Mama, wills ich hin! Is lustige Mann!«
Ich schaue aufs Datum. »Hmm, 23. September, das ist ein Tag vor deinem Geburtstag.«
»O ja, passt gut!«
»Nein, passt nicht gut, denn da ist doch die Jubiläumsparty unserer Gemeinde. Das ganze Wochenende soll gefeiert werden und an dem Freitag, das ist der dreiundzwanzigste, ist ein Jugendgottesdienst mit anschließender Party. Da wolltest du doch hin!«
»Stimmt ja, wills ich hin!«
»Also kannst du nicht zu Otto gehen.«
»Doch, Mama. Bitte kauf mir Kate!«
»Jonas, ich hab dir doch grad erklärt, dass es nicht geht!«
»Warum nich?«
»Weil es am selben Tag ist, am selben Abend!«
»Egal, Mama, wills beide gehen.«
»Du Witzbold! Wie willst du das denn machen, dich halbieren? Die eine Hälfte Jonas geht in die Gemeinde, die andere schickst du zu Otto, oder wie?«
Wir lachen zusammen über diese abstruse Idee. Ich denke, jetzt ist der Groschen gefallen.
»Wills Otto gehn!«, fängt Jonas wieder an.
»Wenn du zu Otto gehst, musst du die Party ausfallen lassen!«
»Nööö, kein Fall!«
»Tja, du musst dich eben entscheiden. Beides geht nicht!«
»Oh, Mama, bitte!«
»Jonas, versteh doch: Es findet beides am gleichen Tag zur gleichen Zeit statt. Du kannst doch nicht bei beidem gleichzeitig sein.«
»Wahum nich? Oh, bitte, Mama, gib mir Schoos (Chance)!«
Ich seufze schwer, weiß nicht, wie ich das Dilemma besser erklären könnte. Ich starte noch einen neuen Versuch, der genauso ergebnislos bleibt, und wechsle dann frustriert das Thema.

Andererseits verblüfft uns Jonas immer wieder mit einer scharf beobachtenden Genauigkeit, die wir ihm so gar nicht zugetraut hätten:

April 2011
Jonas (18) wünscht sich schon lange, dass sein Freund Felix aus der Gemeinde mal wieder bei uns übernachtet. Da es allerdings nur am Wochenende geht und unsere beiden Familien mit Terminen ziemlich zugetaktet sind, finden wir einfach keinen passenden und vertrösten Jonas auf April, mit der Begründung: »Dann wird es ruhiger.« Natürlich nimmt Jonas das sehr ernst. Am 1. des neuen Monats ruft er bei Felix' Mutter an. »Hallo, ich bin Jonas Za'mann. Heut is April! Heut kommses Felix bei mir übanachte!«

Ende des Jahres, zwei Tage vor Silvester 2010
Jonas (18) ist unterwegs. Ich hänge ihm den neuen Harry-Potter-Kalender auf, den Katharina ihm zu Weihnachten geschenkt hat, und trage die ersten Termine ein. (Das ist meine erklärte Aufgabe, alles abgesprochen und abgesegnet von Herrn Zachmann junior höchstpersönlich.) Den alten Kalender lege ich auf seinen Schreibtisch. Am Nachmittag bin ich unterwegs. Abends finde ich folgenden Zettel auf dem Küchentisch:
Für Mama Doro Donnstag falsch Heut ist mittwoh andre KALENDer ist fAlscH Mama nicht HEute 2011 sonda ist 2010 ist richtiK von dain Schon Jonas
Oh, da hat aber einer ganz genau aufgepasst! Heute ist definitiv Mittwoch, der 29. Dezember 2010. Also muss Jonas die beiden Dezemberblätter miteinander verglichen haben. Ich bin echt beeindruckt.

Seltsamerweise hat Jonas mit den Richtungsangaben »links« und »rechts« aber überhaupt kein Problem (im Gegensatz zu so vielen anderen Menschen, einschließlich mir). Erst neulich habe ich ein Computerspiel mit ihm gespielt, in dem wir den Jungs von

»den drei Fragezeichen« aus einem Labyrinth heraushelfen muss- ten. Ich rief die Befehle (»rechts, links, geradeaus, zweimal links, jetzt scharf rechts etc ...«) und Jonas klickte die entsprechenden Tasten – absolut fehlerfrei! Andersherum hätte das mit Sicherheit nicht so perfekt funktioniert.

Mit den Zahlen ist das eine viel kniffligere Sache: Man soll ja auch noch die verschiedenen Maßangaben auseinanderhalten oder zuordnen können. Einmal ist es ein Geldbetrag, dann ein Datum, und ein andermal handelt es sich um eine Größenangabe. Also, wer da nicht durcheinanderkommt.

August 2011
Dass unsere Hündin morgen Geburtstag hat, nimmt Jonas (18) genau so ernst wie den Geburtstag jedes zweibeinigen Familien- mitglieds. Ständig redet er davon und ist voller Vorfreude, dabei wird überhaupt nichts Aufregendes passieren, außer dass Gina einen extra Knochen bekommt.

»Mama, Schina morgen Buatstag! Wie alt eigelich?«
»Sie wird acht.«
»Oh, wird sie kleine Mädchen!«
»Nein, für einen Hund sind acht Jahre viel. Sie ist schon eine sehr reife Hundedame!«
»Mama, hallo! Acht is kleine Mädchen!«, lässt er nicht locker.
»Ja, bei uns Menschen schon, da hast du recht! Aber bei Hunden rechnet man anders, weil sie ja auch nicht so alt werden wie wir. Ein Hund wird im Durchschnitt nur so zwölf bis fünfzehn Jah- re alt, von daher sind acht Jahre schon über die Hälfte.« »Was sags da, Mama?« Jonas versteht nur Bahnhof. Ich versuche es noch einmal:»Man rechnet bei einem Hund die Jahre mal sieben, dann kann man es mit dem Alter eines Menschen vergleichen. Also: acht mal sieben ist sechsundfünfzig. Das heißt: Gina ist ab morgen die Älteste in unserer Familie: Sie ist sogar älter als dein Papa!« Jetzt hält mich Jonas für völlig durchgedreht und schüttelt vehement den Kopf.»Quatsch, Mama. Du kei Ahnung! Papa viiiiel größer Schina, seh ich bis hier!«

August 2011

Bevor wir losfahren, will ich meine Handtasche – wie immer – in den Fußraum legen. Mein Beifahrer (18) beschwert sich: »*Mama, nich Tasche hier! Kein Platz nich!*«

»*Ach komm schon, sonst hab ich sie doch auch hier stehen.*«

»*Nein, Mama, kein Platz! Hab lange Beine!*«

Ich muss laut lachen. »*Also Jonas, das ist jetzt aber deutlich übertrieben. Wir sind beide gleich groß oder besser gleich klein mit unseren 1 Meter 62, da können wir beide keine langen Beine haben!*«

»*Mama, du lügs! Bin größer dir! Und hab viel länger Beine bei dir!*«

»*...als du!*«*, verbessere ich.*

»*Nein, als du!*«*, kontert er.*

Ich seufze, lege meine Handtasche auf die Rückbank, steige ein. Jonas ebenfalls, achtet aber darauf, sich möglichst umständlich dabei anzustellen und mir somit sein Platzproblem zu demonstrieren. »*Siehse, ich lange Beine, Mama!*«

»*Komisch, die müssen dann über Nacht so gewachsen sein: Gestern waren sie noch deutlich kürzer!*«

»*Quatsch, Mama! Hab einunfierzich-sweiunfierzich lang, du viiiiel kleiner!*«

»*Ach so! Du redest von deiner Schuhgröße! Dann sprichst du aber von den Füßen, nicht von den Beinen!*«

»*Ja klar, Mamsi. Sag ich doch!*«

»Mein Hoppies«

Freie Zeit gestalten

Wie sich doch vieles positiv verändern kann! Als Jonas klein war, konnte er sich definitiv keine Minute allein beschäftigen beziehungsweise war es undenkbar, ihn auch nur einen Moment lang aus den Augen zu lassen, weil er dann entweder abgehauen ist oder irgendwelchen Unfug angestellt hat. Auch hat er selbst nie bemerkt, dass er sich in Gefahr begibt, weil er ja vor nichts und niemand Angst hatte. Meine Güte, waren das anstrengende Zeiten…

Alles längst vorbei. Inzwischen ist dieser erwachsene junge Mann ein Vorbild in Sachen Selbstbeschäftigung und Auskosten seiner Freizeit. Wer hätte das einst gedacht!?

Seine Lieblingsbeschäftigungen zu Hause sind hauptsächlich PC-Spielen, Lesen, Quizlösen, Fernsehen, Musikhören und dazu auf der Gitarre zu klimpern und zu singen oder zu einer CD zu tanzen, Brettspiele allein oder auch mit uns zu spielen.

Jonas hat früher auch sehr gerne gemalt und gezeichnet bzw. kleine Skizzenbilder angefertigt. Leider hat dieses Interesse etwas nachgelassen (ich finde nämlich, dass er echt Talent hat!), und so greift er immer seltener zum Stift. Umso sorgfältiger bewahre ich jedes kleine originelle Werk auf, das er mal eben so aus dem Handgelenk schüttelt.

Computerspiele sind schon seit einigen Jahren eine echte Leidenschaft von Jonas. Vom geschenkten Geld zum Abschluss seines Biblischen Unterrichts (BU) hat er sich einen eigenen »Tiptop« gekauft und ich bin froh, meinen nun wieder ganz für mich zu haben. Auch mein Sohn ist super glücklich darüber, muss mich nun nicht mehr ständig um Erlaubnis fragen. Voller Konzentration und mit ganzem Enthusiasmus versinkt er in die Welt am Computer. Früher hat er vor allem die Versionen bekannter Zeichentrickfilme (*Nemo, Madagaskar, Shrek, Jagdfieber* etc.) oder auch Kinderbücher (*Pettersson und Findus, Ronja Räubertochter, Jim Knopf* usw.) gespielt.

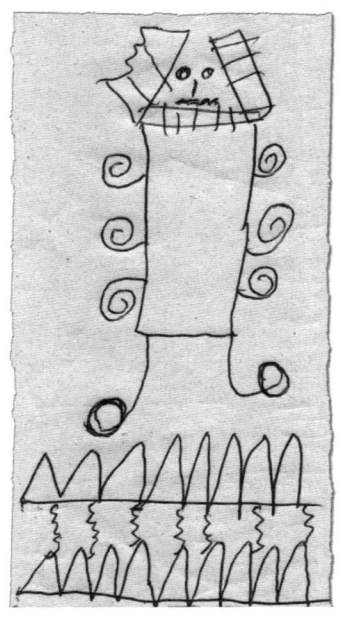

September 2008
Jonas (15) spielt Harry Potter in seinem Zimmer am Laptop. Nachdem er zwanzig Minuten lautstark hinter verschlossener Tür »gekämpft« hat, kommt er wutentbrannt rausgerannt und schimpft vor sich hin: » Nö, Härri, so nich! Spiel nie wieda dir! Machs nich ich sag! Plöda Härri! Ich weiß besser geht. Aba du horche nix mir. Plöd so! Imma lier ich! Dei Schuld, Härri Plödmann! So, jetzt komm ich aba wieda! Wehe, nix bessa: Triggst du Ärga bei mir!«
Und Jonas wagt einen neuen Versuch mit seinem PC-Freund ...

Ich bin dankbar und erleichtert, dass Jonas keine Ballerspiele machen will und sich dieses brutale Zeug auch nicht kauft. Jetzt, wo er erwachsen ist, könnte ich es ihm ja auch nicht mal mehr verbieten. Eine Zeit lang war er im Fußballfieber und hat am PC spannende Mannschaftskämpfe ausgetragen. Das ist auch längst vorbei. Heute interessieren ihn vor allem Detektivspiele: *TKKG, Die drei Fragezeichen, Kommissar Kugelblitz* etc. Er knobelt gerne an den Fällen herum, bringt immense Geduld und Ausdauer mit, gibt lange nicht auf, befragt Zeugen noch und nöcher, probiert Tricks und Kniffe wieder und wieder aus, bis er endlich das nächste Level erreicht beziehungsweise ein neues Beweisstück gefunden hat. Immer mal wieder ruft er mich oder eins der Mädchen zur Hilfe, aber da wir die Spiele nicht wirklich kennen, ist es nicht leicht zu helfen. Elli hat die geniale Idee: »Google es doch mal!« Tatsächlich: Im Internet ist alles zu finden, selbst die Lösung der kniffligsten Fälle! Alle paar Wochen kommt Jonas nun mit einem neuen Kinderkrimi in mein Zimmer, für den ich ihm die komplette Lösung ausdrucken soll. Dann hangelt er sich anhand der Anleitung durchs Spiel und freut sich über seinen so schnellen Erfolg. Wenn der Fall schlussendlich gelöst ist, beginnt er mit dem nächsten Spiel, das ihn wochenlang in Atem hält. Und wenn er seine Fälle alle gelöst hat und er in der Zwischenzeit nicht in den Besitz eines neuen Spiels kam, fängt er mit dem ersten wieder von vorne an…

Jonas sieht nach wie vor gerne fern, wobei sich das inzwischen mehr aufs DVD-am-Laptop-Schauen in seinem Zimmer verlagert hat. Das ist uns allen recht, denn bei der offenen Bauweise unseres Hauses stört der Fernseher eher, als dass er irgendjemandem Entspannung bringt. (Selbst wenn Jonas Kopfhörer aufsetzt, bin ich »gezwungen«, die Sendung mitzuhören, da Jonas grundsätzlich auf volle Lautstärke dreht. Eigentlich müssten ihm schon längst die Ohren abgefallen sein.) Er hat inzwischen eine recht ansehnliche Auswahl an DVDs, meist Zeichentrick-, aber auch Liebes- und v. a. eine Menge an Tanz- und Musicalfilmen. Gerne ersetzt Jonas bei Filmen und noch mehr bei Büchern die Darsteller durch Personen aus seinem Leben. Das heißt, er hat für jeden dieser Streifen und jedes Buch eine Liste angelegt und darauf die jeweiligen Rollen zugeteilt. Diese Liste hat er beim Lesen stets in der Hand, um die Namen der Figuren entsprechend austauschen zu können. Sehr originell!

Ja, Bücher sind auch immer wichtiger geworden in Jonas' Leben. Darüber freue ich Leseratte mich ganz besonders. Und dieses Hobby unterstütze ich auch sehr gern. Nach wie vor liest Jonas gern Mickey Mouse & Co, kauft sich relativ regelmäßig diese lustigen Taschenbücher. Angereichert wurde diese umfangreiche Sammlung nun durch einige dicke Wälzer: *Harry Potter* (alle sieben Bände!), *Fluch der Karibik*, der komplette Satz der *Chroniken von Narnia*, alle *Schlunz*-Bücher. Seine neueste Entdeckung ist *Maya und Domenico*. Ja, Jonas liebt Serien. Figuren, die ihm vertraut geworden sind, tauchen im nächsten Buch wieder auf. Das hat was!

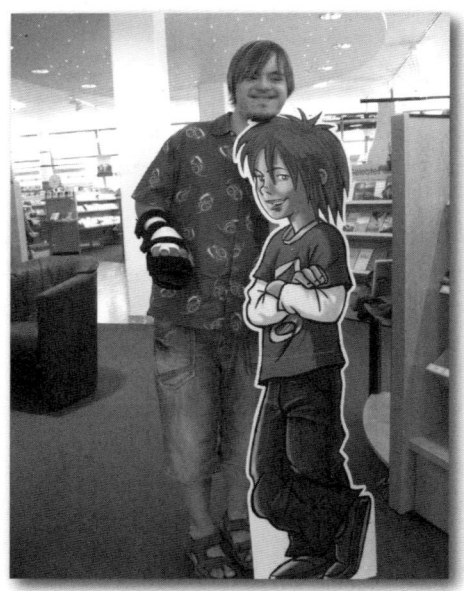

Buchheld Schlunz zum Anfassen
im SCM Shop Holzgerlingen

Seine Leseweise hat sich nicht sehr verändert: Bei den Comics stapelt er immer noch mindestens zehn übereinander, liest darin je eine Story, steckt ein Lesezeichen dazwischen, schiebt dann das Buch unter den Stapel, nimmt das obere und liest auch hier darin wieder nur eine Geschichte. Wenn der Stapel durch ist, fängt er wieder von vorne an und liest die jeweils zweite Geschichte. Äußerst interessant. Comics nimmt er aus diesem Grund auch nie mit aus dem Haus. (Das würde diese klare Ordnung zerstören und geht einfach gar nicht. Und wehe, der Hund stößt den Stapel versehentlich um vor lauter Schwanzwedeln und Wiedersehensfreude – da versteht Jonas überhaupt keinen Spaß: »Schina, du Doofmann-Hund! Mei Bücher nich umschmeiß! Alle durchnander, du wedeln has! So gemein dir!«)

Ansonsten hat Jonas eigentlich immer ein Buch dabei (für seine langen Bahnfahrten). Sobald er im letzten Drittel eines Buches angekommen ist, darf er sich ein neues von mir wünschen. Das spornt an!

August 2010
Schwere Entscheidungen stehen an: Wie soll Jonas (17) diesen langen Ferientag nach dem Frühstück füllen? Er schreibt sich eine Liste mit drei möglichen Tätigkeiten, diskutiert dann eine Weile mit seinem imaginären Freund und streicht dann das durch, was sie beide doch nicht machen wollen.

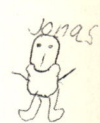

Compluter spile
geh wir Raus zum Lessen
hir im Tisch zum Spile (Brettspiele)
(Er hat sich für Punkt zwei entschieden und sich einen Liegestuhl auf der Terrasse geschnappt.)

Eine weitere Leidenschaft ist die Musik. Unser »frommes« Kind hört vor allem gerne Lobpreis-CDs und singt dann aus vollem Halse mit. Auch vor englischen Texten macht er nicht Halt, obwohl er sie weder verstehen noch aussprechen kann. Ansonsten lässt er sich immer wieder neue und angesagte Songs von seinen Schwestern auf den MP3-Player laden, von denen er sich vor allem unterwegs per »Knopf im Ohr« berieseln lässt. Zum Glück ist die Hannah-Montana-Phase vorbei. Das war eine ganz wilde Zeit, wo Jonas nicht nur von der Musik, sondern auch von all dem rosa und pinkfarbenen Glitzergedöns angetan war. Am treuesten ist er seinem *Highschool Musical* geblieben. Das sieht und hört er nach wie vor sehr gerne. Und was liegt bei solchen Vorbildern näher, als selbst Musik machen und tanzen zu wollen? In der Schule hat er sogar in einer Band am Keyboard mitgespielt und war in der Percussiongruppe aktiv dabei.

> 29. Ok. ich habe in der Schule gelernt Für musig. ich habe meine Figer benust und Für musig spiLt, tommel spiLen und Getaren wir machen eine Bend so guL. wir haben eine Bend

29. Oktober 2010
Ich habe in der Schule gelernt für Musik. Ich habe meine Finger benutzt und für Musik spielt. Trommel spielen und Gitarre. Wir machen eine Band, so cool! Wir haben eine Band und wir machen Lieder, zusammen Text ausgedacht für den Musik und nächsten Jahr für mich und für Lehrer. Und ich habe vor, Musik machen und tanzen.
Jonas Z., Jonas E., Pajam, Joana, Johanna, Sabrina, Nadja, Maxi, Herr L.,Frau M.-D.
Wir haben eine richtige Ahnung, wir machen Konzert in der Saal.

Zu Hause spielt Jonas manchmal Mundharmonika, trommelt, schrumpelt auf der Gitarre und drückt die Klaviertasten. Immer wieder haben wir Jonas gezielten Musikunterricht angeboten, doch er ist nie wirklich darauf eingegangen. Wolfgang hat ihm eine Zeit lang ein paar Gitarrengriffe beigebracht, aber beide Männer sind leider nicht konsequent drangeblieben, und so ist es wieder eingeschlafen. Seit ein paar Tagen hat Jonas diese Idee mit Klavierunterricht. Warum nicht, zumal Jonas mir gleich auf einem Stück Papier seinen Wunsch-Musiklehrer präsentiert?

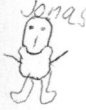

Klavirexberten Felex fragen. Kann er gut Musik, lerne ich seine Hause.

Felix ist ein Freund aus der Gemeinde, der in verschiedenen Bands Keyboard spielt und den Jonas nicht nur sehr mag, sondern auch für sein Können bewundert.

Januar 2009

*In den Weihnachtsferien habe ich mein Zimmer gründlich aus-
gemistet. Zum Vorschein kamen einige längst vergessene Schätze, z. B. die Sesamstraßen-Kassette von einst: »Quietsche-Ent-
chen, ... ich hab dich so furchtbar lieb.« Viele Erinnerungen, v. a.
ein wunderbarer Frankreichurlaub sind daran geknüpft. Jonas hat
diese seine Lieblingskassette wirklich jahrelang rauf- und run-
tergehört. Tag und Nacht. Ein Wunder, dass sie überhaupt noch
lebt und funktioniert. Ich sehe Jonas noch vor mir, wie er als
Fünfjähriger im Schneidersitz auf dem Boden hockt: Mit seinem
grell bunten Kinderkassettenrecorder auf dem Schoß regelrecht
zu einer Einheit verschmolzen, den Oberkörper im Takt vor- und
zurückwiegend in die Hände klatschen und kräftig singend. Ach,
so süß! Und die größte Freude konnten wir ihm machen, wenn wir
zusammen sangen und tanzten. »Nomma, nomma!« (Noch mal,
noch mal) hieß es dann am Ende des Lieds, und Jonas wollte gar
nicht mehr aufhören. Musik, das hat ihm schon immer gefallen.*

*Ich schmuggle besagte Kassette ins Auto, weil wir nur dort
noch eine funktionierende Tape-Funktion haben. Auf dem Weg
nach Aalen zur Omi schiebe ich sie heimlich rein. Als die ersten
Takte erklingen, schauen meine beiden Männer völlig irritiert.
Nach dem Motto, seit wann läuft denn im Deutschlandfunk Kin-
dermusik? Dann macht es klick, zumindest bei Wolfgang, und er
freut sich sehr. Auch Jonas (16) ist sofort begeistert und kann auf
Anhieb alle Lieder wieder mitsingen, hat nichts vergessen von seinen Kindheitserinnerungen. Wir haben die ganze Autofahrt über
einen Heidenspaß, singen fröhlich »Manamana didiii-dididip«,
steppen im Sitzen das ABC-Lied mit, quaken mit den Fröschen
am Teich, zählen mit Graf Zahl ...*

*Allerdings habe ich nicht bedacht, dass Jonas nun auf jeder
Autofahrt auf seiner Kassette besteht, also begleiten mich Ernie,
Bert & Co. derzeit wieder überallhin ... seufz.*

Und dann wären da noch die Spiele zu erwähnen: Jonas ist ein
leidenschaftlicher Spieler: Brett-, Würfel-, Gesellschaftsspiele aller
Art sind ihm willkommen. Seine Favoriten: immer noch »Moll-

polly« (Monopoly), Quiz jeder Art, z. B. »Wer wird Millionär?«, und seit seinem jüngsten Geburtstag »Dog«. Leider sind wir anderen Familienmitglieder nicht so große Spiele-Helden, aber Jonas bringt uns immer wieder zusammen. Sobald er vier Leute zugleich im Haus wähnt (was zugegebenermaßen inzwischen gar nicht mehr so oft vorkommt), fragt er jeden einzeln: »Has du Lus zu Dog zu spiele?« So verdanken wir ihm schon so manche nette »Zockerei«. Mich hat ja schon immer verblüfft, wie schnell Jonas Spielregeln kapiert und auch, wie gut er sie behalten kann. Selbst nach einer längeren Spielepause hat er nichts vergessen, ganz im Gegenteil zu mir. »O Mama, du äch vagässelich! Aba mach nix, ich klär dir!«

Da er ja mit Bus und Bahn seit Jahren mobil ist, liebt Jonas es, in die Stadt zu fahren, sprich: nach Karlsruhe. Meistens geht er dann ins Kino und wenn seine Finanzlage es zulässt, verbunden mit einem Abstecher in Sachen Essen ...

Januar 2009

Ein Ferientag. Ich bin bereits nach dem Frühstück zum Einkaufen unterwegs. Wolfgang und Jonas (16) wollen zu Hause bleiben. Als Wolfgang aus dem Badezimmer kommt, findet er auf dem Küchentisch eine Notiz von Jonas, die ihm verrät, dass sich der Herr Junior in die Stadt aufgemacht hat.

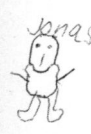

Für PaPA ich geh im der Schtat gaufen von Jonas Z.

Am Spätnachmittag, als unser Sohn wieder heimkommt, erfahren wir, dass er wieder einmal sein Lieblingsprogramm abgespult hat: »Kino un MäcDonnäs gehn!« (Die Kino-Gutscheinkarte war ein geniales Weihnachtsgeschenk seines Onkels Matthias. Ich sollte mal schauen, ob es auch eine für das vegetarische Bio-Restaurant Nähe Marktplatz gibt, hihi.)

Februar 2011

Jonas (18) besucht mittags seinen Freund Michi. Die beiden treffen sich auf halber Strecke, und Michi zeigt Jonas den Weg zu ihm mit der Bahn. Am Nachmittag fahren sie wieder zusammen in die Stadt und gehen ins Kino. Als Jonas abends um einundzwanzig

Uhr noch nicht zu Hause ist, rufe ich ihn an, aber sein Handy ist abgeschaltet. Ich rufe zu Hause bei Michi an. Er ist selbst am Apparat und schildert mir, dass sie sich nach dem Kino getrennt hatten, um auf ihre jeweiligen Bahnen zu warten. Er selbst sei schon seit fast zwei Stunden daheim. Mein Herz beginnt zu rasen. Wolfgang beruhigt mich. »Doro, Jonas ist achtzehn! Vielleicht wollte er einfach noch nicht heimfahren. Vielleicht ist er ja in der Stadt geblieben und genießt seine Freiheit. Jetzt warten wir noch eine halbe Stunde, dann machen wir uns auf die Suche.« *Ich dränge mit aller Macht furchtbare Fantasien zur Seite, meist ist es dasselbe Bild vor meinem geistigen Auge: Ich sehe, wie eine Bande Rüpel meinen hilflosen Jonas übel zusammenschlägt, ihn dabei auslacht und bespuckt. Schrecklich, dieses Bild habe ich schon so lange vor Augen. Gebe es immer wieder bewusst an höherer Stelle ab. Und doch ist es nun wieder da. Ich bitte Gott, mein Kind, ja, meinen erwachsenen Sohn zu bewahren. Dann versuche ich, mich abzulenken, schalte den Fernseher an. Zehn Minuten später kommt Jonas mit seinem lauten fröhlichen* »Hallöööööchen!« *zur Tür herein.*

Ich falle ihm regelrecht um den Hals: »Jonas, bin ich froh, dass du da bist! Wo warst du denn, ich hab mir schon Sorgen gemacht!«

»Oh, Mama, solls nich imma sorge nich. Bin gut, bin äwaxen, schill mal!«

»Und was hast du noch so allein gemacht? Michi ist schon längst daheim.«

»Bins Kino rein.«

»Ja, ihr ward zusammen im Kino. Aber was hast du danach gemacht.«

»Bins Kino!«, *wiederholt Jonas.*

»Wie? Bist du noch mal ins Kino gegangen?«, *fragt Wolfgang.*

»Ja, bin sweimal Kino! Michi heim, aba ich nomma Kino, selbe Film. So schöööön Mama. Mussu auch guckn!«

Mai 2011
Sonntag nach dem Gottesdienst. Jonas verabschiedet sich von uns.

»Fährt er denn nicht mit euch nach Hause?«, fragt meine Freundin Susanne.

»Nein, Jonas macht heute sein eigenes Ding. Bereits am Frühstückstisch hat er verkündet, dass er nach der Gemeinde allein in die Stadt fahren, zu MacDoof essen und danach ins Kino gehen will.« Erst am Abend kommt Jonas heim und hat sein Programm tatsächlich durchgezogen und genossen.

»Na, in welchem Film warst du?«

»Fluch Karebik vier!«

»Und, hat er dir gefallen?«

»Ja, schöne Film, Mama. Wa sweimal.«

»Zweimal?«

»Ja, ich komme un Film schon läufs. Egal, Jonas, reingeh. Aba is Film fertich, geh ich nomma rein.«

»Und musstest du dann auch noch mal bezahlen?«

»Klar, Mama! Aba hab billig, is mei Feund, du weiß doch!« Da Jonas inzwischen Stammkunde in dem kleinen Kino ist, kommt er jedes Mal für den Kinderpreis rein, das ist noch weniger als der ermäßigte Preis, den es für Schüler, Studenten, Senioren und Behinderte gibt. Sonst betont Jonas ja immer deutlich, dass er erwachsen und kein Kind mehr ist. Aber in diesem Fall macht er eine Ausnahme: »Mama, is besser Kind als bindert (behindert)!«

Im August 2011 gehen wir als ganze Familie auf Jonas' Wunsch in den Film *Der Zoowärter*. Die Titelfigur im Film kümmert sich so engagiert um seine tierischen Schützlinge, dass diese in einer Konferenz beschließen, ihr streng gehütetes Geheimnis ihm gegenüber zu lüften – dass sie nämlich der menschlichen Sprache mächtig sind. So wollen sie ihm bei seinen zwischenmenschlichen Problemen in Sachen Liebe mit erprobten Ratschlägen zur Seite stehen. Jonas hat der Film so gut gefallen, dass er in den Folgewochen noch zweimal alleine reingegangen ist.

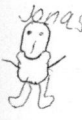 *Zoowärter* heißt der Film. Doro, Papa, Elli, Maren, Jonas, wir waren in *Der Zoowärter*. In Kino 3 Popkorn gegessen. Der Film ist lustig. Wärter

muss Tiere aufpassen, seine Tiere seine Freunde. Seine Frau hatte verliebt. Tiere hatten Tipps gegeben: Gorilla hatte nicht gelacht, weil Zoowärter ihm nicht glauben. Gorilla kann reden und viele andere Tiere reden. Gorilla sagte: »Hol dir deine Frau«, dann sagte der Zoowärter: »Ich liebe dich!« Selber die Frau sagt: »Ich bin verliebt – und warum? Weil ich bedrückt mich sehr.« Dann sagte Zoowärter: »Ich weiß, dachte bei mir, weil ein Gorilla mir sagte.« Dann hatte die Frau gesagt: »Ich liebe dich!«

Jonas macht auch gerne Sport, zumindest hat ihm das in der Schule viel Spaß gemacht. Er ist in keinem Verein, tobt sich aber mit Freude bei sich bietenden Gelegenheiten (wie in Freizeiten) aus.

Ich fahre mit meine Papa und Jonas Motorrad. Mach ich gern Sport: Fußball, Volleyball, Handball, Basketball. Tischtennis und Federball.

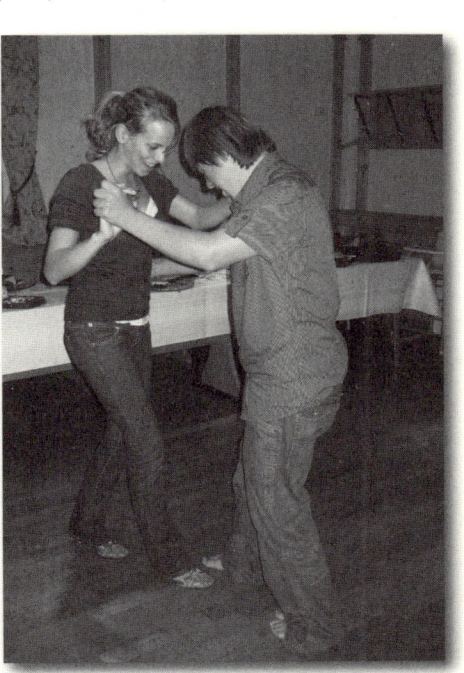

Maren bringt Jonas Rumba bei

Und eins seiner Lieblingshobbys ist das Tanzen. Jonas ist ein begnadeter Tänzer! Schon als Kleinkind hat er es geliebt, sich zur Musik zu bewegen – sehr rhythmisch, elegant und einfallsreich. Das ist bis heute geblieben. Jonas nimmt seit über einem Jahr an zwei verschiedenen Tanzkursen teil (für Jugendliche mit Handicap) und übt dort neben Standard- und lateinamerikanischen Tänzen auch Hip-Hop, Salsa und Disco.

Vor Kurzem hat Jonas den Gutschein eingelöst, den ihm seine Schwestern geschenkt hatten: ein Besuch in einem richtigen Club (wir sagten früher noch Disco dazu). Damit der lang gehegte Traum auch wirklich wahr werden konnte, musste natürlich erst mal das passende Outfit dazu her.

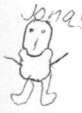

September 2011

Wir haben Kleider gekauft: schönes Hose, Hemdchen, Schuhe und Jacke und wir alles brauchen für mich. Katha, Jonas, Maren und Jannik war dabei. Kasse gegangen und bezahlt meine Karte (Gutschein von mir), reicht Geld gar nicht, Katha Geld dazugegeben mit sein Karte. Und alles gut gelaufen. Nach dem geh alle raus von Laden und dann heim kommen und erst mal fertig machen, duschen und anziehen: Jungchen, Schwestern und Bruder. Ich mein Hübsche angezogen und dann gehen wir Disco hin.

Erst mal Cocktails trinken alle und getroffen Jonathan, Lene, Melissa und Tim. Jannik kommt gar nicht, weil er noch Grillen hat und Fest sein zu Hause, er kommt gar nicht mit. Schade ist. Maren und Katharina Käsespätzle gegessen, dann zahlen wir alle und gehen wir rein in Disco. Dann mein Nacken tun weh und ausprobieren, ob Tanzen geht. Erst ich hab nur im Sitzen tanzen und irgendwann besser geworden, frei laufen kann und tanzen. Mein Elli Schwester sag: »Komm, Jonas, tanz mit!« Dann alle zusammen tanzen, so lustig! Und noch Flammkuchen essen und trinken dazu. Hab ich Radler getrunken, so lecker. Und dann wieder getanzt haben und dann geh ich Toilette und dann gehen wir alle heim. War toll, gibt zwei Disco in anderem Raum. Musik ist laut und schneller, aber ist gut so. Gefällt bei mir! Noch mal hin gehn wills gern!

Wenn Jonas zu Hause einen »Job« macht, dann geht das meist auch nur tanzenderweise. Egal, ob er die Treppe putzt, den Gang saugt, die Küche fegt oder die Spülmaschine ausräumt: Die Hüften sind ständig in Bewegung zur Musik aus dem Radio, das er sich einschaltet oder per Kopfhörer auf die Ohren geschnallt hat. Und wenn er sich nicht berieseln lässt, singt er eben selbst.

»Bin die Großen!«

Schule und Praktika

School's out forever!
   Giovanni Trapattonis Bonmot »Ich habe fertig« könnte auch von Jonas stammen. Vom ersten Schultag an ist Jonas super gern in seine Schule (für geistig Behinderte) gegangen. Davon habe ich im Vorgängerbuch »Bin Knüller!« berichtet. Die letzten zwei Jahre ist die Stimmung bei Jonas jedoch seltsamerweise gekippt. Das lag vor allem daran, dass er seinen besten Freund dort verloren hatte, aber auch daran, dass er zunehmend keine Lust mehr auf den Schulalltag hatte. Es gab immer öfter Stress mit den Lehrern, weil Jonas nun einmal seinen eigenen Kopf hat und den auch gerne durchsetzen will. Den Schwimmunterricht verweigerte er plötzlich komplett, was wir nie wirklich verstanden haben, da er eigentlich gerne schwimmt und taucht und auch mit Freude in unseren Pool oder in andere Schwimmbecken steigt.
   Früher waren Ferienzeiten das Problem, jetzt war es auf einmal die Schulzeit. Jonas war alles andere als entspannt und kam oft mies gelaunt nach Hause. Die Gespräche mit den Lehrern ergaben auch keine Erklärungen für sein Verhalten. Wir glauben auch nicht, dass es einen auslösenden Vorfall gab, sondern eher, dass zu viel Belastendes zusammenkam und Jonas sich dann einfach verweigerte und sich selbst im Weg stand. Nicht nur in der Schule, auch zu Hause, doch dazu später mehr. Fassen wir es hier mal grob unter dem Begriff Pubertät zusammen.
   Dennoch hat Jonas eine sehr gute Entwicklung in der Schule gemacht und ist dort nicht nur liebevoll und engagiert, sondern auch fachlich auf höchstem Niveau betreut und gefördert worden. Wir konnten uns vor über achtzehn Jahren bei Jonas' Geburt nicht vorstellen, dass er einmal so viel lernen, sich so unglaublich toll entwickeln würde. Da hat diese Schule auch einen ganz großen Anteil daran, und dafür sind wir sehr dankbar.

Neben Sport und Musik gehörte vor allem das Unterrichtsfach »Selbstversorgung« zu seinen Lieblingsfächern. Wer hätte es gedacht?!

Texte abzuschreiben macht Jonas auch recht gern. Als er seine rechte Hand gebrochen hat, lässt er sich von dem Gips nicht abhalten und schreibt einfach mit links.

Das klappt nach kürzester Zeit so gut, dass die Handschrift bald schöner ist als seine eigentliche (nur das Tempo ist deutlich verlangsamt).

Juli 2011
Schulaufgabe: Jonas soll einen gänzlich in Kleinbuchstaben geschriebenen Text abschreiben und dabei auf richtige Groß- und Kleinschreibung achten, sowie die Punkte richtig setzen. Das Ergebnis ist fast perfekt, na ja, fast …

> Endlich ist es die Kinder. Haben in der schule. Hitzefrei und Gehen ins schwimmbad. Bald Beginnen die Langen Sommerferien. Darauf Freuen. Sich schon alle.

Oktober 2010
Jonas (18) soll bei Unterrichtsbeginn einen Fragebogen ausfüllen rund ums Thema Küche:

Was ist eine Vorspeise?	Supe
Was ist ein Menü?	Sose
Was kann ich selbst herstellen?	Spiggelei Salat
Arbeite ich gerne im Team?	4 Leuten

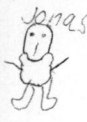

Was könnte eine Nachspeise sein?	Guak Geme Opst (Quarkcreme mit Obst)
Wozu ist das Team gut?	sammen helfe
Was könnte eine Hauptspeise sein?	Händschen (Hähnchen) spinat Pizza
Was möchte ich heute herstellen?	BaunFüstg (Bauernfrühstück) Spexle (Spätzle)

Die Lehrerin ist zufrieden, malt einen dicken Smiley darunter und schreibt dazu: »Prima gemacht, Jonas!«

Rechnen gehört selbstverständlich auch zum Schulalltag. Hätte ich es nicht mit eigenen Augen gesehen, ich hätte es nicht glauben können, wie gut mein Sohn inzwischen addieren kann. Dabei schreibt er sehr schöne Ziffern und setzt sie korrekt in die vorgesehenen Kästchen. Er summiert die Zahlen ohne Taschenrechner. Den benutzt er allerdings bei allen anderen Rechenarten. Beim Addieren nimmt er die Finger zur Hilfe. Egal, Hauptsache, er kommt ans Ziel.

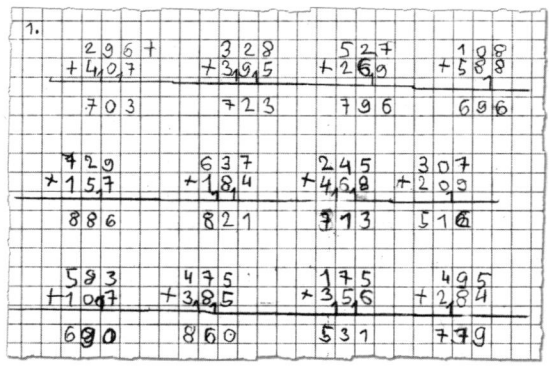

Mai 2010:
Englisch hat Jonas (17) nicht in der Schule, dennoch ist er fest davon überzeugt, dass er mehrere Sprachen spricht: »Mama,

kanns ich Änglisch, Fansösisch, Kinesisch und Spanisch!« »*Was?*
Na, dann lass mal hören!« Und Jonas legt in irgendeinem unver-
ständlichen Kauderwelsch los.
 Gestern hat er sogar ein Lied geschrieben – und das sogar »*in*
Englisch«!
 Brachte es zu mir und ich sollte es ihm dann vorsingen. Vom
Blatt weg. Und wehe, ich vergaß, den Refrain zweimal zu wie-
derholen! Echt eine Herausforderung:

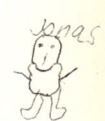

Lid heiss Gma Gma
dom bin co mi Ga
Bo li sa mi Gemachtdo mi (2x)
Mot de fe Bo ti
Fo laiv vo Gima tai
so min (3x)
vat do le Ga mo dif
Lon soma fotiv mosta lo
Gama Gama (1x)

Wer hierfür eine Übersetzung wünscht, möge sich bitte direkt an
den Herrn Kompositeur Jonas Z. wenden.
 Das Gute war, dass in der Ober- und Werkstufe der Schule
noch mehr Wert (als zuvor sowieso schon) auf Praktisches Erler-
nen gelegt wurde.
 Dieser praktische Schwerpunkt zeigte sich auch »außer Haus«:
Jonas durfte also verschiedene, je zweiwöchige Praktika in unterschiedlichen Betrieben machen, um mal Arbeitsluft zu schnuppern
und Tätigkeiten auszuprobieren.
 Sein erstes Praktikum verbrachte er in der Backstube eines
guten Freundes der Familie, sozusagen wohlbehütet. Das hat ihm
sehr viel Spaß gemacht, schließlich konnte er sich von morgens
bis nachmittags rund ums Essen drehen.
 Zu Naschen gab es auch genug, und Jonas durfte sogar Schätze mit nach Hause bringen. (Oft kamen sie dort aber gar nicht an,
weil der Heimweg, wie beschrieben, ein sehr langer ist. Da kann
Mann schon mal hungrig werden …)

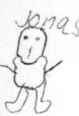

Bäckerei arbeiten Spaß gemacht, mitgebracht mit Kuchen, lecker Brezel gebacken ich Jonas und Würste gemacht von dem Teig und so gedreht bis Brezel ist.

Was Jonas allerdings überhaupt nicht gefallen hat: Am Ende des Tages, nach getaner Arbeit, musste die Küche wieder sauber gemacht, aufgeräumt und geputzt werden. Jeden Tag. Zwei Wochen lang. Unakzeptabel für Meisterbäcker Jonas! Da hat er schon das eine oder andere Mal gestreikt…

Das nächste Praktikum fand auf dem Bauhof in unserer Nähe statt. Dort durfte Jonas eine Woche mit Arbeitern in den Wald und die zweite Woche mit in öffentliche Gartenanlagen gehen. Das hat ihm auch ganz gut gefallen, wobei er körperlich recht schnell an seine Grenzen kam und deshalb öfter in den Pausen oder auf den Autofahrten eingeschlafen ist und sich nicht mehr wecken lassen wollte. Wenn es ihm zu anstrengend oder langweilig wurde, hat er kurzerhand die Arme vor der Brust verschränkt, sich im Schneidersitz an Ort und Stelle auf den Boden gehockt und seine berühmte »Bock-Nummer« abgezogen, wie wir das nennen. Sitzstreik!

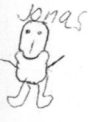

Bauhof ich war mit Männer in der Wald mit dem Holz abzählen und dann hab ich Maschine gemacht. Aber darf ich nicht allein mit Maschine sägen, so gefährlich sein! Garten-Gruppe ich hab gearbeitet auf dem Friedhof, Müll sortieren.

Das dritte Praktikum fand in einem Supermarkt statt. Auch hier hat es Jonas eigentlich gut gefallen, obwohl auch diese Zeit nicht reibungslos ablief.

Mai 2009
Jonas (16) macht ein Praktikum beim Supermarkt im Nachbarort:
Der erste Tag zusammen mit dem Lehrer klappt wunderbar:
Arbeit im Getränkelager und Regale auffüllen.
War ich Laden gegangen, Flasche sortieren mit der Datum drauf. Alles richtig gemacht, Jonas!
Herr K. lobt seinen Schützling sehr.

Zweiter Tag: Jonas ist um 13.00 Uhr schon zu Hause: »Mama,
kei Lus nich mä abeitn nich!« *Ich schicke ihn wieder zurück.*
*Dritter Tag: Jonas bringt aus dem Mitarbeiterraum eine Bild-
zeitung mit nach Hause.* »Mama, schöna nackta Fau din!«
*Vorletzter Tag: Jonas setzt sich bockend mitten in den Super-
markt. Hat keine Lust mehr, weiter Kartons zu zerreißen. Der
Chef meint, er dürfe jetzt nach Hause gehen, brauche aber auch
morgen nicht mehr wiederzukommen. Dieser Rauswurf knabbert
dann doch an Jonas' Ehre, und er macht sich hinterher große
Vorwürfe.* »Ich plöt, ich bocke!«

Noch einmal kann Jonas auf einem Bauhof arbeiten, der in der
Nähe seiner Schule ist. Diese Arbeit gefällt ihm ganz gut, allerdings muss er bei Wind und Wetter draußen sein, und das ist nun
auch nicht so sein Ding.

In Praktikum Bauhof mit Besen fegen, Blumen tragen und hab den
Busch schneiden. Kollegen mir nett, lacht immer mir, schenkt mir
Cola. So nett, mein Kollege!

Gegen Ende verschläft Jonas zweimal in der Bahn und kommt zu
spät. Die Arbeiter sind schon losgefahren. Er ruft mich an, fragt,
was er jetzt machen solle. Ich rufe den Chef an, der schickt wieder einen Mitarbeiter zurück zum Bauhof, um Jonas abzuholen.
Inzwischen ist mein Held der Arbeit aber zur Haltestelle gelaufen
und sitzt in der Bahn auf dem Weg nach Hause. Am nächsten Tag
dasselbe »Spiel«, aber diesmal erwischt ihn der Kollege gerade
noch an der Haltestelle …
Doch bei der nächsten Praxis-Erfahrung hat er alle vorherigen
Fettnäpfchen beziehungsweise Fehltritte »getoppt«:

Ich arbeite Hotel. Ich hab Tische mit trocken gewischt. Und ich
hab noch mit meinem Kollege zusammen Eimer mit Wasser gefüllt.
Halbe, nur halbe, sonst schwapps drüber! Und hab ich auch noch
Klo geputzt! Und ich hab gesaugt von dem Treppe. Ja, alles hab ich
gemacht! Aber mehr hab ich nicht gemacht. Das ist alles!

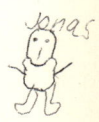

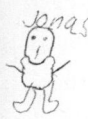

Ach doch, mein Kollege und ich hab noch Zimmer Handtuch geguckt, wie viel noch fehlt und doch nicht fehlt. Fehlt einer, musst du holen, Jonas! Und Bettwäsche weg gemacht. Bett beziehen. Mehr hab ich nicht gemacht, das ist alles!

Dritte Tag: Ich war im Hotel gegangen. Ich hab gesaugt mit dem Staubsauger in dem Zimmer. Ich hab mit Schlüssel aufgemacht und Bettwäsche weg gemacht. Ist schmutzig, hat einer geschlafen. Muss schön machen, viele Zimmer! Und hab Dusche geputzt mit Lappen an Seite. Das ist alles. Oh, und Klo geputzt. Mehr hab ich nicht mehr gemacht!

Na ja, das stimmt nicht so ganz. Jonas hat sogar so gut und fleißig gearbeitet, dass der Kollege (übrigens eine Kollegin) nach der ersten Woche ganz zufrieden meinte, jetzt, da Jonas ja wisse, wie man ein Zimmer herrichtet, könne er es doch alleine tun. Jonas öffnete mit dem Schlüssel also das Zimmer, und anstelle das Bett frisch zu machen, hat er sich erst mal draufgelegt und den Fernseher eingeschaltet … Und als es hieß, er möge das Frühstücksbuffet abräumen, hat Jonas das wörtlich genommen und sich erst mal drei dick belegte Brötchen gebastelt und in aller Ruhe verspeist. Das gab dann leider auch Ärger.

Fazit: Die zuständigen Lehrer, wir Eltern und die Chefs, mit denen Jonas zu tun hatte, sind sich einig: Jonas ist ein cleveres Kerlchen! Er kann wirklich gut arbeiten, ist handwerklich recht geschickt und hat auch in vielem Ausdauer bewiesen. Solange ihn jemand anleitet, begleitet und motiviert, hat nahezu jede Aufgabe bestens geklappt. Die erste Woche des jeweiligen Praktikums, als entweder der Lehrer oder ein Mitarbeiter der Firma Jonas mit Rat und Tat zur Seite stand, hat erstaunlich reibungslos hingehauen. Gekippt ist das Abenteuer Praktikum immer in der zweiten Woche, wenn Jonas mit den Leuten, den Abläufen und der Arbeit relativ vertraut war und von ihm mehr Eigenständigkeit und Übernahme von Verantwortung erwartet wurde. Entweder war ihm die Arbeit dann nicht mehr Herausforderung und spannendes Neuland genug, oder er war mit dem Übertragen von Alleinverantwortung überfordert. Kaum fiel die Kontrolle weg oder wurden die Leinen etwas lockerer gelassen, hat Jonas sich mehr von seinem Bauch und seiner Befindlichkeit als seinem Gewissen und seiner Arbeitsmoral steuern lassen. Bei Jonas ist so viel Fingerspitzengefühl gefordert: Fühlt er sich überfordert, verweigert er sich; fühlt er sich unterfordert, geht der Schlendrian mit ihm durch.

Wir sind uns alle einig, dass Jonas zum jetzigen Zeitpunkt (noch) nicht für das Arbeiten auf dem ersten Arbeitsmarkt geschaffen ist. Er braucht einfach noch zu viel Zuwendung, Aufmerksamkeit und Anleitung.

Zwei weitere Praktika in den Werkstätten für Menschen mit Behinderungen sollen zeigen, ob das der nächste Weg für ihn sein könnte nach der Schule.

März 2011:
Jonas (18) macht derzeit ein Praktikum in der HWK (HWK steht für Hagsfelder Werkstätten & Wohngemeinschaften Karlsruhe). Einen Monat zuvor war er für eine Woche in der HWK Neureut zum Schnuppern gewesen, aber da Hagsfeld ja für uns viel näher und geschickter liegt, habe ich mich dafür starkgemacht, dass er auch hier reinschnuppern darf. Neureut hat ihm gut gefallen, nun hoffen wir natürlich, dass es ihm in Hagsfeld noch besser gefällt, denn das macht allein von der Fahrtstrecke schon eine ganze Stunde Unterschied aus, also täglich zwei Stunden mehr Freizeit.

Der erste Tag verläuft super, Jonas kommt begeistert nach Hause. Der zweite ebenso, am dritten Tag ruft er mich aus der Mittagspause an. »Mama, will lieber Neuheut gehn!«

»Aber warum denn, Jonas? Ist was passiert?«

»Ja, passiert!«

»Und was?«

»Esse nich gut, Mama!«

»Wie bitte? Das Essen findest du nicht gut? Wieso, was gibt es denn heute?«

»Mama, is Salat mit Mamälade drin!«

»Salat mit Marmelade? Das ist allerdings seltsam!«

»Ja, is soooo eklig! Lieber Neuheut gehen!«

»*Aber Joni, das Essen kann doch nicht der Ausschlag dafür sein, wo du in Zukunft deine Ausbildung machen willst!*«

»*Doch, Mama, is wichtig mich!*« *Na ja, das stimmt schon: Schlemmen, schmausen, futtern, essen, spachteln – diese Wörter stehen alle für Genuss und Lebenslust pur! Kann man schon verstehen, wenn Jonas dann eine schlechte Küche als Entscheidungsanlass nimmt. Zum Glück gab es am nächsten Tag Schnitzel mit Reis, das machte den Fehltritt vom Tag zuvor wieder wett. Übrigens habe ich am Abend noch mal genauer nachgefragt und dann verstanden: Es gab gebackenen Camembert mit Preiselbeeren und grünem Salat. Seine Beeren müssen wohl in den Salat gerutscht sein.*

Und so lautet die Beurteilung im Fachjargon in Jonas' Abschluss-Zeugnis:

Allgemeinverhalten:
bei sensibler Begleitung freundlich und hilfsbereit
Leistungsbereitschaft: grundsätzlich motiviert bei ihn
interessierender Tätigkeit/Arbeit
Geschick: gut ausgeprägt
Ausdauer: bei entsprechend motivierenden Arbeiten
uneingeschränkt vorhanden
Ordnungsbereitschaft:
kann sich an verabredete Ordnung halten
Entwicklungs- und Leistungsstand:
Jonas besitzt eine angemessene
Kommunikations- und soziale Interaktionsfähigkeit:
Er orientiert sich an räumlichen Organisationsformen und
zeitlichen Strukturen. Jonas kann mit Schrift, Zahlen und
Symbolen gut umgehen. Er nutzt öffentliche Verkehrsmittel,
um an Praktikastellen, zur Schule und zu Freizeitaktivitäten
zu gelangen.

»Stolz de dir!« kann ich da nur sagen, um Jonas mit seinen eigenen Worten zu loben.

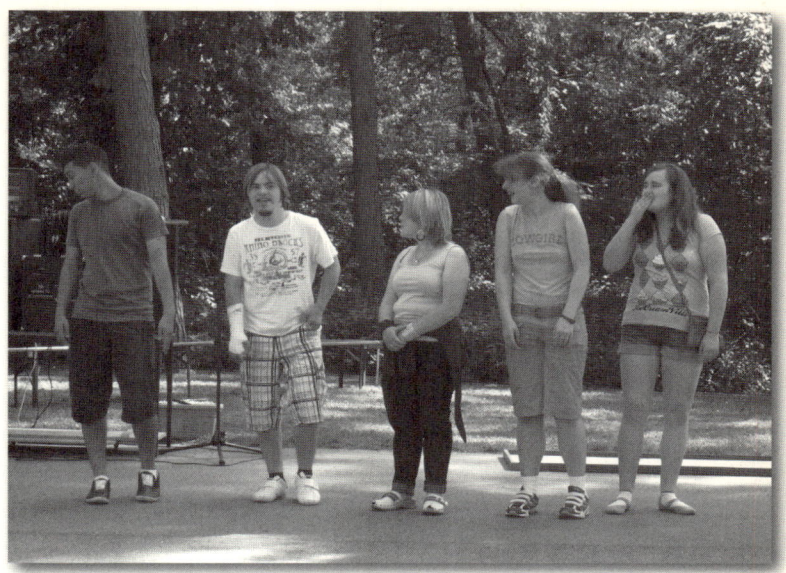
Jonas (Zweiter v.li.) und seine Mitschüler bei der Entlassfeier

Das Sommer-Grillfest, auf dem Jonas und die anderen Schulab-
gänger ihre Zeugnisse feierlich überreicht bekamen, ist vorbei.
Jonas will aber noch einen gezielten Schlusspunkt setzen.

»Mama, will Ball haben, wie Maren und Elli!« Da es sich bei
seiner kleinen Schule aber nur um zehn »Entlassene« und nicht
um hundert wie bei seinen Schwestern handelt, versuche ich ihm
klarzumachen, dass das mit dem Abschlussball nicht vergleichbar
werden kann. Wir finden einen Kompromiss und setzen sogleich
eine Einladung auf:

Liebe/r Peter, Dirk, Saskia, Frieder, Guido, Nele, Kevin,
Polly, Thomas und Jonas!
Und liebe Eltern der Entlass-Schüler!
Nur noch ein paar Wochen, dann ist die Schulzeit vorbei.
Für manche von Euch beginnt dann die Zeit in der Werk-
statt, andere wechseln ins KoBV[1] oder auf eine andere
Schule.

Was auch immer kommt, wir wollen uns gerne Zeit nehmen, Eure Schulentlassung zu feiern!
Deshalb treffen wir uns am Do, 21. Juli, um 19.30 Uhr in der Pizzeria von Gian-Carlos Eltern.
Wir wollen gemütlich miteinander essen, schwatzen, von der Zukunft träumen und, wenn ihr Lust habt, miteinander tanzen.
Bitte füllt den unteren Abschnitt aus und gebt ihn an Jonas Zachmann zurück, damit wir planen können. Programm-Ideen dürfen gerne mitgebracht werden, ansonsten machen wir einfach eine gemütliche Runde.
Wir freuen uns auf einen schönen Abend miteinander und einen gebührenden Abschied von der Schulzeit.

Doro & Wolfgang Zachmann

Hier noch Jonas' Version, die unten anhing:

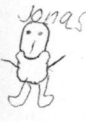

Hallo!
Ende von Juli werden wir entlassen. Das wollen wir feiern. Bei Gian-Carlo in der Pizzeria. Mit lecker Essen und Tanzen. Seid ihr dabei?
JAAAAAAAAA!
Wollt ihr Freunde mitnehmen oder nicht? Oder Schwester oder Bruder? Ja oder nein? Darf ihr bestimmen. Also wie viel Leute einzuladen?
Kreuz an. _____ soviel kommen
_____ dein Name
Danke, wir freuen uns auf gute Fest!
Euer Jonas

2. »Mich, dich un anneren«

Menschen und Beziehungen

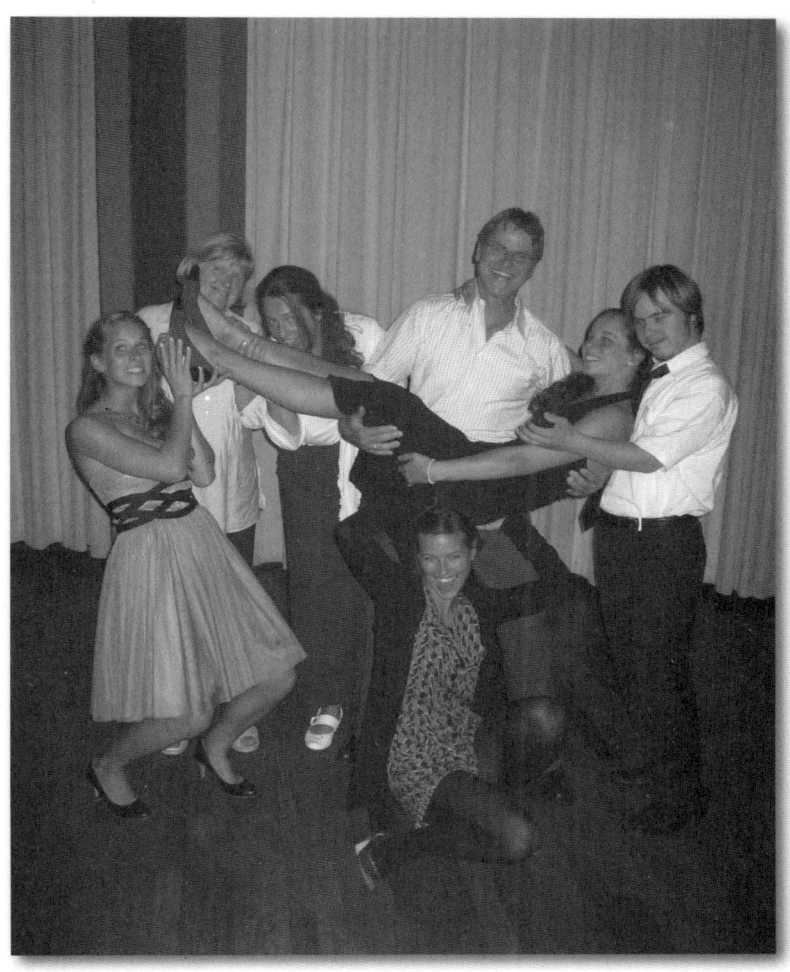

»Mein Liebste alle«

Unsere Familie

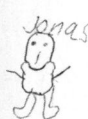

Ich will meine Freunde da sein und Familie, so wie Jesus, meine Freund. Mama sorgt für unser alle, weil sie denkt, sie nicht so wichtig ist. Papa ist mein liebste Papa. Wir machen Männertag!

Und eine Schwester heißt Maren. Sie geht weg. Sie wohnt bald andere Stadt, heißt Tübingen. Aber ich mag ihm lieb, mein Maren. Mein liebster Schwester! In Tübingen ich kann dich nicht kümmern, du krank bist! Ich komm besuchen bei dir. Du wohnst meine Herzen.

Und Elli hat bald große Reise. Neuseeland mit Lene, seiner Freundin. Ich bin traurig, ich allein, ohne Schwestern, aber ich mag nicht einmischen, muss Elli Reise gehen. Kann ich nicht mitgehen Urlaub, schade, gern mit Elli zusammen Urlaub machen, aber muss arbeiten. Bald ich Werkstatt bin. Vermiss mein liebster Elli!

Und Katha ist größte Schwester. Sie wohnt ganz anders, weit weg. Ich will ihm besuchen gehen. Katharina, auch mein lieber Schwester! Mag dir lieb! Bist du schon weg. Alle weg, aber trotzdem Familie sind. Muss aufpassen einander, ich pass auf euch allen!

Jonas hat ein riesengroßes Herz, in das er viele Leute hineinlässt. Allen voran uns, seine Familie. Zu jedem von uns hat er eine sehr innige und gute Beziehung, von jedem von uns holt er sich, was er gerade braucht: Zuwendung, Hilfe, Zärtlichkeit, ein Gespräch oder Zeit zum Quatsch machen. Doch Jonas nimmt nicht nur, er ist vor allem ein sehr großer Geber. Selbst dann noch, wenn es ihm schlecht geht. Das hat mich schon immer sehr an ihm fasziniert. Und darin ist er mir auch ein großes Vorbild! Auch hat Jonas diese sprichwörtlich feinen Antennen, mit denen er sofort wahrnimmt, wenn es jemand um ihn herum nicht gut geht. »Mama, alles okay dir?«, fragt er mich, wenn er merkt, dass ich mir Sorgen mache, und legt liebevoll den Arm um mich, streicht mir über den Rücken oder massiert mir die Schultern.

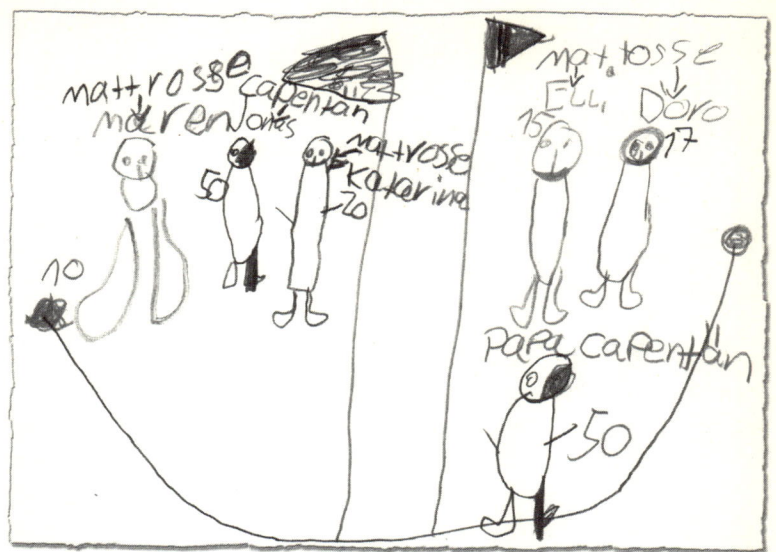

»In Jonas' Augen sitzen wir alle in einem (Piraten-)Boot.«

Mama und Papa Streit haben. Ich komme zu Mama, und Mama hat Verletzung seiner Herz, sie musste weinen, Mama. Dann sage ich: »Du musst nicht deine Gefühle reden, du nicht willst. Und fürchte nicht.« Wir zusammen reden über unsere Probleme reden, mit unserer Familie zusammen sind. Und ist Frieden. Gott dich sehr lieb, sag ich mein Mamilein. Dann Papa und Mama vertragen, Papa nehmt Mama Arm, sie küssen sich zusammen, Mama lacht sie wieder. Alles gut!

Juni 2009
Elli ist erkältet, liegt mit Halstuch im Bett. Jonas (16) hat Mitleid und will sich fürsorglich um sie kümmern: »Oh, armer Elli, bissu krank! Ich kann fü dich kochen, du kank bis! Suppe oder anneres Zeugs!«

2008 erlebten wir einen großen Einschnitt in unser Familienleben: Nachdem unsere Große, Katharina, im Februar erst zum Arbeitspraktikum nach München, dann zum Zweitstudium nach

Passau ausgeflogen war, verließen nun auch die Zwillinge das Nest, wenn auch nur vorübergehend. Beide wollten zehn Monate in den USA verbringen, in dieser Zeit bei Gastfamilien wohnen und die Highschool besuchen. Eliane flog als Erste: Ihr Ziel war der Bundesstaat Kansas. Maren flog drei Wochen später nach Minnesota. Jonas schrieb bewegende Abschiedsbriefe:

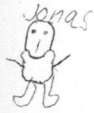

Liebe Elli!
Danke, du bist mir sehr lieb und ich wollten dir sagen: Ich will mit dir Kino gehen alleine und essen gehen, du zahlst! Ich wünsche mir nicht trennen. Wünsche mit dir zusammen bleiben! Viel Spaß Urlaub und will mit dir kommen.
Viele Grüße mir, Jonas Z. Ich bin traurig:
(weil ich wollte dir immer zusammen.)

Liebe Maren!
Ich wünsche Dir alles Gute deiner Urlaub und ich wollten gerne mit dir zusammen Urlaub gehen. Eine Frage: Warum gehst du eigentlich hin? Wie heißt deiner Land? Ich wünsche dir sehr zusammen und schöner Lachen bringen. Ich will dir einen Kuss geben, oder dreimal oder viermal.
Vielen Dank und viele Grüße von mir, Jonas Z.
Ich bin traurig:
(weil ich wollten dir zusammen bleiben.)

Oktober 2008
Zwei Monate, nachdem Maren und Eliane in die USA geflogen sind, können wir endlich zum ersten Mal per Internet telefonieren und sehen uns über die »Livecam«. Maren weint vor Freude, als sie ihren Bruder sieht. Jonas (16) will den PC umarmen, streichelt Marens Gesicht zärtlich auf dem Desktop und wiederholt mehrfach: »Maren, bist du wieda! Ändlich! Ändlich, du da!« So süß!
Zwei Tage später klappt die Verbindung mit Elli. Hier spielt sich die Szene ähnlich rührend ab. Elli erzählt von Jason, einem jungen Mann mit Down-Syndrom, den sie dort wöchentlich trifft

und bereits sehr ins Herz geschlossen hat. »Joni, er erinnert mich total an dich! Und wenn ich ihn sehe, ist es ein bisschen, als wärst du hier bei mir! Das ist echt schön!«

Jonas lacht und meint: »Aba is nich dei Bruder nich, ich richtige Bruder sein, oda?!«

»Na klar, nur du bist und bleibst mein einzig richtiger Bruder, mein Lieblingsjoni!«, versichert ihm Eliane.

Jonas küsst die Kamera. »Ach, mein Schwestan, mag dich sooo lieb!«

Dass Jonas seine Schwestern vermissen wird, war uns allen klar. Aber dass es hier und da so heftig aus ihm herausbrechen würde, hatte ich mir im Vorfeld nicht vorstellen können.

Oktober 2008

Wir sitzen im Gottesdienst, Jonas (17) wie immer vorne in der ersten Reihe zwischen Pastor und Moderator, Wolfgang und ich ein paar Reihen dahinter. Während dem Abendmahl fängt unser Sohn plötzlich heftig zu weinen an. Die Schultern zucken, der ganze Körper bebt, Jonas schluchzt und wimmert. Nun ist er ganz allein da vorne, denn Pastor und Moderator walten ihrer Ämter. Ich gehe vor, setze mich neben ihn, lege den Arm um meinen Sohn. Er schmiegt sich an mich, weint herzzerreißend, irgendetwas lang Angestautes bricht sich da Bahn.

»Sollen wir rausgehen?«, schlage ich vor.

Vehement schüttelt er den Kopf. »Hia bleiben, is gut hia!«

Als er sich etwas beruhigt hat, frage ich flüsternd, was denn los sei. »Mama, miss mei Schwestan so arg! Miss mei Elli, miss mei Maren!«

Der Ärmste. Wohin soll er nur mit seiner ganzen Bruderliebe, wenn die Ziele dafür derzeit Tausende von Kilometern unerreichbar weit weg sind? Ich bleibe den Gottesdienst über bei ihm sitzen, wir halten Händchen, und Jonas lehnt sich an meiner Schulter an und gibt mir unzählbare Küsse auf die Wange. Irgendwann muss ich ihn echt bremsen, das Geknutsche will nicht mehr aufhören.

»Oh, schade, Mama! Bis mei Liebste!« (Also, wenn Jonas mal eine Partnerin haben sollte, wird sich diese wohl kaum über mangelnde Zärtlichkeiten beklagen können.)

Nach dem Gottesdienst, als ich im Foyer mit Freundinnen beim Plausch zusammenstehe, kommt Jonas zu uns, stellt eine Apfelschorle auf den Stehtisch, das er mir an der Getränke-Insel gemixt hat, umarmt mich wieder fröhlich strahlend und sagt: »Danke, Mama, du mi töstet has!« Mein Süßer!

März 2009
Abends telefoniere ich mit Skype-Software mit Maren, gerade in den USA. Jonas (16) kommt später dazu und schickt mich raus. »Mama, will leine reden Maren. Daaf ich? Mach Tü zu, bitte!« Na klar, darf er. Und kaum bin ich aus dem Zimmer, fängt Jonas laut an zu weinen und zu schluchzen. Ich bleibe vor der Tür stehen, mein Herz krampft sich zusammen. Ich höre Maren fragen, was denn los sein warum er denn so traurig wäre. Jonas antwortet schluchzend: »Miss dich soooo sär, Maren, wann komms du mir wieder?« Ich habe kräftig mitgeheult.

Außer Vermissen, Neugierde und Nähebedürfnis gibt es natürlich auch noch andere Gründe, die Mädchen in den USA anzurufen.

5. April 2009
Maren und Eliane werden achtzehn! Ich habe erwachsene Töchter! Kaum zu fassen. Abends feiern wir dieses Event per Internetschaltung nach Amerika. Natürlich gibt es auch ein ordentliches Ständchen. Jonas (16) hatte die Idee dazu: Er stülpt Wolfgang, mir und sich jeweils eine von meinen selbstgestrickten Kasperle-Puppen auf die Hand. Die lassen wir zu dem Geburtstagslied der Wise Guys vor der Kamera tanzen. So kindisch, so albern, so gut! Die Mädchen freuen sich sehr. Jonas ist total happy. Ungezählte Luftküsse gehen über den Großen Teich in beide Richtungen.

Als unsere Töchter 2009 im Sommer zurückkommen, ist die Freude auf allen Seiten riesig groß. Jonas klebt tagelang regelrecht an Elli, die früher ankommt. Auch Maren wird mit der ganzen Wucht lang zurückgehaltener Bruderliebe überschüttet, als wir sie vom Flughafen abholen – und Wochen darüber hinaus.

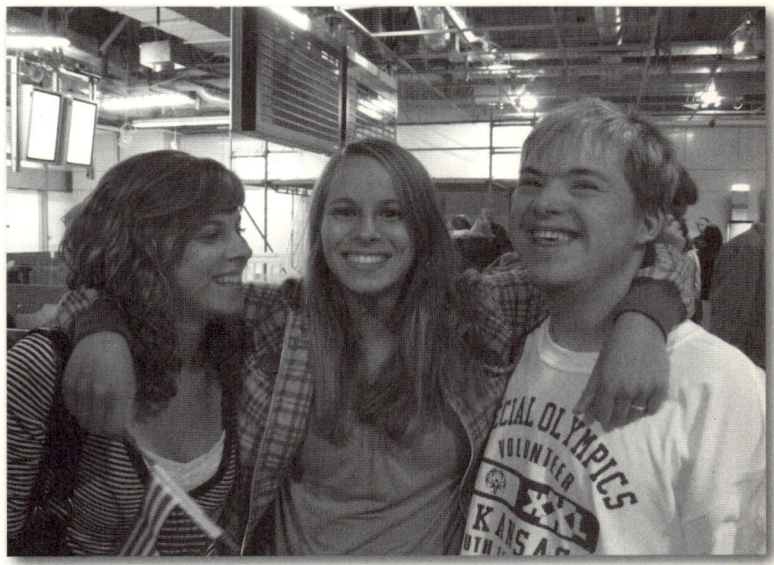

Wiedersehen am Flughafen

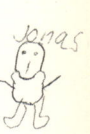

Endlich mein Schwestern wieder zurück. Ich vermisse ihm sehr! Alle zweien. Aber jetzt wieder da, bei mir, Jonas. Und bei Mama und Papa. Froh bin, endlich mein Schwestern wieder haben! Glückstag bei mir!
  Katharina ist mein größter Schwester. Mags ihm sehr lieb. Aber ist sie weit weg, kann nicht oft sehen. Manchmal mich besucht. Freu mein Kathalili! Sie lacht gern und mit mich gern, macht Scherze, und Jonas und Katha kochen lecker Essen.

Genau einen Tag nach Marens Rückkehr aus Amerika hatte Wolfgang einen schlimmen Sportunfall auf einer Freizeit, die er mit seinen Jugendlichen aus dem Heim veranstaltete. Er hat sich seinen rechten Fuß dabei schwer verletzt: das Sprunggelenk war gebrochen, ebenso zwei Zehen und die Ferse zertrümmert. Nach der Operation, auf die er eine Woche warten musste, folgten drei weitere Wochen Aufenthalt in der Unfallklinik in Ludwigshafen. Das war für uns alle ein Schock und eine schwere Zeit. Ich versuchte, den Spagat zwischen Kindern, Ehemann, Haushalt, Arbeit, Gemeinde und Garten (Erntezeit) irgendwie einigermaßen hinzubekommen. Wolfgang war nach dem Krankenhausaufenthalt noch sechs Wochen zu Hause und konnte auch Monate später nur mit Krücken wieder zur Arbeit gehen.

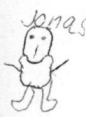

Mein Papa war Fuß verletzt wegen sein Jungs zusammen, aufzupassen, keiner abhaut. Und zusammen Volleyball gespielt und plötzlich hat Papa Fuß auf Fuß zusammen drauf gekommen und hat operiert, weil sein Fuß kaputt ist. Jetzt Platte sein Fuß drin und geweint hatte, weil Schmerzen gehabt. Und Papa angerufen hatte, du kommst, Doro. Und du erzählen hast bei mir und Elli und Maren und erzählt, Papa Unfall gehabt hat und du erzählt, passiert ist.

Wir haben besucht in Krankenhaus meine Papa und alles okay ist. Wie geht dir, Papa, und Papa sagt, geht schon, aber tut noch weh. Und kommt noch Katha dazu: Hallo Papsi, sagt. Papa war lange im Krankenhaus, viele Tage oder Stunden länger, gell Mama? Dann kommt Papa wieder raus Krankenhaus mit seine Rücken, äh, seine Krücken, meine ich. Meine Papa auch behindert ist, seine Fuß kaputt, ist behindert, weil nicht laufen kann. Ich auch behindert, aber kann ich laufen! Muss Papa erst mal üben sein Fuß und erst mal gewöhnen sein Fuß und dann muss er laufen üben, und wir haben gekocht und geholfen für Papa. Kann er nichts mehr machen, wie Baby, mein Papa. Und ich zurückkommen Schule, du sagst: »Jonas, Überraschung, Papa wieder da!« Und jetzt ist Platte drin sein Fuß und zuwächst und dann war gut. Papa hat Narbe wie ich auf Brust, von mein Herz, und am Fuß wo wir Urlaub gegangen waren, weiß noch, Mama? Trotzdem Urlaub gefahren, du mich hingefahren Krankenhaus und ich darf nicht schwimmen, du mir Fäden rausgezogen hast bei mir, weiß noch, ich klein war, Mama? Papas Fuß wieder gut ist, nicht so ganz, aber doch ganz gut besser geworden. Kann er wieder ohne Krücken laufen. So, das war alles.

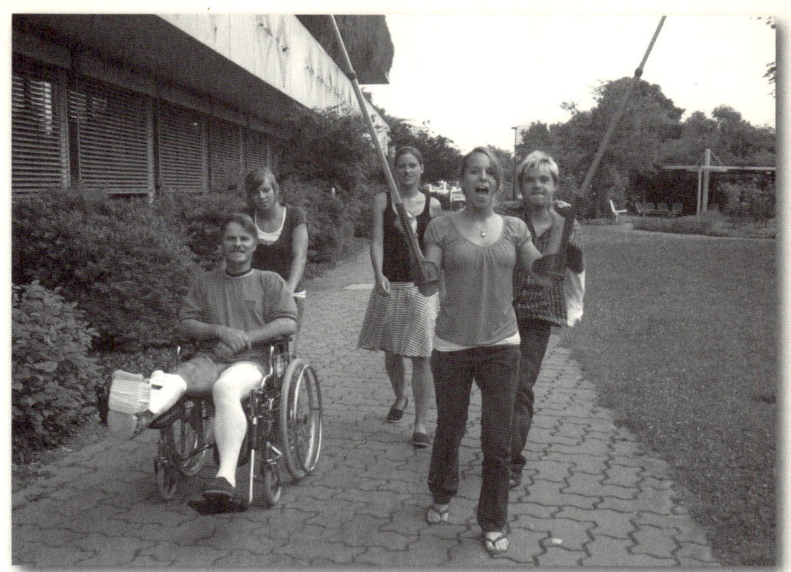

Besuch im Krankenhaus nach Wolfgangs Unfall

Januar 2010
Wolfgang macht in meinem Zimmer auf dem Boden liegend eine
Gymnastik-Übung, hat dabei konzentriert die Augen geschlos-
sen. Jonas (17) kommt rein und ist sofort besorgt: »Huch! Was
passiert? Wieder Umfall?«

Maren und Eliane sind Jonas' Haupttore zur Außenwelt. Ihre
Kontakte sind auch zum Teil die seinen. Er profitiert sehr davon,
dass die Mädchen ihn immer wieder in ihre Freundschaften ein-
beziehen, zu Unternehmungen mitnehmen oder bei Zusammen-
treffen dabei sein lassen. Ob Spiele- oder Filmabende, Poolpartys
oder Grillevents: Jonas genießt das Dazugehören sichtlich und
erklärt die Freunde/innen seiner Schwestern auch ganz selbstverständlich zu den seinen.

Also, wir haben von Abi-Ball von Feier von Maren und Elli und sein
Zeugnis. Maren war besser geworden sein Zeugnis als Elli, aber Elli

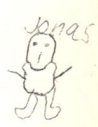

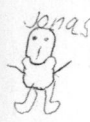

war auch gut! Wir haben getanzt zusammen mit Abi-Band gespielt, viele Fotos gemacht, Spaß haben können. Oma war dabei, Mama, Papa, Elli, Maren, Katharina, Jannik, ich und dann keine mehr. Und alle Freunde bei mir: Missa, Kira, Denise, Lulu, Katrin und ganz viele. Doro hat rote Kleid und schöne Augen gehabt, Jannik hat schwarze Umhang (Anzug) und Krawatte, Papa auch so. Ich hatte weiße Hemdchen und schwarze Krawatte an, war sehr schick! Maren hatte graue Kleid mit schwarzen Streifen, Elli war ganz schwarz. Katha, hmmm, weiß nicht mehr, war irgendwie orange ungefähr. Die haben da viel gequatscht oben auf Bühne, geben sein Zeugnis an viele Schüler, hundert Stück. Dann Tanzen nach Essen, erst Essen, mit Deko auf Tisch gelegt. Vor dem Essen war zuhören, andere reden viele Leuten. Dreimal hat Chor gesungen, war schön. Und anderes Lied, aber da ich eingeschlafen, weil so entspannend gesamtes Stimme. Mit dem Schüler wollten Lehrer schenken, weil gut geleistet hat. Endlich gibt es leckeres Fresschen: Hab mir dreimal Hähnchen holen. Dann hab ich nichts mehr gegessen, nur getrunken: Cola und Fanta. Nach dem Essen haben wir getanzt. War schönste Fest! Mehr weiß nicht mehr. Fertig!

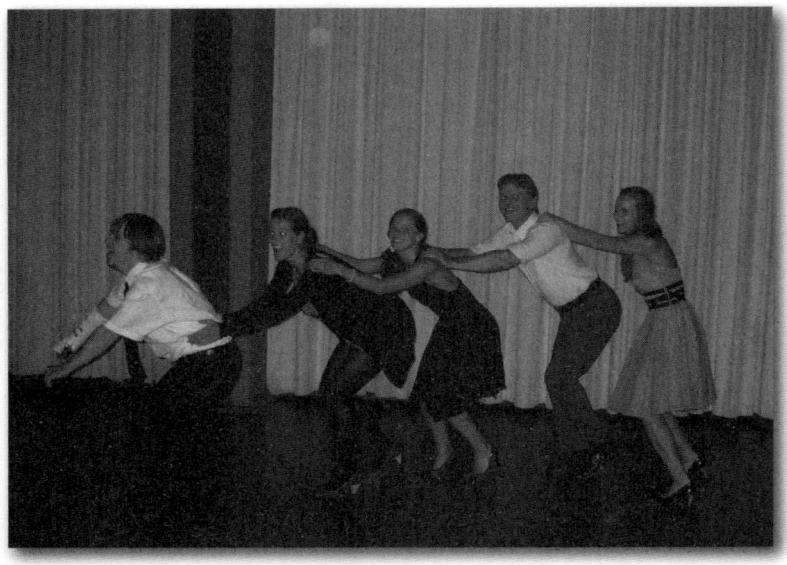

Auch 2011 ist ein Jahr, in dem Abschied und Neubeginn in der Luft liegen: Drei Kinder sind zugleich mit der Schule fertig und beginnen einen neuen Lebensabschnitt. Einen Tag vor seiner Schulentlassung diktiert mir Jonas einzelne Briefe an alle Familienmitglieder. Sie klingen voller Wehmut, Abschied und großer Liebe.

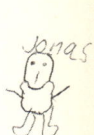

Liebe Mami,
ich mag dich lieb und ich will immer dich bleiben und ich will nicht, du jetzt gehst, ich hier weggehe, ich jetzt umziehe. Ich will nicht, du weggehst von diese Haus. Und ich mag dich so lieb. Sooooooo liiiiiiiiiiiiieb. (»Mama, drück lange o und viel mal i!«) Mein Mummibärchen, du bist meine Seele. Und ich denk von dir, wenn ich hier umziehe. Und du immer recht hast und ich will immer dich hören und ich will nicht, du verletzt bist. Und will immer dich denken, Mama! Ich mag dich lieb und ich drück dich, bis dein Herzen platzt. Und nicht vergessen: diese Foto machen kann, du und ich zusammen, immer erinnern kann. Mit meine Schwestern. Und mit Papa. Alle.
Dein Jonas

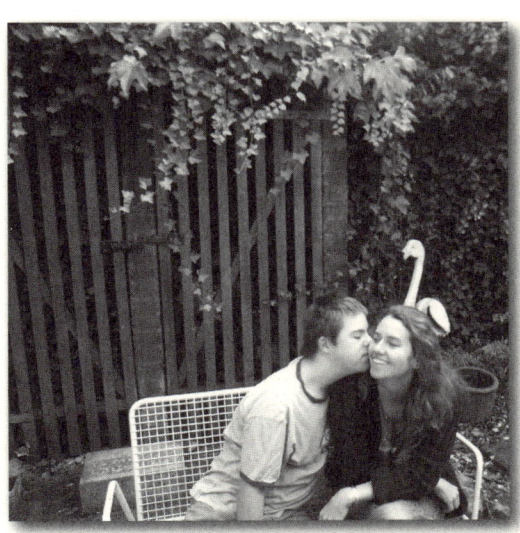

»Meine Mama«

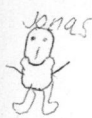

Lieber Papa,
du bist so anders. Und du bist meine beste Papa ewig gesehen hab. Und ich denk von dir, wir gemacht haben. Allerbeste mein Papa ich immer gehabt habe. Ich träum von dich, Papa, du bist mein bester Papa mit ich reden kann. (weinend) Und ich wein noch von den Papa, ich hier weggeh. Ich mag dich lieb, Papa und nicht vergessen: Will mit dir Motorrad fahren immer und ewig, mein Liebling Motorrad fahren und will gern Erinnerung: mein Papa zusammen und unser Motorrad.
Dein Jonas

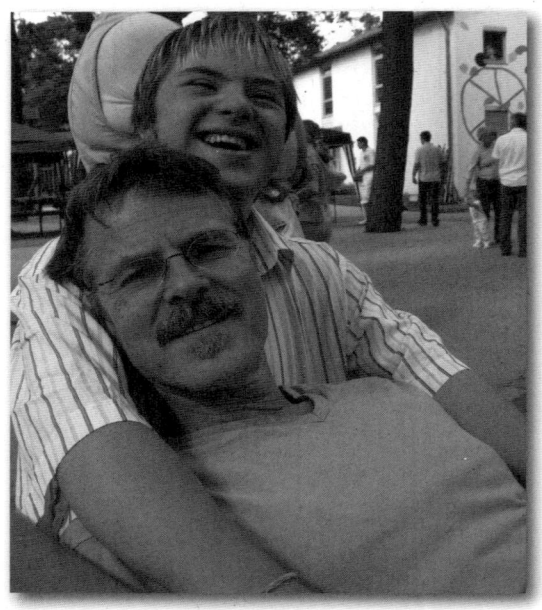

»Mein Papa«

Liebe Katharina,
schade, dass sie umgezogen ist, wir können nicht mehr sehen,
hier weggehen. Sie muss sich von mir erinnern und ich mag
dich lieb, Katharina, und ich will dich beide immer zusammen
erinnern kann. Ich mag dich lieb. Katharina! Du bist anders wie
meine Schwestern haben, mein Liebling-Katharina.
Dein Jonas

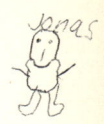

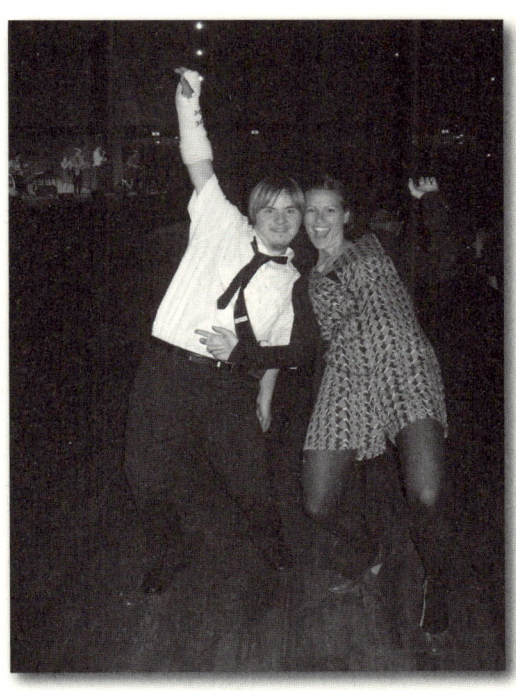

»Meine Katha«

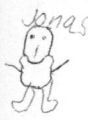

Liebe Elli,
extra für Elli,
du warst schon Amerika gewesen und du studierst noch andere
Orten und ich will dich immer ansehen kann. Und nicht vergessen, Elli: Ich geh mit dir ins Kino. Egal, was du hingehst, geh
ich hin. Ich will immer bei dir sein. Ich mag dich lieb.
Dein Jonas

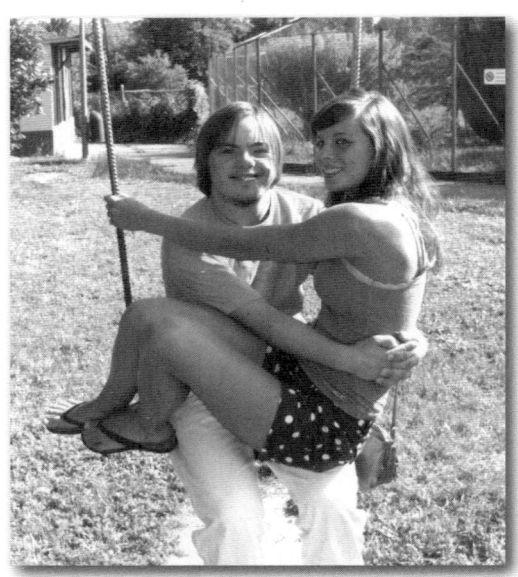

»Meine Elli«

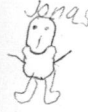

Liebe Maren,
mein letzte Schwester aufgehoben Schluss. Wir haben abgemacht, wir machen wollen: Ich Durlach geh will ich, du mir
kommst und wir bleiben in Nähe von Stadt treffen. Und immer
und ewig. Ich mag dich lieb. Mir kommen würdest, gehen
zusammen Park zu gehen, schönste Ort von Durlach und deine
Orte. Ich fortgeh, denk ich von dir und du mein beste Schwester. Ich mit dir gemacht habe im Park spazieren gehen. Und
gucken noch Filme an bei mir in der Stadt in Durlach. Und ich

kaufe noch was für mich: neue Katze und Olivenbaum in die Garten. So ist gut für mich und dir gefallen. Und du glücklich bist, nur für dich gemacht haben. Erinnerung von beiden, wir Spaß gemacht haben.
Dein Jonas

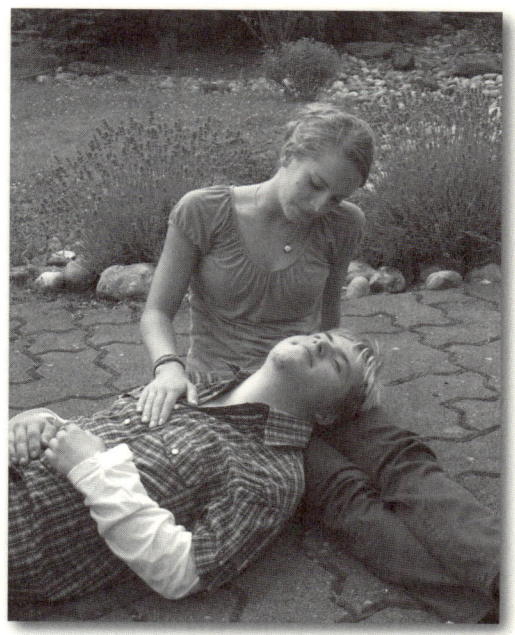

»Meine Maren«

Ja, Spaß haben, das ist ein gutes Stichwort: Jonas hat sehr viel Spaß in seinem Leben, aber er selbst steuert auch viel dazu bei, dass wir immer wieder was zu lachen haben und uns an seinem köstlichen Humor erfreuen können.

Februar 2009
Ich lese im »Ortsblättle« von einer zu verschenkenden Doppel-Schlafcouch. Rufe sofort an und schlage ungesehen zu. Als Jonas von der Schule heimkommt, fahren wir mit unserem Kombi in

den Nachbarort, um das gute Stück abzuholen. Jonas entpuppt sich als begabter Möbelschlepper und Kraftbolzen, ich bin echt froh über seine Unterstützung. Das Riesensofa muss in mehrere Teile zerlegt werden, und es bedarf einiger logistischer Künste, um alles im Auto unterzubringen. Mit offenem Kofferraum schleichen wir über Feldwege zurück nach Hause. Dort laden wir gemeinsam alles wieder aus, tragen die Teile zwei Stockwerke hoch in mein Zimmer, das dank dieser genialen Errungenschaft fortan auch als Gästezimmer genutzt werden kann, bauen wieder alles zusammen und sitzen nach getaner Schwerstarbeit verschwitzt keuchend, aber glücklich und stolz auf unserem Werk. Jonas lehnt sich zurück, legt den Arm um mich und seufzt zufrieden: »Ach, mein Mama, mein Täubchen!« Ich kriege Lachkrämpfe.

Juli 2011
Ich fahre mit Jonas (18) nach Aalen zu meiner Mutter. Für die lange Autofahrt habe ich extra ein Nackenkissen gekauft, da es nicht das erste Mal wäre, dass Jonas einschläft. Und ich hatte schon so oft Mitleid mit ihm, wenn dann sein Kopf von einer Seite auf die andere fällt, je nach Kurve, die ich nehme. Erst, nachdem wir »Wickie und die starken Männer« gehört haben, fängt Jonas an zu gähnen. Ich mache ihn auf das noch verpackte Kissen auf der Rückbank aufmerksam.

Jonas greift nach hinten, reißt das Plastik auf, legt sich das flauschig weiche Hörnchen um den Hals und ist total begeistert! »Oh Mama, is toll! Schenks mir?«

»Nein, Jonas. Ich hab das Kissen hier fürs Auto gekauft, da soll es auch bleiben. Aber natürlich kannst du es auch immer beim Autofahren benutzen.«

»Oh, schade, Mama! Gefälls mi so! Is schööön weich! Schlaf ich gut!«

Ich grinse. »Echt, ist es so gut? Gib mal, ich will es auch mal ausprobieren!«.

Jonas klopft mir auf die rübergestreckte Hand und schimpft streng: »Nö, Mama, du muss fahn, mei Feundchen!« Ich lach mich halbtot.

August 2011
Jonas (18) ist im Bad. Plötzlich ein Schrei: »Iiiih, Betterie! Mama,
komm schnell!«
*Als ich ins Bad komme, steht mein Sohn mit heruntergelas-
sener Hose vor der Toilette, zeigt höchst amüsiert angewidert in
deren Innenleben:* »Iiiih, Mama! Is Betterie im Klo!«
Tatsächlich, eine Batterie liegt auf dem Grund der Schüssel.
»Wie kommt die denn da rein?«, *frage ich.*
Jonas zieht die Schultern fragend hoch: »Kei Ahnung! Jetzt
machen?«
»Na, was wohl?«, *gebe ich knapp zur Antwort, kremple den
Ärmel hoch und angle das gute Stück aus dem Wasser.*
*Jetzt schüttet sich Jonas vor Lachen aus, zeigt mit ausgestreck-
tem Zeigefinger auf mich, kriegt sich vor lauter Schadenfreude
kaum noch ein:* »Mama fasses Klo rein! Igitt, so eklig! Mama
stinkses Klo! Mama hat Stinkehand!«, *und so weiter und so fort.
Außerdem wird er auch nicht müde, die Geschichte den ganzen
Tag über allen zu erzählen, die er trifft, und kann sich jedes Mal
wieder aufs Neue vor Lachen ausschütten. Wie schön für ihn!*

Zu unserer Ehe bekommen wir von unserem Sohn auch immer
wieder nette Kommentare zu hören.

Dezember 2009
*Wir fahren von einem Schulfest nach Hause. Wolfgang und ich
lachen gerade über eine Anekdote, mein Mann legt zärtlich seine
Hand auf mein Knie. Auf dem Rücksitz sitzen Jonas (17) und
sein Freund Maxi. Dieser fragt nun Jonas, wie seine Eltern sich
eigentlich kennengelernt haben. Jonas antwortet:* »Papa erst
annere Frau küssen, dann Mama dran! Eigentlich gibses nich
umtausche nich!« *Deutliche Worte! Dass ich nicht Katharinas
leibliche Mutter bin, weiß Jonas natürlich auch. Als ich ihm vor
ein paar Jahren die Sache mit der Scheidung von Wolfgangs erster
Frau erzählte und in dem Zusammenhang auch mal die zwar
richtigen, aber negativ klingenden Bezeichnungen Stieftochter
und Halbschwester gebrauchte, hat er sofort abgewehrt:* »Nix

da, Mama! Katha nich halbe Schwester nich, sie is ganz Ganze!«
Jawohl! Recht hat er!

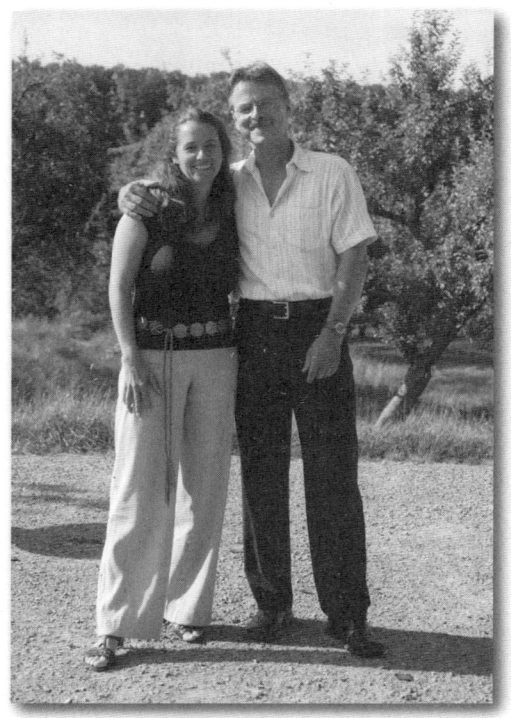

»Meine Mama und mein Papa«

Jonas' direkte Offenheit kann manchmal aber auch durchaus peinlich sein.

Januar 2011
Gestern hatten wir mit Jonas (18) Streit. Das sitzt ihm wohl noch in den Knochen, als er am Sonntag im Gottesdienst im Austausch-teil nach vorne ans Mikro geht und vor ca. vierhundert Leuten verkündet: »Mein Eltern Streit, mussen trennen, bin tauhich, geht nich weiter so, muss umsiehn bald, bitte bete mich!« (Ich hatte mit meinen Eltern Streit und muss mich von ihnen tren-

nen ...) Zum Glück wissen die meisten, dass wir eine stabile und glückliche Ehe führen. Und wohl aus diesem Grunde wurden wir im Anschluss mehrfach scherzhaft darauf angesprochen, ob bei uns bald die Scheidung läuft ... haha, sehr witzig! Hier zeigt sich wieder einmal, wie Jonas' Telegrammstil für Missverständnisse sorgen kann.

Mai 2010
Wolfgang und ich stehen eng umschlungen in der Küche und schmusen. Jonas (17) kommt dazu: »*Oh, verliebte Paar euch beiden! Knutschi, knutschi!*«

Und jetzt folgen noch ein paar ganz spezielle Bezeugungen unserer ganz besonderen Mutter-Sohn-Liebe!

September 2009
Jonas (16) und ich kochen einen Riesentopf Kürbissuppe (mit besonders viel Knoblauch und Schmand) für den Gästegottesdienst. Am nächsten Morgen schleppen wir ihn zu zweit zum Auto, hieven das Monstrum in den Kofferraum, starten los. Und dann ist da plötzlich diese Kurve. Fassungslos stehe ich jetzt mitten auf der Straße und versuche die Katastrophe einzuordnen: 25 Liter Kürbissuppe schwimmen im Kofferraum, fließen in jede Ritze, tropfen vom Armaturenbrett, zieren die grauen Sitzpolster.

Die ganze Arbeit in der Küche umsonst, die Gäste nun ohne Mahlzeit, das Auto hinüber. Und das alles nur, weil ich ein bisschen zu schnell in die Kurve gefahren bin. Mein Hirn sucht nach der Reset-Taste, will alles ungeschehen machen. Ich fühle mich so schrecklich schuldig, könnte platzen vor Wut auf mich selbst.

Jonas steigt ebenfalls aus und lacht schallend, als er unser mehrstündiges Werk in diversen Ritzen versickern sieht. Kaum bemerkt er meine Tränen, hört er schlagartig auf zu lachen, legt mir den Arm um die Schultern und sagt voller Überzeugung: »*Mama, du nich tauhich, ich tösten dir! Du kei Schuld! Kurve schuld!*«

Hier noch Jonas Zusammenfassung.

kubb.'s Supe   ich und du

Mama hate in Kubb's Supe
in der Kofer raum rain
gewart und dann hate

Kubbis Supe expotiren,
in der ~~Aø~~ ~~Aø~~ Auto Passiren

Die Geschichte von der Kürbissuppe
Ich und du,
Mama, hatten die Kürbissuppe
in den Kofferraum rein
gemacht und dann hatte
Kürbissuppe explodieren,
in der Auto passieren.

Ein kalter Apriltag 2010
*Jonas (17) kurbelt beim Autofahren sein Fenster mal wieder ganz
runter. Ich friere. »Jonas, mach das Fenster bitte wieder zu!«
Jonas fühlt sich eingeengt in seinen Lebensfreiheiten: »Ooooh,
Närvesäge heute hia!«*

Juni 2011
*Auf dem Weg in die Stadt stehen wir nach dem stockenden Ver-
kehr wegen der blöden Dauerbaustelle nun auch noch wegen
einem Auffahr-Unfall auf der Schnellstraße im Stau. Ätzend. Ich
werde zunehmend unruhiger, unser Termin rückt immer näher.
Als ich anfange, genervt vor mich hin zu seufzen und nervös auf
das Lenkrad zu trommeln, legt Jonas (18) seine Hand auf meinen
Arm: »Mama, schill mal! Bleib huhich, mach mütlich, is alles gut
jetzt!« Rollentausch!*

Muttertag 2011
*Mein achtzehnjähriger Sohn kommt früh am Morgen in unser
Schlafzimmer, schlüpft auf meiner Seite ins Bett, kuschelt sich
an mich, drückt und küsst mich und schnurrt: »Glückstag dich,
Mama! Hmm, mein Muttertag!« Ich darf noch eine Runde liegen
bleiben, bis meine Männer den Tisch gedeckt haben. Ein Kuchen
wurde gebacken, Blumen gepflückt, schöne Karten geschrieben,
meine Mädchen knuddeln mich tüchtig. Ach, herrlich! Nach
dem Frühstück zieht Jonas mich in den Gang und setzt mich auf*

die Ofenbank. »Mama, du sitz hia. Übehaschung dich. Mussu suhörn!« Und dann liest er mir folgendes Gedicht (aus der Schule mitgebracht) vor.

Egal, was is, egal, was wa,
du wars imma fü mich da!
Un wenn wir uns auch manchma zanke
wollt ich mich fü alles, was du tus, bedanke.
Ich weiß genau, ob gute oda schlechte Zeite,
du wirs mich in meim Lebe begleite!
Un heut is genau der Tag, an dem ich dafü Danke sag.
Du bis einfach wundavoll,
imma nett un liebevoll.
Imma ährlich un meis foh,
ich sag dir, liebe Mami, mach weita so!
Ich weiss, dass ich es nich of sage,
wie wichtig du mir bis, heute un alle Tage!
Ich weiß, du stehs imma su mir
un ich danke dir dafü!
Du bis die beste Mama weit un breit,
die su mir steht, in jeda Seit.
Wir ham geweint und auch gelacht
un auch viel Spaß susammen macht.
Du stehs su mir bei Not und Schmerz
un dafü trag ich dich ewich in meine Herz.
Danke, Danke, will ich sagen
fü deine Utterstüssung
in unsre gemeisame Tage.
Du bis die einsige auf de Welt,
die in jeda Lage su mi hält.
Ich sag es dir ganz aufrichtich:
du bis mir mär als wichtich!

Muss ich betonen, dass mir die Tränen liefen? Meine Güte, welch Geschenk! Nebst Text überreicht mir Jonas ein bunt bemaltes Papier-Herz und einen Kinogutschein. So goldig!

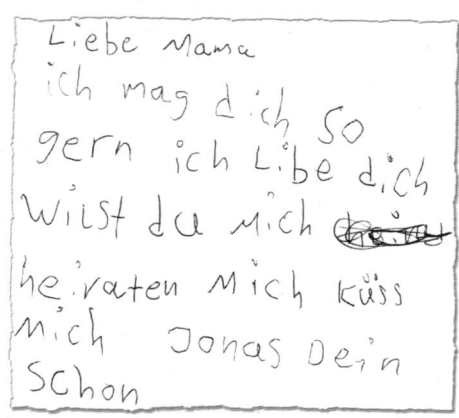

> Liebe Mama
> ich mag dich so
> gern ich Libe dich
> wilst da mich
> heiraten Mich küss
> Mich   Jonas Dein
> Schon

*Dann nimmt er mir wieder alles aus der Hand und zieht mich
an derselben hoch. Er drückt auf den bereitgestellten CD-Player,
grinst breit, legt seinen Arm um meine Hüfte und tanzt mit mir
Rumba auf einen Discosong über den Flur. Ich zerfließe vor Mut-
tertags-Glückseligkeit ...*

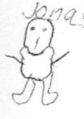

Liebe Muttertag!
Ich habe für dich eine Geschenke für dich: Ich lade dich ein im
Kino. Gutschein für Kino, ich bezahlen für dich und mich unser
beiden.
Von deinem Sohn Jonas Z.

*Zwei Monate später erhalte ich von meinem Sohn zu meinem
Geburtstag eine lustige Karte mit Fröschen und Sonnenblumen
drauf.*

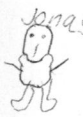

Liebe Mama, liebe Sonne!
Herrlichkeit zu deiner Geburtstag, wir feiern Dir! Deine Herzen-
lied leben in Sonne und genießen. Ich dir Kraft und der Herr dir
helfen deine Arbeit. Schenk dein Leben nach der Arbeit mit Garten in Sonne. Und deine Blume blütet und wächst dein Herzen.
Ich glaube vierundvierzig du wirst und glaube an dir!
Dein Sonne und dein Jonas

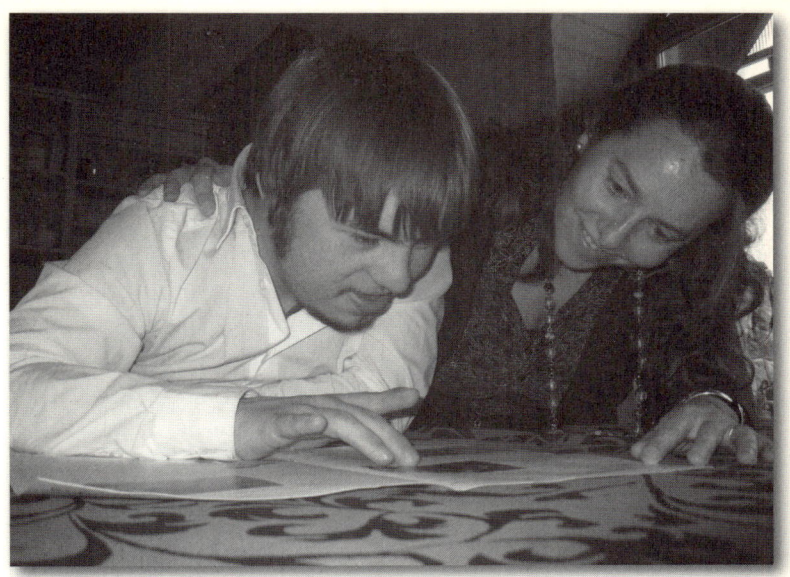

»Mama, lies mal vor!«

Natürlich herrscht auch bei uns nicht immer nur eitel Sonnenschein! Ich kann mit Jonas durchaus auch ordentlich zusammenrasseln. Zum Glück halten wir diesen unguten Zustand aber beide nicht lange aus.

März 2011
Jonas (18) hockt bereits seit fast zwei Stunden vor der Glotze. Ich kündige ihm rechtzeitig an, dass ich um zwanzig Uhr Tagesschau sehen will.

»Ja, Mama!« Als ich mich zwei Minuten vor acht mit Strickzeug und Milchshake dem Sofa nähere, wehrt sich Jonas heftig.
»Mama, du füh! Muss fertich guckn!«
»Nein, Jonas, gleich bin ich dran. Schau auf die Uhr!«
»Nö, Mama, wills weita guckn. Geh wieder!«
»Aber hallo, junger Mann! Wenn hier einer geht, dann du! Du kannst aber auch gern noch bleiben und mit mir Nachrichten schauen.« Ich schalte das Programm um.

Jonas flippt total aus: »Oh, Mama, du plöt! Imma du will's, gell?«

»Jonas, das ist jetzt nicht fair! Ich hatte es dir angekündigt!«

»Jaja, imma du wills. Ich schuld, gell? So gemein dir! Such annere Mama! Du plöt!«, streckt mir die Zunge raus und rennt nach unten, knallt seine Zimmertür zu. Kurze Zeit später höre ich auch die Haustür zuschlagen. Haut der Kerl doch tatsächlich ab! Ich lasse Nachrichten Nachrichten sein und gehe nach unten, schaue in seinem Zimmer nach. Tatsächlich, von Jonas keine Spur! Sein Ausweis ist weg, also will er wohl mit dem Bus fortfahren. Mulmiges Grummeln in meinem Bauch. Na ja, er wird schon wiederkommen, denke ich. Ich fahre ihn jetzt nicht suchen! Außerdem hat er ja sein Handy dabei.

Als ich wieder oben bin, fängt gerade ein Tatort an. Wunderbar! Ich mach es mir so richtig bequem. Kurze Zeit später bellt der Hund: Elli kommt heim. »Wo sind denn alle?«

»Papi ist arbeiten, Maren noch bei Jannik und Jonas ist abgehauen.«

»Abgehauen?«

Ich erzähle, Elli schmunzelt. »Na ja, der kommt bestimmt gleich wieder!« Eine Viertelstunde später bellt Gina wieder: Wolfgang kommt nach Hause, setzt sich, nachdem er wie immer erst seine Post durchgesehen und den AB abgehört hat, zu mir. »Wo sind denn alle?«

»Elli ist in ihrem Zimmer, Maren noch bei Jannik und Jonas ist abgehauen.«

»Abgehauen?«

Ich erzähle, Wolfgang schmunzelt. »Ach, der kommt schon klar, mach dir keine Gedanken!«

»Soll ich ihn nicht lieber mal anrufen?«

»Nein, lass ihn. Respektiere seine Entscheidung!«

Ich gehorche, wie sich das für eine gut erzogene Ehefrau gehört. Kurz vor Krimischluss schlägt Gina wieder an. (Habe ich schon erwähnt, dass Gina eine echt nervige, aber allseits geliebte Hündin ist?) Maren kommt. »Hallo Familie!«, ruft sie schon von *unten.* »*Ist Jonas schon im Bett?*«, *fragt sie, weil kein Licht aus dem Fenster oberhalb seiner Tür scheint.*

»*Nein, er ist abgehauen!*«

»*Was? Abgehauen, wieso das denn?*«

Ich erzähle, sie lacht. »*Oh, Mami, mach dir keine Sorgen, der kommt schon wieder heim!*« »*Aber es ist doch schon so spät und so dunkel, denke ich.* (*Na ja, es ist noch nicht einmal zweiundzwanzig Uhr, und der Kerl ist erwachsen! Dennoch bekomme ich ein immer mulmigeres Gefühl in der Magengegend.*)

»*Ich hol uns erst mal ein Gläschen Wein, das entspannt!*« *Ich liebe meinen Mann samt seinen guten Einfällen! Als wir gerade beginnen, von unseren unterschiedlichen Tageserlebnissen zu erzählen, klingelt das Telefon.*

Ich fliege zum Apparat. Endlich: der verlorene Sohn! Ich versuche, ihm meine große Erleichterung nicht zu deutlich zu zeigen.

»*Mama, ich bins, Jonas Za'mann!*« *Liebesströme durchfluten mich.*

»*Ja, das höre ich.*«

»*Bins ich Berghausen!*« *Also im Nachbardorf.*

»*Ah ja, und was hast du da gemacht?*«

»*Nixe mach! Sitz hia, Bahnhof.*«

»*Die ganze Zeit?*«

»*Ja, sitz hia. Denk meine Leben.*« *Au, jetzt wird's spannend, denke ich.*

»*Und?*«, *helfe ich nach, als nähere Informationen ausbleiben.*

»*Waate Bus, komm Hause!*« *Tausend Steine fallen mir vom Herzen.*

»*Ja, das ist schön, wenn du wieder heimkommst.*«

»*Mama, du sauer?*«

»*Nein, ich bin nicht sauer!*« *Jetzt atmet Jonas erleichtert auf.*

»*Warum sollte ich denn sauer sein?*« *Ich will es genauer wissen.*

»*Ich plöt bin, Mama! Schulligung!*«

»*Schon gut! Jetzt komm heim!*«

»*Hols mich ab, Mama?*« *Ein Blick auf die Uhr.*

»Nein, Jonas, in zehn Minuten kommt der Bus, die kannst du nun auch noch warten. Also, bis gleich!«
»Ja, Mummibärchen, mag dich lieb!« Klick. Meine Welt ist wieder in Ordnung.
»Siehst du, er ist doch schon ein großer Kerl!« Ich beneide Wolfgang um seine Gelassenheit. Als es kurze Zeit später klingelt (und der Hund nun schier durchdreht), lass ich es mir von niemandem nehmen, die Tür höchstpersönlich zu öffnen. Jonas fällt mir regelrecht in die Arme. »Mama, foh Hause bin!«
»Ach ja? Ich dachte, du wolltest dir eine bessere Mama suchen?«, zitiere ich ihn.
»Nein, Mama!«, kommt es ganz entrüstet, »hab nachdach! Lieba dir bleiben! Du beste Mama Welt!« Ich schmelze dahin...

Juli 2011
Auf der Fahrt zur Krankengymnastik machen wir Party im Auto. Die Stimmung ist klasse, wir haben beide unseren Spaß: singen, lachen, trommeln, schnippen, wippen mit den Köpfen. Als ich ihn nach der Therapie zur Schule fahre, dreht Jonas (18) die Musikanlage erneut auf, diesmal noch lauter. Ich protestiere und drehe wieder leiser. Er wieder rauf, ich wieder runter. Das geht noch zweimal so hin und her, dann schlage ich einen Kompromiss auf halber Höhe vor. (Immerhin ein Drittel lauter als auf der ersten Fahrt). Jonas ist überhaupt nicht einverstanden, dreht wieder komplett auf. Mir platzt fast das Trommelfell, aber noch mehr der Kragen. Ich mache ganz aus. Jonas ist entsetzt, tobt und schreit. Ich halte an. Wende mich ihm zu, halte eine Standpauke: »Hör mal, junger Mann! Du sitzt hier nicht allein im Auto! Mir ist es einfach zu laut! Es kann ja nicht nur allein nach dir gehen, du musst schon auch auf mich Rücksicht nehmen!« Ich starte wieder den Motor, fahre weiter. Stille. Keiner spricht. Mein Herz wird plötzlich schwer. Jonas dreht demonstrativ den ganzen Oberkörper von mir weg, starrt aus dem Fenster. Nach einer Weile frage ich: »Bist du jetzt beleidigt?«
»Nö, nich leidig!«
»Bist du sauer auf mich?«

»Nö, nich sauer, aba rede nixe dir! Dei Strafe! Du doof bis! So!«, spricht der Herr Sohnemann und verschränkt rechthaberisch die Arme vor der Brust.

»Na, dann! Bin ich halt doof, ist ja nichts Neues.« Ich weiß selbst noch nicht genau, ob mir nun nach Weinen oder Lachen zumute ist. Irgendwas dazwischen. Weiter Schweigen. Dann bückt sich Jonas, holt sein Handy aus der Tasche, tippt darauf herum. Kurz darauf piepst es in meiner Handtasche. »Mama, dei Händi!« »Ja, ich habs gehört, aber ich kann jetzt nicht dran. Außerdem war es nur eine SMS.«

»Mussu lesn!«

»Geht jetzt nicht beim Autofahren. Gleich, wenn wir an der Schule halten, kann ich sie lesen.« Jonas tippt wieder auf seinem Handy herum. Gleich darauf piepst es wieder in meiner Tasche. Endlich verstehe ich: Er hat mir die SMS geschickt! Ich grinse meinen Sohn an, Jonas grinst zurück. Das Eis ist gebrochen. Als ich anhalte, holt Jonas schon mein Handy aus der Tasche, reicht es mir. »Mama, les vor!«, werde ich aufgefordert. Ich rufe die erste SMS auf:

Ap.ade.btx.arkl.beiln.beila.afp.berh.tt.alm.xplö.

»Na toll! Da steht nur wirres Zeug!« Ich bin enttäuscht. »Les vor!«, fordert Jonas erneut. »Aber, das ist nur Kauderwelsch!« Ich rufe die zweite SMS ab:

klr.sheöc.mbjld.almi.jkur.hedlj.wehog.äi.

»Ganz klasse! Die ist genauso bescheuert!« Jonas kriegt sich kaum noch ein vor Lachen.

»Les vor!«, drängelt er. Und ich lese:

klr.sheöc.mbjld.almi.jkur.hedlj.wehog.äi.

Jonas kringelt sich vor Lachen. »Jetzt andere lesn!«

Ap.ade.btx.arkl.beiln.beila.afp.berh.tt.alm.xplö.

Mein Spracherfinder lacht sich halbtot. »Ich verstehe davon kein Wort!«, beschwere ich mich gespielt empört.

Jonas erklärt, warum: »Mama, is Änglisch un Fansösisch sammen.«

»Ach, sag bloß!« Ich beschließe, das Spiel mitzuspielen. »Na, dann hab ich ja doch Glück. Denn Englisch und Französisch kann *ich ja, hab ich nämlich in der Schule gelernt. Also, dann werde ich es mal übersetzen.« Jonas reibt sich vor Vorfreude die Hände: Gleich wird er selbst erfahren, welche Botschaften sich hinter seinen Geheimzeichen verstecken. Ich tue so, als konzentriere ich mich auf den Buchstabensalat.* »Also, in der ersten SMS steht:* 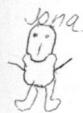 Mama, du bist so doof! Ich will laut Musik hören und basta jetzt!«* »Nau, stimmses!« Jonas ist überrascht, wie gut ich übersetzen kann.* »Un andere?«*

»In der zweiten SMS steht, hmmm, warte: Da heißt es: Okay, tut mir leid. Ich war auch doof. Dein Jonas!*

Jetzt klatscht mein Sohn vor Begeisterung in die Hände und fällt mir um den Hals. »Oh, Mama, du beste!« Ich verstehe genau, warum Jonas so überrascht und erleichtert ist: Nicht nur, dass ich mich plötzlich als begabte Dolmetscherin entpuppt habe, vielmehr habe ich ihn in seinem Tiefsten verstanden und sein Gefühlschaos übersetzt. Mein Sohn strahlt mich an.* »Siehse, geht doch! Wieda Fiede!«*, und bester Laune steigt er aus dem Auto, dreht sich nach ein paar Schritten noch einmal um, winkt und wirft mir Luftküsse zu.* »Tschüssi, Mama, mag dich lieb!« Ich schwebe davon, das Herz federleicht.*

Ernsthaft: Wie könnte ich nicht von einem Riesengeschenk sprechen, das Gott mir mit diesem ganz besonderen Kind gemacht hat?!

»Arma Opa is tot! Aber Oma lebs noch, meine Glück!«

Geliebte und großartige Großeltern

Die Großeltern väterlicherseits haben unsere Kinder nie kennengelernt, weil sie leider viel zu früh verstorben sind. Zu meinen Eltern jedoch hatten Maren, Jonas und Eliane vom »ersten Atemzug an« eine innige und herzliche Verbindung. Auch Katharina zählt selbstverständlich zu den Enkelkindern, insgesamt zwölf an der Zahl, da meine drei Brüder auch alle Familie haben.

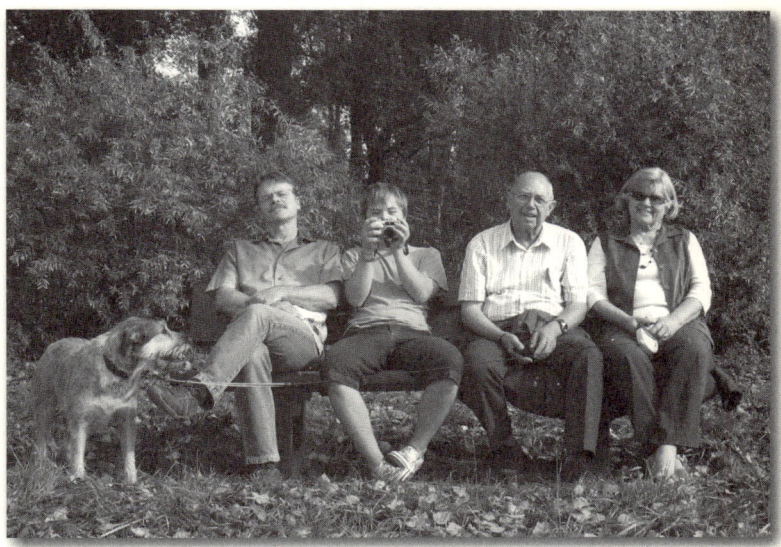

Spaziergang am Rhein mit Opa und Oma

Obwohl meine Eltern knapp zweihundert Kilometer von uns entfernt wohnen, haben sie uns all die Jahre nach Kräften unterstützt und entlastet: Bei Besuchen haben sie sich mit großem Herz ihrer

Enkelkinder angenommen, stundenlang geduldig Spiele gespielt, Mutter hat zusätzlich das Kochen übernommen, mein Vater tatkräftig an allen Arbeiten im und am Haus mit angepackt. Auch durften die Kinder in den Ferien oft Urlaub bei Oma und Opa machen, das war jedes Mal ein Highlight – für Kinder und Eltern! Mein Bruder Matthias prophezeite mir vor fast neunzehn Jahren direkt nach Jonas' Geburt, als ich noch bang in die Zukunft schaute, Jonas werde sicherlich der Liebling der Familie werden, und damit meinte er unsere ganze »Sippe«. Ich wage zu behaupten, er hat recht behalten, obwohl ich nicht sagen könnte, dass Jonas in irgendeiner Weise besonders bevorzugt behandelt wurde oder eine Sonderstellung innerhalb der Enkelreihe bekam. Vielleicht trügt da aber auch mein Mutterblick. Jedenfalls ist er in der Tat sehr geliebt. Vor allem Oma und Opa haben ihren ganz besonderen Enkelsohn vom ersten Moment an in ihr Herz geschlossen. Das hat auch mir sehr gut getan.

September 2008
Jonas (15) kommt von einer Ferienwoche bei Oma und Opa wieder nach Hause. Wolfgang holt ihn – zu beider größtem Vergnügen – mit dem Motorrad-Gespann aus Aalen ab. Mein Sohn fällt mir an der Haustür mit einem »Oh, mein liebs Mamili« um den Hals. Dann fragt er: »Du miss mich?«

Ich überlege kurz, ob ich ihm ehrlich sagen soll, dass ich diese siebentägige Auszeit durchaus genossen haben und erwidere etwas eingeschränkt: »Klar hab ich dich vermisst, aber nicht die ersten Tage!«

Jonas ist völlig entsetzt: »Mama, muss miss mich!«

»Und was ist mir dir? Hast du mich denn vermisst?«, kontere ich.

Ohne Zögern kommt die Antwort: »Nö, Mama! Bin groß! Nich miss dich! Oma mit ohne Mama is gut!« Tja, damit wäre ja dann alles geklärt!

Ein paar Wochen zuvor feierten wir mit meinen Eltern ihre Goldene Hochzeit, ein rauschendes und wunderschönes, unvergessliches Fest! Das war für viele der Tag, an dem sie meinen Vater zum letzten Mal sahen.

Er starb ganz unerwartet Anfang Dezember 2008 an Herzversagen. Eine dunkle Zeit der Trauer begann für uns alle. Ich fuhr noch in derselben Nacht nach Aalen, um bei meiner Mutter zu sein, aber auch um von meinem Vater Abschied nehmen zu können, der noch im Wohnzimmer auf dem Sofa lag.

Wolfgang hatte die schwere Aufgabe, unseren Kindern vom Tod ihres geliebten Opas zu berichten. Unsere drei Töchter erhielten die Hiobsbotschaft per Telefon. Für Maren und Eliane, die in den USA waren, war das eine ganz besonders schlimme Situation. Sie konnten ihre Trauer mit niemandem wirklich teilen, ein vorzeitiger Rückflug nach Deutschland hätte das abrupte Ende ihres Amerika-Abenteuers bedeutet (wir hätten das Hin- und Herfliegen einfach nicht bezahlen können). So haben wir über Weihnachten einen Inlandflug gebucht, damit sich die Zwillinge wenigstens gegenseitig für ein paar Tage besuchen konnten. Katharina kam aus Österreich mit ihrem Freund zur Beerdigung angereist.

Jonas kam zusammen mit Wolfgang nach Aalen. Ich glaube, Jonas konnte nicht wirklich einordnen, was geschehen war, bisher hatte er den Tod noch nie so nah erlebt. Aber natürlich spürte er unser aller Trauer und Bedrücktsein und das allein hat ihn schon sehr belastet. Dass seine Oma und seine Eltern und so viele andere Menschen so weinen mussten, das hat ihn sehr verunsichert und erschreckt. Und natürlich war es auch ein Stück weit »ansteckend«. Wir stellten Jonas frei, ob er seinen Opa noch einmal tot und im Sarg liegen sehen wollte, was er bejahte. Als wir die kleine Halle betraten, in der der Sarg offen stand, klammerte sich Jonas ängstlich an seinem Papa fest, während ich meine Mutter stützte. Mir war der Anblick meines toten Vaters inzwischen vertraut, weil ich stundenlang bei ihm gesessen hatte. Aber für Jonas war das ein Schreck: Opa sah so ganz anders aus, so fremd, so steif, so kalt. Jonas zitterte und schluchzte. Dann streckte er mutig seine Hand aus, berührte meinen Vater am Kopf, streichelte ihm die Wange. »Mein Opili, du tot bis!«, hauchte er und schob seinem

Opa weinend den Abschiedsbrief, den er ihm zu Hause noch
geschrieben hatte, unter die Decke auf die Brust.

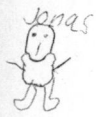

Lieber Opa,
ich will nicht du gestorben bist, weil ich bin traurig. Ich mag
dir lieb, Opa. Gott passt auf dir.
Dein Jonas

Die Briefe von Maren und Elli steckte ich dazu. Wir beteten und
sangen noch zusammen mit meiner Mutter und meinen Brüdern
und verließen dann die Kapelle. Jonas drehte sich um und winkte
dem Sarg zu: »Mach's gut, Opa!«.

Useropa

~~Katarina~~ ~~Wolgang~~
Leide hatte Opa tot
dass ist schlim
Leider haff Oma traurig
mit dem mann gestaben
war mama hatte war
auch ~~bich~~ traurig dann
Wolgang hatte mit
Doro ~~getröstet~~
getrüsten dann Jonas ~~hatt~~
hatte auch weinen dann
Gommt eine Katarina
hatte auch getrüsten
mit Jonas hatte Breif geschriben
mit Gefülle schreiben

Unser Opa
Leider hatte Opa tot.
Das ist schlimm.
Leider hatte Oma traurig,
weil ihr Mann gestorben
war. Mama war
auch traurig, dann
Wolfgang hatte
Doro
getröstet. Dann Jonas hatte
auch weinen. Dann
kommt eine Katharina,
hatte auch getröstet.
Jonas hatte Brief geschrieben,
mit Gefühle schreiben.

Dezember 2008
Mein Vater hatte den netten Tick, alle möglichen Leute und Tiere
mit Spitznamen zu versehen. Als Opa gestorben ist, tröstet Jonas
(16) auch unsere Hündin Gina. »Ja, ama Schina, du tauhich,
Opa tot is? Ja, ich auch tauhich. Opa komms nich mär här. Tot
für imma. Aba Schina, du jetz kein Fritz mär!«

Januar 2009
Ich telefoniere mit meiner Mutter. Jonas (16) nimmt mir den
Hörer weg, will seine geliebte Omi sprechen. »Na, Omi, wie
geht's mit toten Opi?« Ich halte erschrocken die Luft an. Dann
höre ich voller Erleichterung meine Mutter am anderen Ende der
Leitung amüsiert seufzen. »Ach, Jonas! Dem Opi geht's gut jetzt
im Himmel, und ich bin zwar traurig, aber das ist schon okay so!«
Zum Glück kennt sie ihren Enkel so gut, um zu verstehen, was
er sie eigentlich gefragt hat, wenn auch unglücklich ausgedrückt,
nämlich: Wie geht es dir damit, dass Opa tot ist?

Ich wundere mich, wie scheinbar leicht Jonas wieder im Alltag Fuß
fassen kann, wie schnell seine Trauer verflogen zu sein scheint. Spä-

ter lese ich in einem Buch über Erwachsene mit Down-Syndrom, dies sei typisch. Der Umgang mit Trauer ist ein anderer. Während wir am Beginn der Trauer einen endlos schwarzen Tunnel sehen, der uns über Wochen, Monate, manchmal auch Jahre hinweg kein Licht ahnen lässt, verläuft der Trauerprozess bei Menschen mit Down-Syndrom oftmals anders: Sie trauern konstant und lang anhaltend, wenn auch nur in kurzen Momenten. Gerade auf meiner letzten Lesung, an der einige Menschen mit geistiger Behinderung teilnahmen, habe ich das erlebt: Eine junge, selbstbewusste und fröhliche Frau mit Down-Syndrom erzählte in einer Gesprächsrunde stolz, dass sie mit ihrer Freundin zusammenwohne und auf der Post arbeite. Im nächsten Moment fing sie heftig an zu weinen, stammelte die Worte: »Meine Eltern sind jetzt gestorben!«, griff nach der Hand ihrer Sitznachbarin, ließ sich tröstend umarmen und lachte kurz darauf wieder. Später erfuhr ich von einer Mitarbeiterin, dass die Eltern der jungen Frau bereits seit über zehn Jahren tot waren. Aber im Moment der Erinnerung ist der Schmerz ganz gegenwärtig, auch wenn das Ereignis lange zurückliegt.

Januar 2011
Zwei Jahre nach dem Tod ihres Mannes schenkt Mutti Jonas (18) verschiedene Sachen von seinem Opa. Auf der Rückfahrt von unserem Besuch bei ihr zählt der reich beschenkte Jonas noch mal alles mithilfe seiner Finger auf: »Oma schenks mi Handschuhe von Opa mit Leda! Passt gut mein Leda-Jacke. Un Oma schenks mi Pokal von Opa von Kegeln, Opa is Winner! Cool! Un Oma schenks mi Hemd von Opa, is schick! Un Oma schenks mi Träningszug von Opa fü Sport im Schule, Mama! Un Oma schenks mi Rasierparat von Opa fü mei Bart! Cool, lauta Männa-Sachen! Mann, bin ich große Mann worden!«

Dann schweigt er einen kurzen Moment, seine Augen füllen sich mit Tränen. Und es bricht aus ihm heraus: »Oh, mein Opa ist tot, gell Mama? Opa kommses nie mehr mir!?«

»Nein, mein Liebling, Opa kommt nie wieder zu uns auf die Erde zurück, er ist jetzt bei Gott im Himmel!«

»Bei Jesus auch?«

»*Ja, sie sind jetzt alle zusammen!*«

»*Oh, klingt gut, Mama!*« *Er überlegt ein bisschen.* »*Aba komms ich im Himmel, seh ich Opa wieda?*«

»*Ja, das glaube ich!*«

Jonas lacht wieder. »*Un seh ich Jesus auch?*« *Ich nicke bestimmt.*

»*Joah, is mein Freund! Kenns ihm schon!*«

»*Ja, das ist wunderbar! Ich bin auch froh, dass ich Jesus kenne und er dann auf mich im Himmel wartet. Da machen wir dann zusammen Party!*«

Jonas reibt sich die Hände, das ist ganz nach seinem Geschmack. »*Joa, klingt gut! Aba ich sterb jetz nich, Mama! Bin noch jung!*«

»*Na, das will ich doch hoffen!*«

»*Sterbs du?*«, *fragt er wieder etwas bang.*

»*Jonas, das weiß ich nicht. Ja, irgendwann sterbe ich natürlich schon, wir alle müssen sterben. Nur Gott kann wissen, wann. Aber ich hoffe mal, dass ich noch ein paar schöne Jährchen leben darf. So alt bin ich ja auch noch nicht, oder?*«

»*Nau, Mama!*«, *sprach's, lachte, kramte in seinem Rucksack, holte ein Spiel heraus.* »*Jetzt Quiz machen, du un ich?*«

November 2010

In unserer Gemeinde wird nächste Woche ein Vortragsabend zum Thema »Umgang mit Trauer« angeboten, der mich interessiert. Jonas (18) hört mich mit Wolfgang darüber sprechen und sagt, dass er auch mitgehen will. Ich frage nach: »*Meinst du, das interessiert dich wirklich? Da wird fast zwei Stunden übers Traurigsein geredet, das langweilt dich doch dann wahrscheinlich.*« *Aber Jonas ist anderer Meinung:* »*Aba Mama, bin auch tauhich, manchma. Wegen Opa! Weiß nich mehr? Opa is tot! Also, will mit!*« *Das überzeugt mich natürlich.*

Als Jonas an besagtem Tag vom Ergotherapeuten zurückkommt, bringt er mich auf den neuesten Stand: »*Nö, Mama, geh doch nich mit, bleib hia! Bin nich tauhich heut!*«, *und grinsend geht er in sein Zimmer, setzt sich aufs Sofa und liest in seinem Comic-Heft.*

Folgende Zeilen schrieb Jonas an seinen Opa nach dessen Tod:

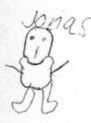 Ich bin traurig aber mein Opa ist immer da in meinem Herz. Und ich will dich immer haben, Opa, immer in meinem Herzen haben. Ich bin anders als du und ich habe Gefühle für dich gelernt: Ich bin stolz dir, Opa! Du ganze Welt weg für immer und du wohnst unseren Herzen für immer. Ich muss immer denken an dich, Opa. Und du bist meine Opa! Lieblings-Opa, ich mag dich sehr lieb!

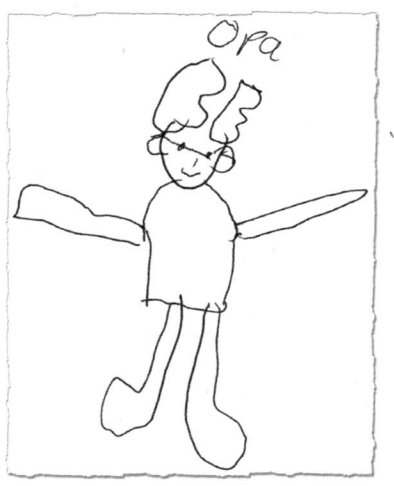

Januar 2010
Jonas (17) möchte unbedingt zum Skitag mit den anderen Jugend-lichen unserer Gemeinde auf den Engelsberg in der Schweiz mit-fahren. (Er hat vergangenes Jahr einen Skikurs absolviert und ist seitdem nicht mehr gefahren.) Unsere Suche nach einer Begleit-person scheitert. Da fällt uns Eltern das zusammenhaltende Fami-lienband wieder ein und wir bitten unsere Zwillinge, Jonas zu begleiten und abwechselnd zu betreuen. Nicht wirklich begeistert lassen die beiden sich drauf ein, hatten ihr Wochenende eigentlich anders verplant.

»Aber ihr müsst euch um alles kümmern vorher!«, meint Elli.

»Um was kümmern?«, frage ich.

»Ha, Jonas hat doch gar keine Skiausrüstung! Die müsst ihr ihm vorher besorgen! Ich hab echt keine Lust, mit ihm da erst den halben Tag was Passendes zu suchen!«

Ich verspreche, das zu organisieren.

Als ich eine Woche später mit Jonas bei meiner Mutter zu Besuch bin, habe ich das Thema schon wieder vergessen, bis sie plötzlich fragt, ob wir nicht Vatis Skiausrüstung gebrauchen könnten: »Sie ist doch praktisch wie neu, hat er kaum benutzt. Ist doch zu schade, wenn alles nur im Schrank hängt und im Keller steht.«

Die sparsame Ecke meines schwäbischen Herzens ist sofort begeistert; »Au prima! Komm Jonas, wir probieren mal, ob was passt!«

Also stecken wir zwei Weibsen mit absoluter Null-Erfahrung in Sachen Skifahren den großen Kerl in Opas Montur. Eine halbe Stunde später schwitzt Jonas glücklich im Wohnzimmer – auf Skiern in Skischuhen, mit Skihose und Skianorak, in Mütze, Schal und Handschuhen. »Mama, muss alles popiern! Weiß nich, pass mir!« Na ja, es passt nicht wirklich perfekt, aber für den einen Tag geht es schon, denke ich. Jonas ist auch einverstanden. »Kuul, Schia von tote Opa! Danke, Opa. Lieb dir!«

Als wir unsere Kinder dann an besagtem Skitag spätabends von der Gemeinde abholen, verstehen wir erst nicht, warum uns einige Jugendliche so seltsam angrinsen. Kaum aus dem Bus ausgestiegen, sprudeln unsere Mädchen wild drauflos: »Von wegen: neue Skischuhe von Opa! Die waren total Schrott!« Die Stiefel waren so alt und brüchig, dass sie nicht mal den Gang vom Bus zur Piste überlebten. Plopp, fiel erst der linke; plopp, sogleich der rechte Schuh regelrecht vom Fuß ab. Die Schnallen zerbröselt, das Plastik total porös. Unreparierbar. Das Ende vom Lied: Maren und Eliane mussten mit ihrem Bruder erst mal zum nächsten Skiverleih, um für ihn passende Schuhe und somit auch andere Skier auszuleihen. Aber dazu reichte ihr mitgenommenes Bargeld nicht, also mussten sie daraufhin auf der Piste jemand von den Freunden suchen, der ihnen Geld leihen konnte. *Inzwischen hatte Jonas jede Lust am Skifahren verloren, setzte sich mitten in der Bude im Schneidersitz mit vor der Brust verschränkten Armen auf den Boden und bockte. Sitzstreik. Rien ne va plus!*

Während die Mädchen halb verärgert, halb belustigt den Anfang ihres Abenteuers erzählen, versinke ich schuldbewusst immer tiefer im Autositz. Zum Glück haben sie es dann doch irgendwann irgendwie geschafft, Jonas neu zu motivieren, und hatten noch einen schönen gemeinsamen Skitag miteinander. Uff, das zu hören tat wirklich gut!

Zum Glück und zu unser aller Freude lebt meine Mutter noch! Mit ihren inzwischen 76 Jahren ist sie auch noch recht fit und unternehmungslustig. Sie reist gerne mit ihren Altersgenossen, macht oft Besuche bei ihren Kindern und Enkeln, fährt mit dem Zug zu Verwandten. Dabei muss sie ihre Zeit sorgfältig einteilen und ihre vielen Termine im Blick behalten, denn meine Mutter ist nach wie vor eine sehr engagierte und aktive Frau: Sie arbeitet ehrenamtlich im Altenheim, gestaltet dort jede Woche einen Themennachmittag mit Singen und Spielen, geht ins meditative Tanzen, ist in ihrer Kirchengemeinde, v. a. in der Frauenarbeit, aktiv und pflegt fleißig ihre Kontakte.

Als wir für 2010 seit Langem wieder einen großen Familienurlaub planen, in den unsere drei Töchter ihren jeweiligen Freund mitnehmen möchten, steht für uns alle sofort fest, dass wir auch Mutti dabeihaben wollen, zumal sie ja nun allein ist. (Früher sind meine Eltern oft mit uns zusammen in den Urlaub gefahren, meist nach Spanien).

Frankreich, August 2010
   » Mama, will Kate scheibn!«
   » Ja? Gern! Wem willst du denn schreiben, Jonas?«
   » Oma.«
   » Aber Oma ist doch mit hier im Urlaub!«
   » Andere Oma, tot is, ich klein wa.«

Ich fasse zusammen: »Du willst der Oma eine Karte schreiben, die du gar nicht kennst, weil sie bereits tot war, als du geboren wurdest?«

»Nau! Wills tote Oma scheibn!«

»Aha, hmmm, und was meinst du: Wo sollen wir die Karte dann hinschicken?«

Jonas (17) überlegt, zuckt dann die Achseln, grinst. »Nö, lieba nich machen. Lieba meina Oma scheibn, sie lebs noch, mein Glück is!«

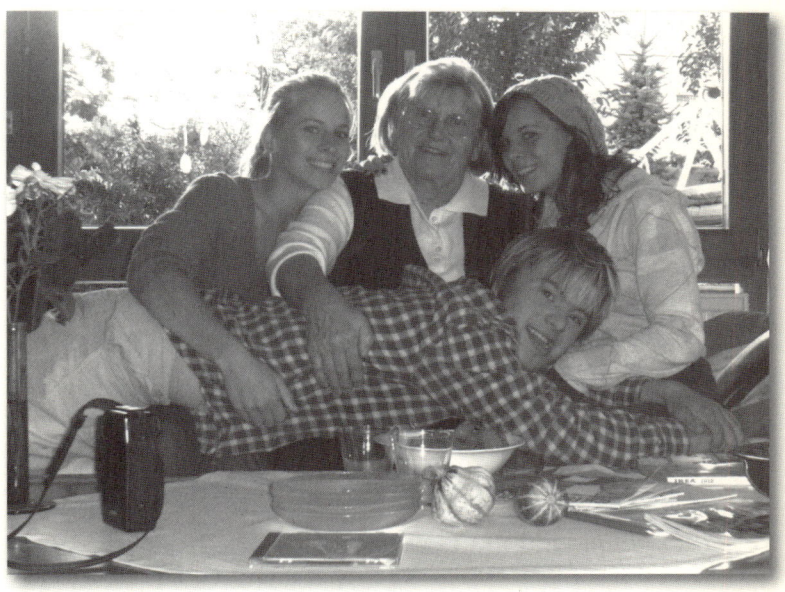

»Omi« mittendrin

Dieser Urlaub mit zehn Leuten aus drei Generationen war wirklich eine geniale Zeit! Vierzehn Tage Sonne, Meer, schönes Haus mit großem Garten, Tischtennisplatte und Volleyballspielfeld – und lauter gut gelaunte Menschen! Die Stimmung ist definitiv nie gekippt, wir haben es tatsächlich hinbekommen, dass jeder seinen Platz hatte und sich alle gut verstanden haben. Ich habe gestaunt, wie absolut tolerant und entspannt meine Mutter mit dem Chaos, der entsprechenden Lautstärke und dem vielen Blödsinnmachen umgegangen ist. »Wieso, Doro, das stört mich alles nicht! Ich hab nachts meine Ohrenstöpsel drin und tagsüber genieße ich die vielen jungen Leute um mich herum!« Bewundernswert!

Jonas hat zu seiner Oma auch eine ganz besonders innige Beziehung. Die beiden verstehen sich wirklich außerordentlich gut – obwohl sich meine Mutter mit zunehmendem Alter und abnehmendem Gehör deutlich mehr anstrengen muss, ihren Enkel akustisch zu verstehen. Vor allem am Telefon, oder wenn sie Jonas längere Zeit nicht mehr gehört hat, muss sie sich erst wieder in seine Sprechweise einhören.

April 2011
Wir sitzen am Tisch beim Abendbrot.
»Oma, kann Lax ham?«
»Was möchtest du haben? Welchen Latz denn?«
»Lax ham, Oma!«, wiederholt Jonas (18).
»Ja, dann nimm das Küchentuch hier, das kannst du dir als Latz umbinden.«
»Wills nich Tuch, Oma, wills Lax ham.«
»Ach, so, den Lachs meinst du? Hast du also schon entdeckt, dass einer im Kühlschrank liegt? Na, dann hol ihn dir. Warte, ich schneide dir noch ein paar Zwiebelringe dazu, sonst schmeckt er doch nicht richtig!«
Und später, während des Essens: »Jonas, was sollen wir denn morgen miteinander unternehmen?«
»Weiß nich, Oma, du sagen.«
»Na ja, ich hätte da schon ein paar Vorschläge zu machen: Was hältst du vom Bucher Stausee? Da kannst du dann mit Mama Tretboot fahren, während ich einmal um den See herumlaufe?«
»Klingt gut, Oma!«
»Wir könnten aber auch an den Itzelberger See fahren und Minigolf spielen.«
»Nö, lieba anneres machen.«

»*Was anderes machen? Hm, da muss ich erst nachdenken, ob mir noch etwas einfällt.*«

»*Oma, anneres machen, du sag has.*«

»*Was ich gesagt hab? Was hab ich denn gesagt?*«

»*Du weiß doch, Oma! Weiß nicht mehr?*«

»*Jonas, jetzt weiß ich gar nicht, was du meinst!*«

»*Oma, denk nach, du sag has!*«

»*Heute? Hab ich heute davon gesprochen? Oder ein anderes Mal?*«

»*Du sag has Essen!*«

»*Ich hab was vom Essen gesagt? Ja, hab ich denn vorgeschlagen, dass wir essen gehen?*«*, fragt meine Mutter jetzt ganz verdutzt und schaut hilfesuchend in meine Richtung.*

Bisher habe ich mich bewusst nicht eingemischt, hab köstlich amüsiert vor mich hingegrinst, aber jetzt komme ich den beiden als Dolmetscher zur Hilfe: »*Jonas meint, was du vorhin am Anfang beim Essen gesagt hast. Dein erster Vorschlag war der Bucher Stausee und das Tretbootfahren. Das meintest du, oder, Jonas?*«

»*Nau, Mama! Sag ich doch!*«

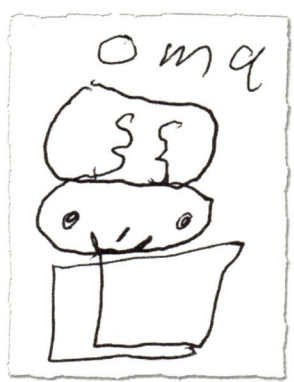

Leider kann auch ich Jonas nicht immer verstehen. Wir erlebten schon Situationen, in denen wir miteinander um die richtigen Worte rangen. Jonas glaubt, ich müsse doch genau wissen, was er meint. Aber zuweilen kann ich es auch nicht deuten, erahnen, erraten, und dann fühlt sich Jonas nicht nur unverstanden, sondern regelrecht verletzt und zurückgewiesen: »Mama, du schtehs mich nich. Du kapiers nix!«

»Dann hilf mir doch bitte, gib mir einen Tipp, damit ich weiß, wovon du redest.«

»Nö, Mama, du weißt doch! Weiß du nicht mehr? Oh, du doof!« Ja, Gedanken müsste man halt lesen können …

Mutti schreibt regelmäßig Karten und Briefe. Das E-Mail-Zeitalter hat sie noch nicht erreicht, beziehungsweise sie will sich bewusst nicht mit Computer und Co. beschäftigen. Aber die gute alte Post tut es ja mindestens genauso. Zumal man Briefumschlägen auch noch etwas beilegen kann.

März 2010

Jonas (17) geht den Briefkasten leeren, trägt die fette Beute nach oben, sortiert sie am Küchentisch. Tatsächlich ist auch für ihn ein Schätzchen dabei. »Joah, Post fü mich! Von Oma, seh ich bis hier!« Dann knibbelt er Fitzelchen für Fitzelchen das Kuvert auf, entnimmt die Faltkarte, klappt sie auf und strahlt: »Mit Scheinchen: fümpf Eujo! Joa, hab gewuss! Oh, lieba Oma, danke Oma!« Dann streckt er mir die Karte entgegen: »Mama, les vor. Kanns ich nich lesen Oma Krackel- Schriff!«

Als ich ihm alles vorgelesen habe, schnappt er sich den Geldschein und verschwindet damit aus der Haustür. Zwei Minuten später ist er samt Butterbrezel und Fantaflasche wieder da (wie gesagt, die Bäckerei ist keine fünfzig Meter weit), läuft in mein Zimmer hoch, schnappt sich das Telefon und ruft sein »Ömchen« an: »Oma, danke, du mi Post has! … ja, ankommen … ja, is Eujo drin … Hab Bezel kauf, so lecker! Und Fanta! … Und geht bei dir? … Gehst du Opa hin sein Frietof? … sags Opa viele Grüße bei mir, von Jonas! … Oma, machs du noch? … Oh, Tanzen? Ich auch tanzen, näxe Mal wieder … und tschüss jetzt, mein Omili. Mag dich so lieb! Wills noch dein Mama sprechen, dein Doro? … Tochter is? Nö, Mama kein Kind mär, is alte Frau!«, und grinsend reicht er mir den Hörer: »Mama, dein Mutteroma dran!«

»Unser Kuschel-Tiere«

Hund, Katze, Hühner & Co.

Familie Zachmann gab es nie ohne Tiere. Noch bevor wir Kinder hatten, lebte Chico, ein Schäferhund, mit uns. Jahre später, als Chico verstorben und unsere Kinder alle noch klein waren, begannen wir unseren »Tierhof« mit drei netten, süßen, kleinen Kaninchen. Bald waren es über zehn Karnickel, und Wolfgang baute ein großes Gehege für die Tiere. Nach dem Motto, wenn doch jetzt schon so viel schöner Platz da ist, kamen die ersten Meerschweinchen dazu. Da wir ständig Nachwuchs hatten und die Tiere relativ zutraulich waren (unsere Kinder hockten jeden Tag im Gehege), wurden wir im Dorf eine echte Attraktion. Ich erinnere mich an so manche »Führung« ganzer Kindergartengruppen. Inzwischen ist die Ära Streichelzoo vorbei, aber wir sind dennoch nicht tierlos: Aus einem Spanienurlaub schmuggelten unsere Kinder Kater Luna mit nach Hause (übrigens ein toller Stoff für ein Kinderbuch!)[2], und drei Jahre später kamen wir an dem süßen Hundewelpen namens Gina nicht vorbei. Ach, und nicht zu vergessen: Wolfgangs besondere Lieblinge, die Hühner.

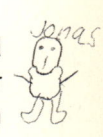

Wir haben noch Tiere: Hasen, Meerschweinchen (ach, stimmt ja, sind alle tot!), aber noch Hühner und Katze und Hund. Mehr nicht. Hühner legen die Eier von uns. Hund legt keine Eier, er macht nur Pups. Mein Katzi ist mein Liebling.

Am meisten tiervernarrt von uns allen waren und sind eindeutig Maren und Eliane. Aber auch Jonas hat sich anstecken lassen, und mehr als einmal habe ich gedacht: Es ist eigentlich eine ganz besondere Form von genialer Therapie für ihn, sein Leben mit Haustieren zu teilen. So oft hat er sich Katze oder Hund anvertraut, die haben ihn auch ohne Worte stets verstanden und immer zu ihm gehalten. Freunde durch dick und dünn. Vollwertige Familienmitglieder.

Mai 2010
Jonas (17) schnappt sich die Katze, legt sich mit ihr aufs Sofa: »Komm, mei Kater: Schmusezeit!«.

Juli 2010
Jonas (17) kommt mit unserer Katze Luna (die eigentlich ein Kater ist, aber das sagt keiner hier) auf dem Arm in die Küche. »Guck mal, Mama, Luna süß! Mama hör mal, Luna knurrt!«

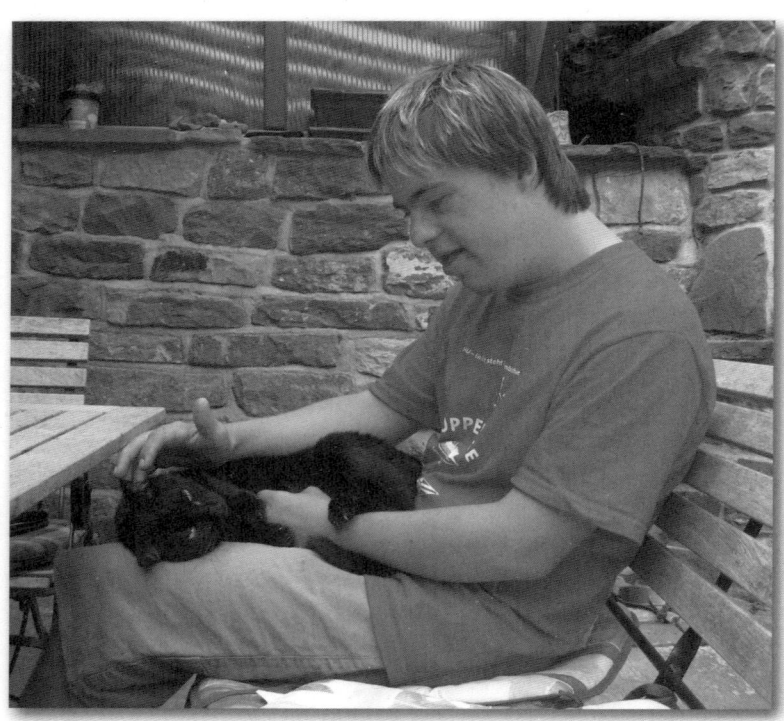

»Meine Katze Luna«

Liebling Luna
Meine Katze immer nett
bei mir und lässt sich kraulen,
wir sind immer
Bauchkrauler.

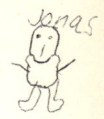

August 2011
Jonas (18) kommt aus der Holland-Freizeit zurück und begrüßt
die vor Freude wedelnde Hundedame Gina aufs Herzlichste, die
er zwei Wochen nicht gesehen hat. »Na, mein Großa, wie geht
bei dir? Ja, hab dich auch so miss! Bis mei beste Hund!«

Folgende Kosenamen hat Jonas für Hund und Katze auserko-
ren, manchmal aber auch für mich: Pipimäusli, mei Häzdame,
Liebsling-Pupsi, Täubchen und Numma eins.

Köstlich und faszinierend zugleich finde ich es, dass Jonas die
Tiere absolut ernst nimmt und ihnen auf Augenhöhe begegnet –
sozusagen von Mensch zu Tier, aber ohne Abwertung oder Hie-
rarchie. Er räumt Gina und Luna dieselben Rechte und Pflichten
ein wie sich selbst. Er kommuniziert mit ihnen auf einer Ebene
und erwartet von den Tieren, dass sie ihn ebenso respektieren und
seinen Anweisungen Folge leisten. Klappt leider nicht immer…

Mai 2010
Jonas (17) liegt auf der Terrasse im Liegestuhl und liest. Gina
bellt, als es klingelt. Jonas genervt: »Ruhe, Schina! Will mei Leben
nießen!«

August 2011
Jonas (18) spielt an seinem PC. Im Hintergrund des TKKG-Spiels
ist Katzenmiauen zu hören. Gina, die mit in seinem Zimmer ist,
spitzt zunächst die Ohren, sieht irritiert umher und sucht dann
nach der Katze im ganzen Zimmer. Jonas amüsiert sich erst und
versucht dann ernsthaft dem Hund den Sachverhalt zu erklären:
»Schina, du dumma Hund! Katze is nich hier, is meine Compluta
drin! Guck hier, meine TKKG-Spiel. Muss hier reingucken, Schi-

na. Komm, ich helf dir.« Und er dreht Ginas Kopf in Richtung Laptop. »Guck, hier is Katze drin, is nich echt, is nur Spiel. Echte Leben is Luna-Katze, aber is draußen Garten. Du bis echt dumma Hund, gell, Schina?! Aba mag dich totzdem lieb!«

März 2009
Ich fordere Jonas (16) auf, das Katzenklo sauber zu machen. »Igitt, stinks so, Mama! Luna muss selba machen! Is seiner Kacke!«

Juli 2011
Jonas (18) streichelt unsere Hündin Gina und spielt mit ihr. »Schina, bis echt hübscha Mädchen, mein Herzblatt, mein beste Feundin. Mein großa Schinibaby. Ja, bis mei besta Hund. Hab aba nur ein Hund, Schina, nur dich. Nächsemal hab andere Hund, stinks nich so wie du! Schina, hast Munderuch. Muss mal Sähne putzn, wie ich. Guck so!« Und Jonas mimt pantomimisch den perfekten Zähneputzer.

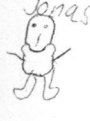

Der Luna hat sehr lieb und sie ist sauber Katze. Gina ist Stinkermonster. Sie pubst immer und sie Mundgeruch haben. Stinkt sie Fisch! Igitt! Und leckt sie ihr Popo. Igitt. Aber ich lieb sie auch. Nicht so arg wie Katze, aber auch arg. Gina schleckt bei Menschen Gesicht immer. Hat sie lange Zunge, mehr lang als meiner! Gina bellt mit Zunge, ooh, so laut, sie bellt! Mein Ohren platzen. Und meine Gina, ich mag dich sehr lieb! Bist mein Monster-Stinker! *(lacht)* Singen wir Monsterlieder!

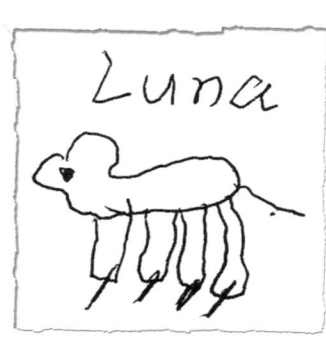

Oktober 2011
Jonas (19) soll sein Zimmer saugen. Er schimpft mit dem Hund.
»Schina, du has übaall dei Haare mei Zimma macht. Mus-
su wieder sauba mache!« Ich frage, wie er sich das denn vor-
stellt. »Mama, du sags: Wer Sauhähei mach, muss au wieda weg
mache!« Stimmt, so ähnlich hab ich das formuliert, dachte dabei
aber mehr an die Zweibeiner im Haus.

Oktober 2008
Ich sitze mit Jonas (16) in der Küche beim Essen.
  »Mama, miss mei Schwestan!«
  »Ja, Jonas, das verstehe ich. Ich vermisse die beiden auch!«
  »Wünsche, Maren und Elli kommes heute wieda!«
  »Hmm, da müssen wir leider noch eine ganze Weile warten,
bis sie wieder aus Amerika da sind.«
  »Weiß ich, aba wills nich!«
  »Ja, das glaub ich dir. Leider lässt es sich aber nicht ändern.«
Plötzlich sehe ich auf dem Küchenboden eine Riesenzecke liegen,
die von unserer Hündin Gina abgefallen sein muss. Ich entsorge
das Ekelteil.
  Als ich wieder am Tisch sitze, meint Jonas: »Mama, wünsche
Schina Mensch is, kei Hund mär.«
  »Wieso?«
  »Schina mei Schwestan wär!«
  Klar, denke ich, Jonas knüpft an unser Gespräch von vorhin
an. Aber seine Gedanken reichen noch ein Stück weiter:
  »Schina Mensch wäre, kei Fell mär! Kei Secke falle raus! Sooo
eklich!«
  Bestechende Logik!

Februar 2010
Jonas (17) bekommt ein Sofa in sein Zimmer. Gina freut sich auch
über den neuen und weich gepolsterten Aussichts-Platz direkt am
Fenster zum Hof. Bei jeder sich bietenden Gelegenheit springt sie
auf das Sofa. Jonas findet es erst ganz süß, dann ärgert er sich,
weil Gina sichtbare Spuren in Form von langen braunen Haaren

hinterlässt. Er redet ein ernstes Wörtchen mit dem Hund: »Schi-
na, du nich mehr meine Sofa sitze! Du mach dein Haare hier, mag
so nich haben!« Gina zeigt sich wenig beeindruckt. Als Jonas den
Hund beim nächsten Nickerchen auf dem Sofa erwischt, schimpft
er laut mit ihr und jagt sie aus seinem Zimmer. Dann schreibt er
ein Verbots-Schild und klebt es von außen an seine Zimmertür:

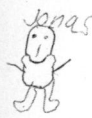

Schina daff nicht rain
ich bin sauer auf Schina
ab sofot nicht mer Zimmer rain gommen
mein leste (letztes) Wort

März 2010

Leider kann Gina nicht lesen. Dafür ist sie umso geschickter da-
rin, Türen selbst zu öffnen: Sie macht Männchen, legt die Pfote
auf die Türklinke und – schwupp – ist die Tür offen. Jonas (17)
und Maren, die beide ein Zimmer mit Hofblick haben, leiden am
meisten unter diesem Hundekunststück. Wolfgang, stets praktisch
und lösungsorientiert veranlagt, schraubt eines Vormittags die
Türklinken der beiden Zimmer ab und montiert sie senkrecht
wieder an. Als Jonas, der von dieser Aktion nichts mitbekom-
men hat, aus der Schule kommt, erschrickt er und verdächtigt
den Hund, die Klinken kaputt gemacht zu haben. Weil keiner zu
Hause ist, dem er Ginas' Fehlverhalten schildern kann, schreibt
er es auf einen Zettel und hängt diesen außen an die Haustür.

Liebe Mama und Papa! Schina
hat mal Marens
Tür und an meinem Zimmer voller
Kraft den Griff schief
gemacht und
meine Zimmer
liegt Schina
meine Sofa
Haare gelegen.
Von Jonas

November 2010

Ich bitte Jonas (18), den Hund zu füttern. »Aber gib ihr bitte nicht wieder Milch ins Wasser, Gina ist so dick geworden!« Jonas aber hat andere Pläne und die teilt er uns beiden, dem Hund und mir, jeweils schriftlich mit:

Für Gina
Mama füttert dich, Gina! Ich gehe duschen.
Von Jonas Z.
Ich füttere dir nicht!

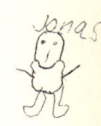

Für Mama
Mama, bitte: Gina Milch geben! Nicht fair von dir!
Viele Grüße von deinem Sohn
Jonas Z.

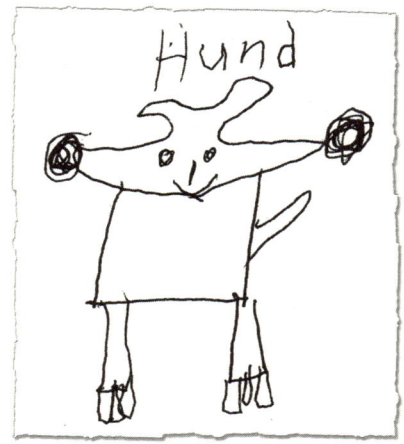

»Mag dem so lieb!«

Freunde und andere Weggefährten

Das Wort Freund hatte jahrelang einen eindeutigen Namen für Jonas: Charly. Fast zehn Jahre lang gingen die beiden Jungen durch dick und dünn. Ein perfektes Paar: Charly schmal und lang, Jonas eher rundlicher und kurz. Beide frech und aufgeweckt, zusammen unschlagbar und für uns Eltern und Lehrer manchmal der pure Wahnsinn. Sie steckten immer voller Ideen, einer stachelte den anderen an, und gemeinsam schaukelten sie sich dann zu echten Lausbuben hoch.

Und dann kam die Teenagerzeit. Und mit ihr der Absturz in eine andere Welt: Drogen und Alkohol. Jonas konnte mit seinem Freund zunehmend weniger anfangen. Charly suchte seinerseits Genossen, mit denen er mehr gemeinsam hatte und fand sie auf der Straße. Es dauerte nicht mehr lange, dann kam Charly gar nicht mehr zur Schule. Inzwischen, so habe ich erfahren, lebt er in einem Heim für suchtkranke Jugendliche.

Schon einige Monate, bevor Charly die Schule verließ, musste sich Jonas neu orientieren. Aber irgendwie hat er keinen Anschluss mehr gefunden. Ja, da gab es schon noch andere Schüler, die er durchaus mochte, aber zu keinem und keiner konnte er noch einmal eine so innige Freundschaft aufbauen, die über den Schulalltag hinausreichte. Und nicht einmal das. Oft kam Jonas traurig nach Hause, und wenn ich nachbohrte, verstand ich, dass er sich einsam fühlte.

Wie gut, dass Jonas neben Familie und Schule noch eine weitere Heimat hat: unsere Gemeinde, die Freie evangelische Gemeinde (FeG) Karlsruhe. Mit über dreihundert Mitgliedern und bestimmt noch mal halb so vielen Gästen gibt es dort ein reges und aktives Leben und Angebote für alle Alters- und Interessengruppen. So auch eine große und gut funktionierende Jugendarbeit. Am Freitagabend gehört das Haus den jungen Leuten – und dann tobt da der Bär! Ganz nach Jonas' Geschmack. Jonas hat dort seinen Platz gefunden, gehört dazu, ist einfach mittendrin und immer dabei. Er wird akzeptiert, so wie er ist, miteinbezogen, wenn er es möchte, und hat aber auch die Möglichkeit, sich auszuklinken und zurückzuziehen. Genau so, wie er es braucht. Genial!

Er kennt alle Teenager, jungen Erwachsenen und Mitarbeiter mit Namen, hat zu vielen von ihnen eine schöne und liebevolle Beziehung und genießt es, einfach in ihrer Mitte dabei zu sein. Und dann gibt es da natürlich auch den einen oder die andere, die ihm besonders am Herzen liegen.

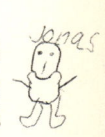

Michi hatte mich angerufen, eigentlich wollte zu mir kommen und Sebastian auch. Mama, Du mir gesagt hast, ich die beide abholen soll, weil beide zu mir kommen zuerst mit Bus kommen. Aber weiß nicht Weg die beide. Ich dem abgeholt. Und dann haben wir gespielt: Monopoly und Tischkicker und haben Essen von Mama gekocht. Dann hab dem beiden begleitet für Bus zum Fahren Hause. War schöne Tag. Echt gute Freunde bei mir! Lade ihn meine Geburtstag ein!

Lernt in dem Gemeinde
häiß Dibber
Lotraiss ich mag michi
gern spilen reden
Kino Beschuch bei mir
und bei michi zuhause

Thema: Freundschaft über Michi H.
Ich kenne ihn seit seiner Geburt (stimmt absolut nicht, aber fühlt sich wohl so an!).
In der Gemeinde habe ich ihn kennengelernt. In der Gemeinde
heißt unsere Jugendgruppe »Deeper«.
Da machen wir viel Lobpreis.
Ich mag Michi
gern. Mit ihm kann ich spielen, reden, ins Kino gehen. Er hat mich besucht und ich war bei Michi zu Hause.

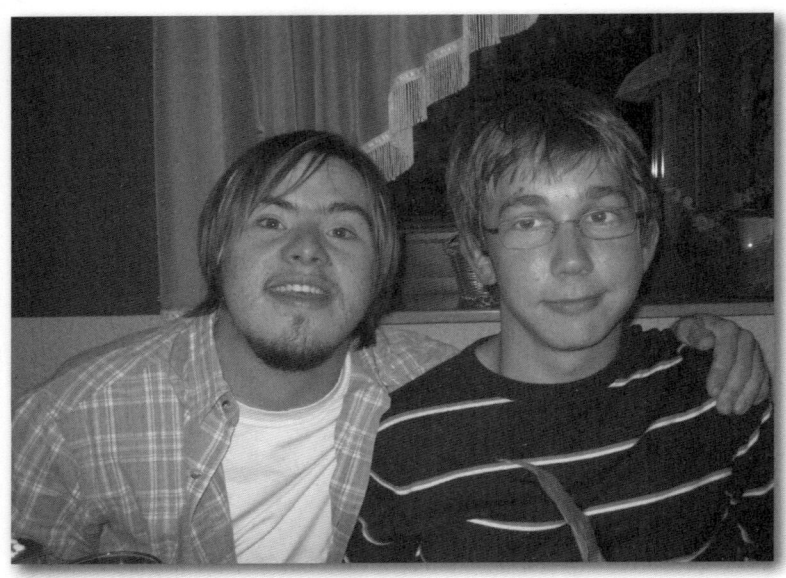

Jonas und Michi

Juli 2011
Wir fahren Jonas' (18) Freund Michi nach einer Feier nach Hause. Michi hat eine leichte Form von Autismus.

Wolfgang und ich lauschen mit höchstem Genuss ihrer unglei-chen Unterhaltung auf dem Rücksitz. Sprachlich weit auseinan-der, sind sie mit dem Herzen doch auf einer Linie:

»Jonas, was machst du jetzt eigentlich, wenn du die Schulzeit beendet hast?«

»Geh ich Wäkstatt!«

»Und was machst du in der Werkstatt?«

»Abeitn!«

»Ja schon, aber welcher Tätigkeit wirst du nachgehen?«

»Hä?«

»Na ja, ich meine, was arbeitest du dann genau?«

»Ach so, ähm, mit der Holz!«

»Ah, du sprichst von Schreinerarbeiten.«

»Hm, was das?«

»Na ja, in einer Schreinerei wird Holz verarbeitet, zum Beispiel zu Möbeln. Oder auch Kinderspielzeug. Da gibt es die schönsten Sachen.«

»Nau!«

»Das ist ja toll, dann kannst du dir eines Tages, wenn du dir die entsprechenden Fähigkeiten angeeignet hast, vielleicht sogar dein eigenes Bett oder einen Schrank bauen«, meint Michi. Jonas lacht zustimmend, diese Vorstellung gefällt ihm.

»Machs du?«, fragt er nun.

»Was ich mache? Gehe ich recht in der Annahme, dass du meinst, was ich nach der Schule vorhabe?«

Jonas nickt.

»Na ja, ich habe ja letztes Jahr bereits meinen Realschulabschluss gemacht und nun mach ich ein Berufsvorbereitungsjahr. Nach dem Sommer gehe ich wieder auf die Schule, genauer gesagt auf ein käufmännisches Berufskolleg. Was danach kommt, weiß ich aber auch noch nicht so genau. Das wird sich dann hoffentlich zeigen.«

»Hast du Sprache?«

»Wie meinst du das? Ob ich eine Sprache lerne?«

»Kannsu Beispie änglisch?«

»Ja, Englisch habe ich in der Schule gelernt!«

Jonas ist tief beeindruckt. »Zeig mal!«

»Okay, dann gebe ich dir jetzt mal eine Kostprobe auf Englisch. Aber nur was ganz Einfaches, ich hab jetzt keine Lust, mir etwas Schwieriges auszudenken, okay?«

»Okay!«

»Hello, Jonas, my name is Michi. What's your name?«

Jonas ist noch beeindruckter: »Wow, cool! Du kanns gut, Michi!«

»Na ja, ein bisschen. Aber bei Weitem nicht so gut wie meine Mutter!«

»Kann sie?«

»Ja. Sie kann es richtig gut! Sie spricht fließend Englisch, das hat sie ja auch studiert.«

»Oh Mann, is sie gut!«

»Ja, und Russisch hat sie auch studiert! Das konnte sie auch, aber heute kann sie kaum noch Russisch, weil sie nicht mehr damit arbeitet, und wenn man nicht so drin ist, dann vergisst man auch schon mal wieder was.«

»Wow, du gute Mutter has. Mach sie?«

»Jonas, du bist echt neugierig. Aber ich finde es gut, dass du so interessiert nachfragst.«

»Ja, will wissen!«

»Ich sag es dir auch gern, das ist ja kein Geheimnis: Also, meine Mutter dolmetscht und übersetzt Texte. Aber das ist wirklich schwer. Ich kann es auch nicht gut.«

»Doch, Michi, du echt gut. Bis mei beste Freund!«

»Ja, Jonas, ich weiß. Du bist auch mein Freund.«

»Machsu noch?«

»Was ich noch mache? Wie meinst du das denn jetzt, Jonas?«

»Machsu noch jetz?«

»Jetzt? Es ist doch schon später Abend, oder besser gesagt (blickt auf seine Armbanduhr) bereits 22.38 Uhr. Heute mache ich nichts mehr, ich gehe nur noch schlafen. Schließlich muss ich morgen wieder früh aufstehen. Aber morgen nach der Schule habe ich Zeit. Gehe ich recht in der Annahme, dass du dich wieder mit mir treffen möchtest?«

»Auja, gern!«

»Das ist schön, denn ich bin auch gern mit dir zusammen, und dann können wir den morgigen Nachmittag ja gemeinsam verbringen.«

Jonas reibt sich vor Freude die Hände: »Oh, fantantisch!«

»Und liege ich richtig, wenn ich darauf tippe, dass du wieder Lust aufs Kino hast?«

»Auja, Kino! Welche Film?«

»Ich schlage vor: Ich schau mal morgen im Internet, was so läuft, und ruf dich dann an. Dann können wir alles Weitere am Telefon besprechen. Okay?«

»Okay, Michi, Oh, du bis beste!«

Wolfgang drückt mir gerührt die Hand. Wir freuen uns sehr mit Jonas über diese schöne Freundschaft.

Oder Felix! Bei Felix hat Jonas bestimmt schon zehnmal übernachten dürfen (natürlich auch umgekehrt), und die beiden haben sich Abende lang regelrechte Schlachten bei Monopoly, am Tischkicker oder am PC geliefert. Felix hat es auch immer gut verstanden, sich auf Jonas Ebene zu begeben, mit ihm somit auf Augenhöhe zu kommunizieren und ihn dennoch dabei voll ernst zu nehmen. Das können definitiv nicht viele Menschen, aber Felix hat diese Gabe!

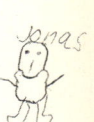

Felix ist beste mir. Er hatte mich gut sein und hatte mich spiele mit mir. Will wieder übernachten Felix und bei mir, Mama. Ist gut so: Jungs zusammen sein. Macht Spaß ohne Mädchen, aber hat er hübsche Schwester auch, heißt sie Damaris. Oho, sie ist hübsch! Und Felix meine gute, gute Freund ist. Ich bin bei Felix geschlafen und Felix war bei mir Schlafen, PC spielen und Hund fortgegangen.

Und unbedingt erwähnen möchte ich Sabine, Jonas Lieblingsfreundin in der Gemeinde. Sabine hat ihn nun bereits im vierten Jahr als Betreuerin auf das große Sommercamp begleitet und war ihm Seelentrösterin, Helferlein, Ansprechperson, Spielepartnerin und überhaupt »beste Freundin von Welt«. Ihrem Engagement ist es zu verdanken, dass Jonas nicht nur an den Sommerurlauben, sondern auch anderen Highlights in der Gemeinde teilnehmen konnte, zum Beispiel an der erwähnten Wohnwoche oder größeren Unternehmungen. Gott sei Dank gibt es Menschen wie Sabine, die einfach große Freude daran haben, die Jonasse dieser Welt auf ihrem Weg ein Stück weit zu begleiten.

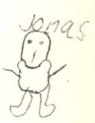

Mama, Sabine ist sie mein Lieblingsfreundin, mein beste Freundin ich hab. Sommercamp waren wir zusammen. Kroatien und Holland in Boot. Und Zug fahren, laufen mit Wagen ziehen. Weiß noch, ich starker Jonas war! Und in Camp so viel Schlamm. Sie hilft mir, meine Hand nicht ganz perfekt sind. Und hat sie mir sagt: Jonas, musst du waschen! Du stinkst! So lustig, Sabine! Sie meine beste Dog-Partner. Meister sein wir. Anderen Loser! Sabine mags ich ihm so lieb, ist mein Beste! Sie ist in Karsten verliebt, seinen Mann.

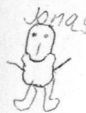

Wir sind Hochzeit eingeladen: Mama Doro, Papa Wolfgang und Sohn Jonas.

Wie schon erwähnt, betrachtet Jonas die Freunde und Freundinnen seiner Schwestern auch als die seinen – und hat dadurch auch eine Menge schöner Kontakte.

März 2008
Ich läute zum Mittagessen. Als alle sitzen, fällt auf, dass ein Teller verwaist bleibt. »Kommt Marius nicht zum Essen runter?«, frage ich Eliane nach ihrem Kumpel.

»Weiß nicht, er hat sich oben im Wohnzimmer auf das Sofa gelegt und ist eingeschlafen.«

»Au ja, ich geh Majus hin, ich küschel ihm!«, meint Jonas (15) und ist schon auf dem Weg zur Treppe.

»Halt, lass ihn doch schlafen!«, versucht Elli ihn zu schützen. Doch Jonas kontert: »Nö, will ihm küscheln und Esse hole!« Wir lachen alle schon am Tisch bei der Vorstellung, dass Jonas sich nun an den erwachsenen Mann auf der Couch anschmiegen will.

Kurz darauf kommen tatsächlich beide die Treppe runter, und Jonas verrät, wie er es geschafft hat, Marius zum Mitessen zu überreden: »Hab Diel mach!«

»Aha, und welchen Deal hast du ihm angeboten?«, fragt Wolfgang mehr amüsiert als interessiert.

»Majus kommses Esse, dafü daff mi Kicker spiele!«

Das Gelächter ist jetzt groß, Jonas stimmt voll mit ein. Wie konnten wir das nur übersehen: Natürlich kann es für alle Gäste keine größere Ehre in unserem Hause geben, als mit Jonas Zachmann eine Runde Tischfußball in seinem Zimmer zu spielen!

August 2011
Ich erzähle Wolfgang beim Frühstück, dass Elli für abends ein paar Leute zum Grillen und Chillen am Pool eingeladen hat.

»Wer kommt denn?«

»Weiß ich nicht so genau, Tim und Co. halt.«

»Hä? Kenns ich nich!«, mischt sich Jonas (18) ein.

»Na klar kennst du Tim, er war doch mit uns im Urlaub!«,
bemerke ich.

»Aba Ko kenns nich!«

Tja, wo er recht hat…

Jonas hat Marens Freund Jannik, der nun schon seit fast vier
Jahren bei uns aus- und eingeht, mehrfach als »mei Bruder«
bezeichnet. Ja, die Beziehung zu ihm ist sehr herzlich und gut.
Jannik hat auch das »richtige Händchen« für Jonas, kann absolut
unkompliziert mit ihm umgehen.

Die Freundschaft zu Jonas hat sicherlich auch eine Rolle dabei
gespielt, dass sich Jannik schließlich dafür entschieden hat, seinen
Zivildienst in einem Heim für Menschen mit geistiger Behinderung zu machen.

Auch wir bekamen von der Krankenkasse seit etlichen Jahren
einen Zivildienstleistenden bezahlt (welch ein Segen!), der einmal
pro Woche kam und Jonas betreute beziehungsweise etwas mit
ihm unternahm.

Ursprünglich war es ein Hilferuf meinerseits gewesen, der die
Sache ins Rollen brachte, weil ich ein Stück Entlastung für mich,
aber auch einen geeigneten Partner für meinen immer größer
und wilder werdenden Sohn gesucht hatte. Welcher Zwölfjährige
geht schließlich noch mit seiner Mutter auf den Fußballplatz?
Das war nun echt nicht mehr angesagt, weder für mich noch für
Jonas. Allein konnte er aber nicht gehen und Anschluss hatte er
erst recht keinen (schon gar nicht zu den gleichaltrigen Jungs im
Dorf).

So war das die perfekte Lösung. Ich hatte allerdings Bauchweh, weil so ein Zivi ja nur ein Dreivierteljahr bleibt und dann
wieder von der Bildfläche verschwunden ist. Aber auch hier hat
uns Jonas total verblüfft: So gern er sie alle hatte, so okay war
es für ihn dann auch, zu akzeptieren, dass die gemeinsame Zeit
zu Ende war. »Mama, feu mich neue Zivi komms!« Insgesamt
sieben junge Männer zwischen Abitur und Studium haben Jonas
jeden Mittwochnachmittag versüßt. Noch heute kann er sie alle
namentlich aufzählen.

> Gute Zivi gemart
> Spilen wir haben
> Swimmbab Start
> Biliat Fussball
> Tischtenis? Federball
> zach hatz gegangen
> Qu.s Pizza backen

Christian, Colin, Jan, Hannes, Jakob, Florian, Darius. Ich hab gute Zivis gehabt. Wir haben gemacht: Spielen, wir haben gemacht/waren im Schwimmbad, Dart, Billiard, Fußball, Tischtennis, Federball, Zahnarzt gegangen, Quiz, Pizza gebacken, Kino, Lobpreis-Konzert bei Jan. Schade! Traurig bei (bin ich) Jonas weil Zivi-Zeit vorbei. Ich bin erwachsen.

Ja, jetzt ist die Zivi-Zeit vorbei. Nicht nur, weil es ab jetzt sowieso keine Zivis mehr gibt, sondern auch, weil Jonas nun selbst ein erwachsener Mann in diesem Alter ist, der an der Schwelle zum Arbeitsleben steht. Eine erlebnisreiche, fördernde und fordernde Zeit geht damit zu Ende, wieder so ein großer Einschnitt in Jonas' Leben. Ich bin auch im Rückblick sehr dankbar für diese großartige Unterstützung, die mir zuteil wurde, aber auch für jeden einzelnen der »Kerle«, die meinen Sohn auf ihre jeweilige Art respektierten, herausforderten, begleiteten, stärkten und ermutigten. Ich hoffe, dass nicht nur Jonas an jedem seiner Zivis »gewachsen« ist, sondern glaube auch zu wissen, dass Jonas ihnen viel zu geben hatte.

November 2008

Jakob war letzte Woche krank, und für heute mache ich mit ihm ein neues Treffen aus. Die beiden wollen sich mittags in der Stadt treffen und Billard spielen gehen. Jakob betont, wie sehr er Jonas' (16) letzte Woche vermisst habe. Ich freue mich sehr über diese Bemerkung und gebe sie an Jonas weiter, als er aus der Schule kommt. »Oh, Jakob tauhich? Miss mich? Arma Jakob!«, und Jonas legt den Arm um meine Schulter und den Kopf auf dieselbe, als ob er mich an Jakobs Stelle trösten wolle.

Abends gibt es dann aber noch heftigen Ärger zwischen Zivi und seinem Schützling: Das Billardspiel nebst Eisessen endet in einem Streit, weil Jonas irgendeinen Rechenvorgang nicht verstanden hat und überzeugt davon ist, Jakob habe ihm ungerechtfertigterweise fünf Euro zu viel abgeknöpft. Er beschuldigt ihn, das Geld geklaut zu haben. Das Ganze eskaliert, Jonas tobt und schreit. Muss so heftig sein, dass sich sogar die Polizei einmischt, die gerade vorbeiläuft. Jonas beruhigt sich erst wieder, als Jakob ihm das Geld zurückgibt. Jakob bringt Jonas heim und erzählt uns die Situation. Er ist zu Recht sehr verärgert: Jonas hat ihn in eine sehr peinliche, unangenehme und schlichtweg unfaire Lage gebracht. Unser Sohn versteht immer noch nicht, warum er Unrecht hat und Jakob das Geld zusteht. Wir versuchen mehrmals, es ihm vorzurechnen und zu erklären, doch erfolglos. Inzwischen geht es schon lange nicht mehr um die lächerlichen fünf Euro, sondern um Jonas' Benehmen. »Jonas, ich will dich nächste Woche nicht sehen! Du hast mich heute sehr verletzt!«, mit diesen Worten verlässt Jakob unser Haus. Wir sind alle richtig betroffen. Jonas fängt an, heftigst zu schluchzen, kann sich lange nicht beruhigen, versteht nicht, was er falsch gemacht haben soll, will aber auch nicht, dass Jakob nun auf ihn sauer ist. Eine Zwickmühle. Dann schreibt Jonas seinem geliebten Zivi einen regelrechten »Reue-Brief« und ruft ihn kurze Zeit später auch noch an. Sie vertragen sich wieder, nachdem Jonas zigmal »Tschulligung, Jakob, tumme Leid! Mach nie wieda!« ins Telefon gestammelt hat. Nun haben sie sich doch wieder für nächste Woche verabredet, wollen dann in den Zoo zum Schachspielen und Bootfahren gehen. Ich atme mit Jonas zusammen auf.

Jonas ist wirklich ein Held: Er schafft es nicht nur, sich in die Herzen der Freunde, sondern auch wildfremder Menschen zu lieben. Allein die knapp tausend Rückmeldungen, die zu den Vorgängerbüchern »...mit der Stimme des Herzens« und »Bin Knüller!« bei uns zu Hause ankamen: lauter Jonasfans. Unfassbar! Das war natürlich ein Riesengeschenk für uns alle, besonders aber auch für Jonas. Ja, er ist gemocht und akzeptiert, so, wie er ist. Diese Botschaft braucht jeder von uns, Menschen mit Handicap noch viel mehr, weil sie oft leider auch ausgrenzende

Erfahrungen machen. Dabei macht es Jonas einem wirklich so leicht, ihn zu mögen!

Juni 2008

Eigentlich war vereinbart, dass das Filmteam vom ERF Jonas heute einen Tag lang in der Schule begleitet und dort filmt. In der Frühe jedoch ruft mich der Rektor an, um die Sache kurzfristig abzusagen, da er noch nicht von allen Eltern die nötige Einwilligungserklärung auf seinem Schreibtisch habe und es ihm dann rechtlich zu heikel sei. Also müssen wir spontan umdenken. Wir fahren zur Schule und holen Jonas dort aus dem Unterricht. Und jetzt wohin? Wo ist ein guter Drehort? Möglichst in der Nähe? Jonas hat die zündende Idee: »Fahn wi MäcDonnäs!«. *Na toll, denke ich, was für ein Alternativprogramm! Aber Jonas ist immer mehr angetan von der Idee. Also fahren wir zu dem Fastfood-Restaurant, holen dort Hamburger und Getränke und schlendern damit auf den gegenüberliegenden Spielplatz. Die Kamera fängt ein, wie Jonas und ich uns ketchupverschmiert unterhalten und dabei unser* »Mittagessen« *einnehmen. Ganz prickelnd, denke ich, immer noch enttäuscht davon, dass Jonas nicht in seinem normalen Schulalltag gefilmt werden kann. Stattdessen müssen wir hier jetzt so eine künstliche Situation herstellen. Als ob das normal sei, dass ich mit meinem Sohn zu McDoof essen gehe, na ja, manchmal ja schon. Aber was sollen die Zuschauer denken? Während ich noch mit solch unguten Gedanken zugange bin, hat mein Sohn sich längst auf die neue Situation eingestellt. Als er seinen Hamburger verdrückt hat (dauert nicht lange) überkommt Jonas die Lust, die Spielgeräte hier auszuprobieren. Wieder ganz Kind turnt, rutscht und klettert mein fast Sechzehnjähriger, während ihm die Kamera ständig auf den Fersen bleibt. Dann rennt Jonas zu dem Kreis, in dem fünf große Autoreifen aufgehängt sind, und beginnt zu schaukeln.* »Komm, Kamramann, machs mit! Is lustig! Bitte schaukel mir!« *Mehr braucht es nicht an Überredungskunst, bis sowohl der Kamera- als auch der Tonmann ihre Geräte zur Seite legen und ebenfalls in die Reifen steigen. Die drei Männer schallend lachend durch die Luft sausen zu sehen macht auch uns Frauen Lust, also steigen die Regisseurin und ich ebenfalls in die Ringe. Zu fünft jauchzen wir um die Wette und haben riesig Spaß. Verrückt. So was bringt doch auch nur mein Sohn mit seiner ansteckenden Unbeschwertheit fertig. Schade, dass das keiner gefilmt hat!*

Juli 2009

Ich bin mit Jonas (16) in der Stadt. Vor dem Kaufhaus sitzt ein Mann im Rollstuhl und spielt Klarinette. Wir hören eine Weile dem wunderschönen Klang zu. »Mama, gib Geld fü Mann!«, fordert mein Sohn mich auf, und ich gebe ihm ein paar Münzen, die er in den aufgestellten Hut werfen darf. Der Mann nickt dankend, spielt weiter auf seinem Instrument. Wir hören noch weitere drei Lieder zu, klatschen und wiegen uns im Takt. Dann gehen wir weiter.

Kaum um die Ecke gebogen, bleibt Jonas abrupt stehen. »Mama, stopp! Hab vagess! Komm!« Und er zerrt mich zurück zu dem Rollstuhlfahrer. Mein mehrmaliges Nachfragen, was er denn vergessen habe, ignoriert Jonas einfach. Als der Mann eine Musikpause einlegt, holt Jonas sein »Wilde-Kerle-Freundschaftsbuch«, das er sich vorhin erst von seinem Taschengeld gekauft hat, aus dem Rucksack. Mit den Worten: »Du mi reinschreib? Is Feundebuch! Is wichtig mich!«, reicht er es dem verdutzten Mann.

Dann lacht dieser freundlich und erwidert: »Wow, was für eine Ehre! Ich darf in dein Freundschaftsbuch reinschreiben? Aber du kennst mich doch gar nicht!«

»Nö, aber du nette Mann. Machs gut Musik. Ich liebe Musik. Un du bindert! Kanns nich laufe, bauchs Feund, ich kann laufe!« Und damit wäre die Sache ja reichlich erklärt.

Der Mann streckt Jonas seine Hand entgegen. »Hey, das finde ich echt groß von dir! Wie heißt du denn?«

»Jonas!«, antwortet mein Sohn stolz und schlägt in die Hand ein.

»Okay, Jonas, ich bin Norbert!«

»Oh, Nobbät, schönes Name! Erzähl, du mach has?«, Jonas deutet auf den Rollstuhl.

»Du willst wissen, warum ich in dem Ding sitze?«
Jonas nickt.
»Ich hatte vor ein paar Jahren einen schlimmen Autounfall.
Dabei wurden meine Beine eingequetscht. Seitdem kann ich nicht
mehr laufen.«
»Oh, schlimm. Mach Aua?«
»Nein, jetzt tut gar nichts mehr weh!«
»Dann gut! Beine paputt, aber has Rolle!«, und Jonas tätschelt
bewundernswert den Rollstuhl.
»Ja, da bin ich auch froh, dass ich meinen Ferrari habe, der
bringt mich überallhin!«, lacht Norbert und zwinkert mir zu.
Dann kruschtelt er einen Stift aus seiner Tasche und lässt sich von
Jonas anleiten, wie man ein Freundebuch richtig ausfüllt. Während die Männer so beschäftigt sind, gehe ich in der benachbarten
Eisdiele für uns drei eine Erfrischung holen. Als ich zurückkomme, kichern die beiden um die Wette, und ich staune mal wieder, wie ungehemmt mein Sohn auf andere Menschen zugeht.
Und doch ist es diesmal noch mehr als das: Denn bisher hatte
ich den Eindruck, dass er Menschen, die ebenfalls eine sichtbare
Behinderung haben, eher verunsichert aus dem Weg geht. Wie
auch immer. Jedenfalls haben wir an diesem Nachmittag eine echt
bereichernde Erfahrung gemacht, alle drei, denke ich.

April 2011
Ich verbringe mit Mutti und Jonas (18) einen herrlichen Sommertag am Itzelberger See. Schöne Kindheitserinnerungen an diesen
Ort tauchen auf, als wir minigolfen, Kettcar fahren, schaukeln,
Kuchen essen, Kaffee trinken (d.h., Jonas lieber Würstchen und
Fanta) und zu dritt Arm in Arm um den See spazieren.
    Als wir ins Auto steigen wollen, um nach Hause zu fahren,
kommt ein junger, etwa dreißigjähriger Mann auf uns zu. »Ich
wollte Ihnen nur sagen, dass ich Sie bewundere!«, sagt er zu mir
mit Seitenblick auf Jonas. Als ich verdutzt schaue und nicht recht
verstehe, meint er ergänzend: »Ich dachte, ich hätte ein schweres
Leben, aber nun haben Sie mir die Augen geöffnet. Vielen Dank
dafür!«

Ich verstehe immer noch nicht so recht, will aber auf keinen Fall, dass er meint, ich hätte ein schweres Los gezogen. »Wieso, wir haben ein tolles Leben, gell, Jonas?«

»Ja, klar! Lebe is schöööön!«, *stimmt mir mein Sohn zu.*

»Ja genau, das meine ich ja: Man sieht Ihnen an, dass Sie Freude am Leben haben! Trotz allem!«, *meint der Mann und streckt plötzlich die Hand aus, will mir einen Zwanzig-Euro-Schein geben. Ich lehne dankend ab. Da dreht er sich zu Jonas um:* »Hier, nimm du das Geld, da kannst du dir noch ein schönes Eis von kaufen!«

Jonas strahlt glücklich, nimmt den Schein in Empfang. »Danke, du nette Mann! Joaaa, swansig Eujo. Viiiiel Geld! Bin reich, gell, Mama? Kanns einlade dich Eis un Oma dazu!« *Unterwegs halten wir also noch an der Eisdiele. Männer-Ehrenwort!*

Es liegt auf der Hand, dass Jonas auf die meisten fremden Menschen erst einmal etwas seltsam wirkt, eben anders, irgendwie »kömisch«. Das hat nicht nur mit den äußerlichen Zeichen des Down-Syndroms zu tun, sondern vielmehr mit Jonas häufig geführten Selbstgesprächen. Inzwischen hält er sie außer Haus zwar meist flüsternd, aber auch inmitten von einer Menge Leute kann sich Jonas innerhalb einer Zehntelsekunde im Kopf »wegbeamen« und mit seinem imaginären Gegenüber kommunizieren. Gerade in ungewohnten oder für ihn anstrengenden Situationen gibt ihm dieses Verhalten Sicherheit. Oder es lenkt ihn ab, wenn ihm langweilig ist. Spricht man ihn dann an, kann er aber auch sofort wieder ins »Hier und Jetzt« »zurückswitchen«.

Jonas scheint sich deshalb wohl in der Tat nie allein zu fühlen. Er liebt die Einsamkeit geradezu, aber er fühlt sich nicht einsam. Im Gegenteil: er genießt es, mit sich selbst zusammen zu sein. Schließlich weiß er seinen imaginären Freund namens Patrick an seiner Seite. Beim »usichbare (unsichtbaren) Patrick«, wie Jonas ihn nennt, handelt es sich um einen engen Freund, der ihm immer mit Rat und Tat zur Seite steht und mit dem sich herrlich diskutieren, streiten, wieder vertragen und stets auf gleicher Wellenlänge leben lässt. Patrick versteht ihn einfach immer! Mit oder ohne Worte. Manchmal nennt Jonas ihn auch Jesus. Wer auch immer da in seinem Kopf und Herz wohnt – es muss wunderbar sein, so eng mit einem zweiten Du zu leben, das einen nie verlässt und dennoch genügend Spielraum für Eigenständigkeit lässt. Jonas fühlt sich jedenfalls nie verlassen und redet (oder schreibt) auch oft von wir, meist, wenn er sich unbeobachtet fühlt.

> SWimmen mit ~~Patri~~
> usichbare Patrick und
> getaueht sichllen Lesen
> inder Sonne gelegt
> du Lesen dann habe ich
> Dusche usichbare Patrick

Ich habe ausgeschlafen und
gefrühstückt mit meinen Eltern.
Dann habe (bin) ich mit dem
Hund fortgegangen.
Dann habe ich den Pool
abgedeckt. Ich habe (war)
Schwimmen mit
unsichtbarem Patrick und
getaucht. Chillen, lesen.
In der Sonne gelegen
und gelesen. Dann habe (war) ich
Duschen mit unsichtbarem Patrick.

»Sie is hübsche Mädchen, ich lieb ihm!«

Verliebtsein und andere Herzensstürme

März 2009
Jonas (16) beobachtet vom Auto aus, wie ein Pärchen händchen-
haltend und verliebt lachend an der Ampel steht. Dann seufzt
mein Großer laut, wendet sich mir zu und sagt: »Mama, wünsche
mir Feundin ham!«
»Ja, das verstehe ich gut! Und was würdest du dann machen,
wenn du eine Freundin hättest?«
Ein Strahlen zieht sich über sein ganzes Gesicht: »Dann küss
ich ihm!«

Ach, so lange Zeit schon trägt Jonas diese Sehnsucht im Herzen.
Bestimmt seit seinem 15. Lebensjahr hält er gezielt Ausschau nach
dem weiblichen Geschlecht. Es dauerte dann auch nicht lange, bis
er seine Auserwählte gefunden hatte: Maja, ein hübsches, fröhliches und sympathisches Mädchen aus unserer Gemeinde, etwas
jünger als er.
Plötzlich bekamen die Freitagabende, wenn sich die Jugend
in den Kirchenräumen trifft, noch einmal einen ganz neuen Stel-
lenwert. Jonas duschte unaufgefordert, verlangte nach »Pafuum
und Däo«, achtete auf seine Kleiderwahl.
Ganz neue Zeiten brachen an: Er erzählte ständig von Maja,
schrieb ihren Namen verbunden mit Herzchen auf, und wenn er
sie sonntags im Gottesdienst sah, konnte er nicht aufhören zu
grinsen. Der Tag war gerettet. Lange Zeit hat er sich mit diesem
Zustand des Schwärmens und Verliebtseins zufriedengegeben, es
regelrecht genossen. Aber dann kam die Phase, als er ernsthaftere
Schritte in Sachen Brautwerbung unternahm.

Sommer 2009
Jonas (16) hat sich aus dem Gemeindebuch die Adresse seiner Angebeteten abgeschrieben und über sein Bett gehängt, zwischen zwei Poster von Zac Efron, seinem Lieblingsschauspieler. Da sie im Nachbardorf wohnt, hat Jonas schnell raus, wo das ist. Mindestens zweimal habe ich mitbekommen, dass er sie besuchen wollte. »*Mama, Maja nich da, aber hab Kuchen essen mit Mama Maja. Is echt nette Fau!*« *Na, wenn das mal kein Ergreifen von Initiative ist! Ich bin echt stolz auf diesen jungen verliebten Mann und wünsche ihm, dass er bald auch mal erleben darf, wie hoch man fliegen kann, wenn die Gefühle erwidert werden.*

Jonas wird immer aktiver. Schreibt unzählige Liebesbriefe, die er ihr über andere Jugendliche zukommen lässt. Maja verhält sich eindeutig: Sie ist immer sehr nett und freundlich zu Jonas, geht aber nicht auf sein Werben ein. Jonas ist zunehmend geknickter. Versteht nicht, warum Maja seine Liebe nicht erwidert, versucht es abermals mit neuen Briefen.

Ich weiß nicht, ob die beiden sich jemals zu zweit darüber unterhalten haben, aber ich weiß von unzähligen Gesprächen, die Jonas mit den Mitarbeitern geführt hat, weil er dringend Rat in dieser Angelegenheit brauchte. Auch mich hat er mehrfach um Hilfe gebeten.

Oktober 2009
Jonas (17) hat wieder mal Liebeskummer. »*Mama, soll machen?*«, *fragt er mich.*

»*Oh, Jonas, das ist wirklich nicht leicht … Weißt du, manchmal ist es einfach so, dass man jemanden ganz doll mag, der einen vielleicht auch nett findet, aber eben keine Beziehung haben will.*«

»*Und Maja?*«

»*Na ja, ich denke, sie mag dich auch gern, aber eben mehr als Kumpel. Ich glaub aber nicht, dass sie mit dir ein Paar sein will.*«

»*Mama, du kanns nich wisse!*«, *empört sich Jonas, der diese Möglichkeit nicht wahrhaben will.*

»Nein, ich kann es nicht wissen, da hast du recht. Aber ich nehme es an, weil sie bisher nicht auf deine Briefe reagiert hat.«
»Vleicht mach sie noch!?«, hofft Jonas.
Ich seufze, will meinem Sohn natürlich nicht den dünnen Strohhalm wegnehmen, an den er sich klammert. »Hmm, meinst du?«
»Ja, Maja liebs mir und basta jetzt!« Ende der Diskussion.

So oder so ähnlich verliefen unzählige Gespräche zwischen uns. Auch seine Schwestern, mit denen er gern über seine Herzenssorgen redet, versuchten ihm schonend beizubringen, dass Maja wohl eindeutig kein Interesse an ihm habe. Sogar die Männergespräche blieben fruchtlos. Jonas hielt weiter an seiner Liebe fest, treu und unerschütterlich.

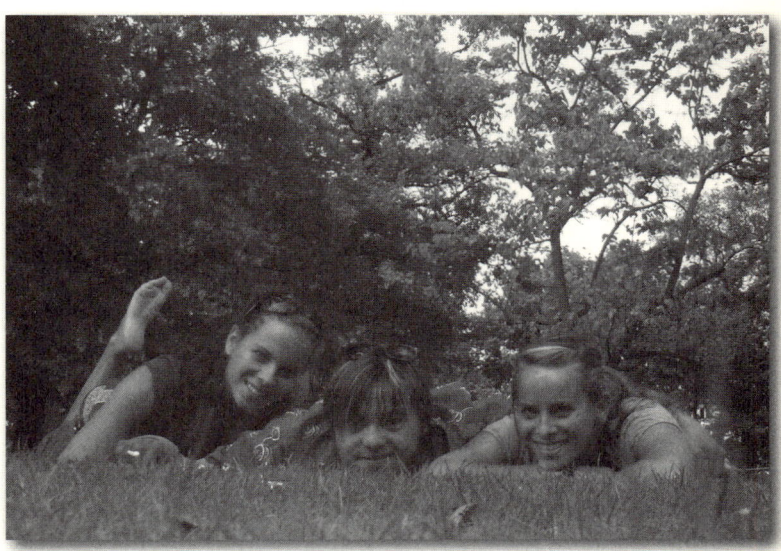

Elli und Maren: beste Ratgeberinnen bei Alltagssorgen

Sommerurlaub 2010
Ich fahre mit Jonas (17) durch romantische Dörfchen auf der französischen Halbinsel Ile d'Oléron, auf der wir Urlaub machen. Hier und da muss ich anhalten und die schnuckeligen Häuschen

fotografieren. »*Oh, so schön hier!*«, *schwärmt auch mein Sohn.*
Er setzt sich die Sonnenbrille auf, verschränkt die Arme hinterm
Kopf, lehnt sich zurück und träumt laut vor sich hin: »*Diese Haus*
ich wohne mit Maja und Babys drin!«

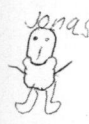

Tema Lieben
Ich Bin disem Gute Laune Und dann bin Ich verlibt dann Haben Ich
mit dem Maja
Verlibt Und Macht Maja tössen wir haben 6Jaren im verlibt Wichtig
für Jonas Und Maja
Wir Hatte Poplemmen mit Maja Und mit Doro Ich Habe Agnst Und
andren Deken Ich bin
verügt die habe auslachen aber Maja hatte aine gute Meschen Ich
helfen dir Jonas Wiglich
Ja Jonas Ich Liebe dich Danke Maja Und Doro

Ich übersetze frei, was Jonas hier getippt hat:

Zum Thema Liebe
Ich bin bei diesem Thema guter Dinge. Ich habe mich in Maja
verliebt. Sie hat mich mal getröstet, als ich traurig war, seit sechs
(eigentlich: drei!) Jahren bin ich jetzt in sie verliebt. Das ist wichtig für mich und Maja. Ich hatte Probleme mit Maja (weil sie meine
Liebe nicht erwiderte) und mit Mama (weil sie denkt, dass es mit
Maja nichts wird). Ich habe Angst, dass andere denken, ich sei verrückt, die haben mich ausgelacht. Aber Maja ist ein guter Mensch.
Sie sagte: »Ich helfe dir, Jonas.« Wirklich! »Ja, Jonas, ich liebe
dich!«
Danke Maja und Doro

Wirklich schlau bin ich daraus auch nicht geworden, v. a. nicht
aus dem Schluss. Ich glaube, er wünscht sich sehr, das Maja diese Worte aussprechen würde. Und mir dankt er vielleicht dafür,
dass ich ihm helfe, seine Gefühle immer wieder neu zu sortieren.
Hoffnungen mache ich ihm bezüglich Maja jedenfalls definitiv
keine. Im Gegenteil:

Mai 2010

Jonas erzählt, er habe Maja an der Bushaltestelle getroffen.
»Und? Was war?«, hake ich nach.
«Nix!«, meint Jonas sichtlich enttäuscht. Kein Lächeln, kein Winken, kein Gruß – einfach nichts.
»Mama, du rech! Muss andere Mädchen suchen!«
»Ja, das glaube ich auch! Du musst dir ein anderes Mädchen suchen, in das du dich verlieben kannst.«
»Nö, will nich valiebn nich! Nie mehr!«
»Na ja, du hast ja auch noch Zeit! Jetzt bist du ja erst siebzehn. Sicher lernst du später ein nettes Mädchen kennen, vielleicht, wenn du mit dem Arbeiten beginnst oder wenn du ausgezogen bist.«
»Nein Mama, meine Herz is tauhich. Will Maja ham!«
»Ja, Jonas, das habe ich längst kapiert. Aber ich glaube, dass das nichts mehr wird mit euch beiden.«
»Dann machen?«
»Abwarten! Irgendwann lernst du ein anderes nettes Mädchen kennen. Und vielleicht hast du Glück und sie verliebt sich auch in dich! Es geht ja nur, wenn beide verliebt sind!«
»Ja, Mama, du recht. Aba is doof, andere Mädchen. Lieber Maja haben!« ...

Eine unerwiderte Liebe muss schrecklich sein. Jonas tut mir wirklich leid.

Ich würde es ihm von ganzem Herzen wünschen, dass er seinem Herz erlaubt, in eine andere Richtung blicken zu dürfen. Weg von Maja.

Das würde diese auch sehr entlasten. Sie weiß ja um die Liebe, die Jonas in seinem Herzen trägt, und um seinen Schmerz. Sicher ist das für sie auch nicht leicht, zumal sie sich wöchentlich mindestens einmal begegnen.

Sosehr ich Jonas für seine »Treue« in dieser Sache bewundere, sosehr wünsche ich ihm aber auch, dass er loszulassen lernt. Immer mal wieder keimt neue Hoffnung in mir auf, wenn Jonas einen anderen Mädchennamen in den Mund nimmt.

Dezember 2010
Jonas (18) erzählt schwärmerisch von Diana, die er in seiner Schule kennengelernt hat.

Elli fragt interessiert nach: »*Bist du in sie verliebt?*«
»*Ja, vielleicht bisschen!*«, *meint Jonas grinsend.*
»*Ist sie hübsch?*«, *will seine Schwester wissen.*
»*O ja!*«, *kommt es prompt zurück.*
»*Wie sieht sie denn aus?*«
»*Hübscha aus als du!*«
»*Na, danke! Sehr charmant, Bruderherz!*«
Jonas kichert.
Elli bohrt weiter: »*Und was machst du so mit Diana?*«
»*Compluta spieln!*«
»*Was? Computer spielen? In der Schule?*«
»*Ja, im Schule! Macht Spaß mit dem Diana!*«, *und dann verlässt Jonas grinsend den Raum, und mehr ist nicht an Info aus ihm herauszukriegen.*

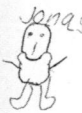

Juli 2011
Ich war in die Schule. Ich bin froh und glücklich, ich habe Freundin in die Schule: Heißt Diana und ich küss sie. Heute nicht, aber morgen! Vielleicht! Maja nicht mehr, ist abgesetzt! Jetzt ist Diana meine Freundin. Maja ist bestimmt traurig, armer Maja. Tut mir leid, Maja, aber ich küss lieber Diana. Dann küss ich sie und dann küscheln wir.

In seinem zu Hause. Wünsche ich so bei mir. Wir küssen einfach. Ich drück sie lieb. Ist lustig. Sie ist nett, hübsch und charmant und freundlich. Und sehr selbstbewusst. Und nett. Sie ist so grüne Augen und leuchten sie, sein Augen und seine Herzen strahle wie die Sonne.

Ich schreib sie Brief jetzt.

Sprachs, schnappte sich Papier und Stift und schrieb zum ersten Mal wieder mit der rechten Hand ohne Gips.

Zwar sahen seine Buchstaben noch recht zittrig und wackelig aus – doch zeigen sie seine ganze Leidenschaft!

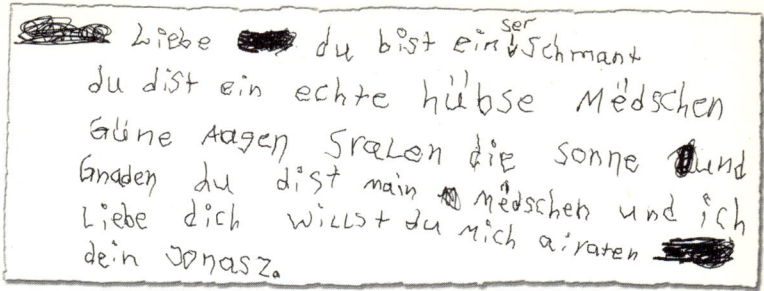

Liebe Diana, du bist ein sehr charmantes,
du bist ein echt hübsches Mädchen.
Deine grünen Augen strahlen wie die Sonne und
Gnaden. Du bist mein Mädchen und ich
liebe dich. Willst du mich heiraten, Diana?
Dein Jonas Z.

Am nächsten Tag, es war das Sommerfest der Schule, auf der
Jonas offiziell verabschiedet wurde, überreichte er Diana seine Liebespost. Maren hatte sie zusammengerollt und noch mit
Schleifchen und einem Blümchen geschmückt. Jonas war begeistert. Auf dem Fest suchte er seine Wunschpartnerin, die aber
stets nur im Doppelpack mit ihrer Freundin auftauchte. Eliane
und Maren sprachen ihrem schüchternen (!) Bruder Mut zu.
Dann beobachteten wir betont unauffällig, wie sich Jonas an
Diana heranpirschte und sie sich von Weitem schon angrinsten.
Jonas reichte ihr die Papierrolle und Diana nahm sie rot werdend
entgegen, zog sich kichernd mit ihrer Freundin zurück ins Schul-
haus. Und dann? Als es so richtig spannend wurde, passierte gar
nichts mehr. Diana ward nicht mehr gesehen und Jonas machte
auch keinerlei Anstalten, sie zu suchen. Er aß sein Schnitzelbröt-
chen, trank seine Fanta, machte eine Station beim Spieleparcours
mit, ließ sich sein Zeugnis überreichen und wollte dann wieder
heimfahren. Wir waren alle sprachlos. »Ja, und was ist jetzt mit
Diana?«, sprach Elli aus, was uns alle am meisten interessierte.
Jonas zuckte mit den Achseln, grinste: »Kei Ahnung! Wärde wi

sehn!«, und schlurfte, die Hände in den Hosentaschen, Richtung Auto.

Juli 2011
Die Schulzeit ist vorbei. Endlich Ferien! Elli, Jonas (18) und ich gehen ins Kino. Fremd fischen *hat sich Jonas gewünscht, Elli und ich lassen uns skeptisch darauf ein, schließlich spricht schon der Titel für sich. Bereits nach ein paar Minuten bestätigen sich meine Befürchtungen. Na ja, genieße ich eben das Popcorn und das Zusammensein mit meinen Kindern. Auch Elli verdreht die Augen, Jonas aber scheint der Film zu gefallen. Es ist eine Liebesgeschichte, in der von Anfang an offensichtlich die Falschen zusammen sind und es den ganzen Film darum geht, ob sich die Richtigen nun doch noch kriegen. Und – wer hätte es gedacht? – sie kriegen sich tatsächlich. Ende gut, alles gut.*

Als der Film vorbei ist, bleibt Jonas noch lange im Sessel sitzen.
»Oh, schöööne Film, Mama!«

Elli und ich kündigen einen Toilettengang an. »Jonas, wir treffen uns dann draußen, okay!?«

Zehn Minuten später stehen Eliane und ich vor dem Kino. »Jonas ist wohl auch noch aufs Klo gegangen.« Jedenfalls ist er nicht hier. Wir warten. Und warten. Und warten. Nach fünfzehn Minuten frage ich den Mann an der Kasse, ob ich noch mal reindürfe, mein Sohn käme nicht raus. Ich rufe ins Männerklo, bekomme keine Antwort.

»Mensch, der veräppelt uns doch wieder!«, meint Elli.

»Ja, du hast wahrscheinlich recht. Letztes Mal, als ich mit ihm im Kino war, hab ich auch ewig vor dem Klo auf ihn gewartet, hab ihn dann in der Tiefgarage gesucht, dachte, wir hätten uns irgendwie verpasst. Dabei saß er immer noch auf dem Klo und hat in aller Ruhe das komplette Kinoheft gelesen!« Elli hat auch so eine ähnliche Story auf Lager, und überhaupt gibt es da noch etliche, wie uns mal wieder auffällt. Wir ärgern uns über Bruder und Sohn.

»Ich wette mit dir, der hockt noch auf dem Klo, liest und hat einfach keine Antwort gegeben.« Inzwischen stehen wir schon seit zwanzig Minuten draußen. Da sehen wir unsere Bahn abfah-

ren. »Na toll, die nächste kommt erst in fünfundzwanzig Minuten!«, seufzt Elli.

Ich gehe noch mal zur Kasse, erkläre die Situation. »Könnten Sie vielleicht bitte mal auf der Männertoilette nachschauen lassen?«, frage ich den Kassierer. Der Mann ruft seinen Kollegen. Ich kenne ihn, er ist der nette Herr, der meistens hier an der Kasse sitzt und den Jonas als seinen »Feund« bezeichnet.

Noch einmal erzähle ich, was los ist, werde aber schnell unterbrochen: »Sie suchen Ihren Sohn? Der ist schon vor einer ganzen Weile rübergelaufen zur Bahn! Ich hab mich noch gewundert, dass er so schnell geht, normalerweise halten wir noch ein Schwätzchen. Aber heute hat er mir nur flüchtig zugewunken und ist dann gleich verschwunden.«

Das gibt es doch nicht! Der Kerl ist einfach schon heimgefahren und lässt uns hier stehen. Ohne ein Wort. Jetzt bin ich richtig sauer. Auch Elli ärgert sich. Ich hake mich bei meiner Tochter unter. »Komm, wir laufen zur nächsten Haltestelle, ich kann jetzt hier nicht mehr einfach nur so rumstehen und auf die Bahn warten.«

Unterwegs machen wir unserem Ärger Luft. »Nicht nur, dass er uns hier stehen gelassen hat. Ich wollte ja schon gar nicht in den Film ja, noch nicht mal mit ins Kino. Wollte ja eigentlich heute Nachmittag am PC arbeiten. Dann hat er mich überredet, mitzugehen, und nun das!« Ich seufze laut.

»Mama, das dürfen wir ihm aber nicht einfach so durchgehen lassen!«, meint Elli.

»Was schlägst du vor?«, frage ich meine Große.

»Ha, zumindest, dass du mit ihm schimpfst. Und er braucht mich in nächster Zeit auch gar nicht zu fragen, ob ich mit ihm ins Kino gehe!«

Da fällt mir plötzlich ein, dass wir ja mit dem Auto bis ins Nachbardorf zur Bahnhaltestelle gefahren sind. »Meinst du, er wartet am Auto?«

»Nein, Mama, das glaub ich nicht! Sicher sitzt er schon lang zu Hause und spielt Computer.«

»Also, wenn er am Auto auf uns wartet, dann lass ich ihn eiskalt stehen. Soll er doch selbst merken, wie das ist, wenn man

stehen gelassen wird. Er kann dann mit dem nächsten Bus heimfahren!«

Der Gedanke beflügelt mich tatsächlich etwas. Rache ist
irgendwie doch süß. »Komm, Elli, da vorn ist eine Eisdiele, wir
gönnen uns jetzt noch was Schönes!«

Als wir eine Stunde später dann endlich aus der Bahn steigen,
sehen wir von Weitem schon, dass Jonas vor unserem Auto auf
dem Boden sitzt. »Mama, tatsächlich. Du hattest recht: Er hat
auf uns gewartet! Was ist, lässt du ihn jetzt hocken?«

»Nein, das bringe ich ja doch nicht übers Herz.«

»Ich wusste es!« Elli grinst mich an. Auch ihr Ärger ist inzwischen fast ganz verflogen. Dennoch, als wir in Jonas' Hörweite
sind, schimpfen wir gehörig mit ihm. Nach unserer doppelten
Abfuhr, die er jetzt einfach über sich ergehen lassen musste, frage
ich, wieso er denn eigentlich so schnell gegangen sei, ohne uns
etwas zu sagen.

»Mama, gegen (wegen) Film. Gegen Liebekumma! Du weiß
doch, Maja! Will diese Mädchen ham, aba sie will nich mir Feundin sein.«

Da steht dieses Häufchen Elend vor uns, nun sehe ich auch
deutlich, dass er geweint haben muss, hat nun über eine Stunde
auf dem Boden sitzend auf uns gewartet, hat sich den Film sehr
zu Herzen genommen beziehungsweise haben die Bilder ihm seine
innere Not vor Augen geführt. Ja, eine unerwiderte Liebe, das ist
wirklich schrecklich.

Aller Restärger ist verflogen, ich könnte grad mitheulen, nehme Jonas in den Arm. Schäme mich meiner Wut und Rachegedan-
ken. Auch Elli ist betroffen. Auf der Heimfahrt erklären wir ihm
dennoch erneut, diesmal jedoch deutlich sanfter, warum wir sein
Abhauen nicht in Ordnung fanden. Jonas sieht sein Fehlverhalten
ein, entschuldigt sich bei uns und verspricht. »Mach nie wieda!«
We will see…

Als ich diese Zeilen schreibe, kommt mir das Gespräch mit Jonas
wieder in den Sinn, das wir vor ein paar Tagen führten. Jonas hatte wieder einen seiner berühmten »Liebesanfälle« und klammerte

sich beim Spülmaschineausräumen an mich. »Oh, mein liebste Mama, küschel dich so gern! Komm, schmuse mich!«

Ich nahm meinen großen Kerl in den Arm, und als Jonas anfing, zu summen und sich im Takt mit mir zu wiegen, musste ich lachen: »Ach, Joni, du brauchst echt eine Freundin, der du all deine Liebe schenken kannst!«

»Schenk ich dir, Mama!«

»Ja, das ist schön!«

»Kanns mich heihate, du wills!«

»Jonas, das hatten wir doch schon hundert Mal: Ich bin deine Mutter und kann dich nicht heiraten. Außerdem habe ich schon einen Mann!«

Jonas lacht.

»Ja, ich weiß: Papa Wolfgang!«

»Und außerdem bin ich doch auch viel zu alt für dich! Du musst dir eine junge Frau suchen, eine in deinem Alter.«

»Okay, Mama, mach ich, ich Wäkstatt bin!«

Na, das ist doch mal ein Wort!

3. »Immer los bei mir!«

Höhen und Tiefen

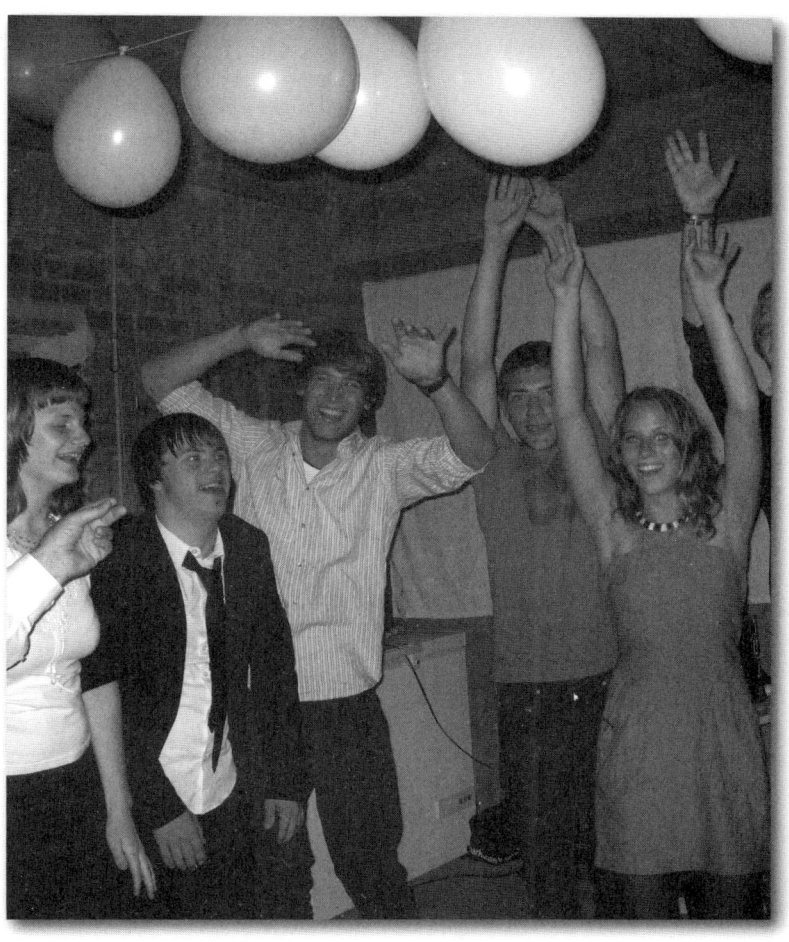

»Mach mit unsre Party!«

Diverse Feierlichkeiten

Fete machen, da ist Jonas sofort dabei. Er feiert für sein Leben gern: Mit netten Menschen in bester Stimmung zusammen zu sein, bei guter Musik und tollem Essen, was könnte es Schöneres geben?

Selbstverständlich ist sein eigener Geburtstag deshalb auch jedes Mal ein ganz besonderes Highlight des Jahres.

September 2010
Jonas wünscht sich »Disco, Pizza stellen und Binonade!« Also feiern wir mit Familie und einigen Jugendlichen und Junggebliebenen im Keller der Gemeinde mit Tanzen, Spielen, Limbo-Tanz-Wettbewerb, Bionade und angelieferter Pizza. Hier seine selbst getippte Einladung, bei der er mich nur um ein klitzekleines bisschen Hilfestellung bat bei den Namen der Gäste und den näheren Infos.

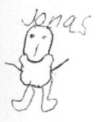

Liebe Sabine, Michi, Lene, Tabi, Larissa, Anne, Jannik, Chris, Miri, Ann, Steffen, Maja, Emmi, Lenni, Felix, Damaris, Bea, Reiner, Laura, Ingrid, Andreas, Marco, Justin, Maren, Elli, Mami und Papi!
Hello ich laden Dich meine 17. Gebustag ein und ganzen Leute mit anderen Feiern. Am Donnerstag, 24. September um 18.00 uhr im der Deeper-Lounch in der FeG.
Es gibt essen Und hoktails, Diskotanzen & nette leute.
Bitte melden, op ihr gommen gommt
Ich Freude mich meine Geburtstag und Ganzen ville Feier Herzen Wllkommen meine Geburtstags
Euer Freund Jonas Zachmann

Am nächsten Morgen fasst Jonas das Fest tippend zusammen.

Wir Habe in Gemeide gefiert Ers wir haben wir Pizza gessen dann hab wi Libo Tanzen Schnur dunten duch SieLaura hatte mir Grose Pakat mit dem Gefülle unser Herze pastel Dann Leute Spil mach so sitze Baine ImKreis sitzen mussen Und Knote macht veile Leute vahede mussraus kommen Ist lustig Ich habe tanzen ander auch Pizza smecks lecker und hab ich HocKtais trinken und Bionade ich liebe dem Schööööne Fes

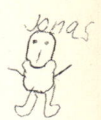

Ich übersetze frei:
Wir haben in der Gemeinde gefeiert. Erst haben wir Pizza gegessen, dann haben wir Limbo getanzt. Man muss dabei unter einer Schnur durchtanzen. Sie, Laura, hatte mir ein großes Plakat mit den Gefühlen unserer Herzen gebastelt. Dann haben wir Leute ein Spiel gemacht, wobei jeder im Kreis auf den Beinen seines Hintermanns sitzen muss. Und wir haben einen Knoten gemacht aus vielen Leuten, die sich verheddert haben und wieder rauskommen mussten. Ist lustig. Ich habe getanzt, andere auch. Pizza schmeckt lecker und hab ich Cocktails getrunken und Bionade, oh, ich liebe es. Schönes Fest!

Jonas hat vor ein paar Jahren begonnen, vor jedem Geburtstag und Weihnachtsfest einen oder gar mehrere Wunschzettel zu schreiben. Dabei hat er immer schon konkret im Blick, von wem er sich was wünscht. (Wir halten uns nicht grundsätzlich daran, sonst gäbe es ja keine Überraschungen mehr, aber hilfreich ist es natürlich schon.)

Ich wüsche mir

Maren:	MP3 Pler Mer als dass *(MP3-Player, auf den mehr als das Bisherige draufpasst)*
Doro:	Film HIGH SCHOOOL MUSICAL 2 und 3
Papa:	Die WiLDEN KERLE 3 4 5
Elli:	Musig HANNAH MONTANA 2 und 1 FiLM HANNAH MONTANA oder MALI *(Mily Cyrus)*

Im Jahr davor war er noch »ökonomischer« und hat die Liste der Gäste, die Einladung zum Fest und seine Geschenkewünsche gleich auf einmal zusammengefasst.

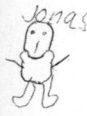 ich lade Dich zu meine 16. Geburstag ain
ich wüsche mich

Maren: Tanze übn un singe
Elli: Film flucht der Karibik 3 un sammen gugen
Doro: echte Autofahn lern
Wofgang: Farad fahn und meine freund Döner gehen
Katha: Disco gehn mich und du
Ann: Ulaub gehn mit dir allain Ulaub gehen
Steffen: Ulaub gehn mit dir allain ulaub gehen
Maja: Ulaub gehn mit dir allain ulaub gehen
Sabine: Kegeln gehn und Kino gehn
Charly: PC Spile du wais schon
Michi: Pul schwimmen unser Pul
Miri: Urlab gehn mit dir allain in Urlab gehn
Cris: Urlab gehn mit dir allain in Urlab gehn
Lene: hoktails machen meine Fest
Tabi: hoktails machen meine Fest
Jannik: minigof spilen und Döner essen meine Feund Döner
Laura: singe und gitare spile du daff mitt spilen tromel

Und dann folgt *das* Ereignis schlechthin: sein achtzehnter Geburtstag, auf den er schon so lange gedanklich hinlebt. Natürlich machen wir wieder ein schönes Fest. Diesmal wünscht sich Jonas alles im American Style, ganz wie bei seinen Helden im *Highschool-Musical*.

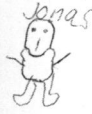 Hallo Alle!
Willkomen zu Mir.
Ich wollte euch eiladen meine Fest und
am nächste Freitag, 24. September um 19.00 Uhr
mit mir meine 18. Geburtstag feiern meine zuhause.

Ich werd äwaxen!
Es gibt leckres essen und Trinken und Fest.
Ich wollte gern für euch alle stimmug haben und gibt risespaß und alle tanzen.
Wie im high-Scoolmusical, meine liebslingserie.
Bitte schönes anzihen.
Ich hoffe euch kommen und zusam spaß haben.
Niemand soll traurig sein von euch, alle lachen.
Bitte bescheid geben, ob ihr zeit hast und danke das wars.
Euer Jonas

September 2010
Jonas darf sich zur Feier seines achtzehnten Geburtstags seinen ersten Anzug kaufen. Katharina und ich machen uns mit ihm in die Stadt auf. Jonas ist voll dabei, und als wir bereits im ersten Kleidergeschäft fündig geworden sind, stolziert er mit dem schicken Teil den Gang vor dem Spiegel immer wieder rauf und runter und ruft mehrmals stolz: »Mannomann, seh ich gut aus!«

18. Geburtstag:
Wir haben grooooooßen Fest gemacht unserer Garage. Alle Gäste kommen. Luftballons aufgehängt, von große Bild von Troy Bolton und sein Freunde von *Highschool-Musical*. War unser Motto. Gibt leckeres Essen: Hamburger und Hotdogs und Cocktails, ich und Maren zusammen gemacht und anderen gegeben hat. Wir waren zwei Gruppen zum Spiele machen Gruppe geteilt, Gruppe eins und Gruppe zwei, dann wir Rollen spielen. Theater von der *Highschool-Musical* spielen. Ich überlegen, wer gewinnt. Ich war Jury mit Maren. Gruppe eins hat angefangen vorkommen, Rollen gespielt, war sehr lustig, musste spiele wie im echte Film. Dann Gruppe zwei dran und dann auch selbe wie die, aber andere Rollen spielt. Also ist schwer, überlegen, wer gewinnen hätte. Was sag ich, wer gewonnen hat? Sag ich: Gruppe eins hat leider gewonnen! Alle lachen, war lustig. Gruppe zwei war traurig.

Laura mir geschenkt hatte ein Puzzle von dem Troy Bolton, abgemacht hatte, mit Laura zusammen machen. Muss noch machen mit Laura puzzeln. Hab Tasse gekriegt mit Süßigkeit und steht 18 drauf.

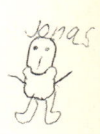

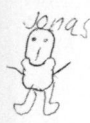

Hab DVD und Bücher geschenkt hat und Kino-Karte und Geld. Und Katharina schenkt mir Disco-Gutschein zu gehen. Richtige Disco. Aber noch nicht gemacht, muss noch machen. Freu mich, Disco zu gehen! Und hab Tüte gekriegt mit Flasche drin, echte Alkohol, darf ich trinken jetzt. War Apfelwein, war lecker. Papa auch getrunken, aber mag er gar nicht. Dann Party gemacht mit tanzen, tanzen, tanzen und gelacht, gelacht, gelacht. Quatsch gemacht mit Papa getanzt, so lustig. Und Katharina und Elli haben mein Bild geküsst von *Highschool-Musical*. Wir haben Discomusik mit echte Discolicht und suche euch Paare und dann tanzen können. Und alle zusammen getanzt, und mal Paare. Und später mit Hut getanzt: immer anderen Kopf gegeben und letzte Hut hat, Musik ausgeht, hatte er verloren. Und Jonas und Johanna und Michi heimgefahren mit Auto, Mama und ich späte Nacht. Mein Fuß war kaputt von tanzen. Aber war schööööö-ne Fest! Jetzt bin ich erwachsen und länger aufbleiben darf ich und selbst entscheiden, wann Bett zu gehen. Du nichts zu sagen, Mama, juchuh! Und kann Film gucken meine Zimmer, zwei oder drei oder vier.

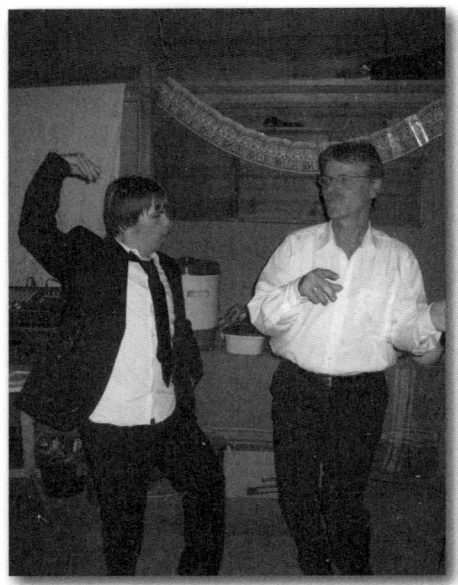

Mit Papa Blödsinn machen

Ein halbes Jahr später gibt es einen weiteren außergewöhnlichen Tag, der Jonas beschäftigt:

27. März 2011
Landtagswahlen in Baden-Württemberg: historischer Tag, denn
alle Zachis (außer Katharina, die ja ihren ersten Wohnsitz nicht
mehr bei uns hat) gehen zusammen aufs Rathaus zum Wählen.
Damit wir auch wirklich als Gesamtfamilie gehen, hat Jonas für
Maren und Eliane noch eine Botschaft (Regieanweisung) hinter-
lassen, weil sie heute ausschlafen und nicht mit in den Gottes-
dienst gehen wollen.

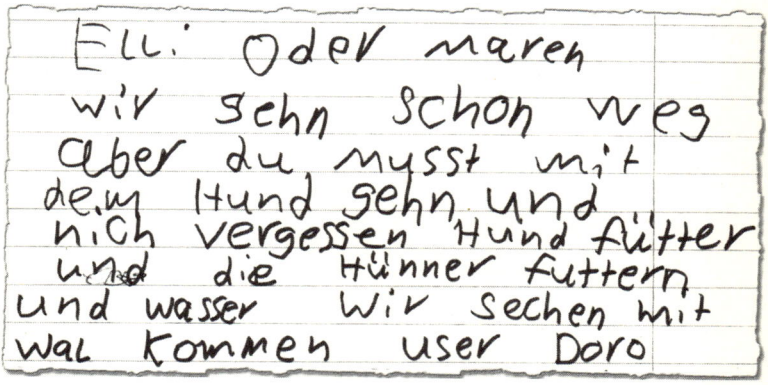

Elli oder Maren,
wir gehen schon weg
aber du musst mit dem Hund gehen und
nicht vergessen: Hund füttern
und die Hühner füttern
und Wasser bringen. Wir sehen uns dann später,
wenn alle mit zur Wahl kommen:
unsere Doro, Wolfgang und Jonas Z.,
also die ganze Familie.
P.S: Maren, du hast mir versprochen
mit Jannik ein Wii-Spiel[3] zu spielen.
Danke

*Jonas ist ganz aufgeregt, es ist seine erste Wahl. Die Tage zuvor
besprechen wir mit ihm, wie das alles funktioniert. Ich zeige ihm
einen Musterwahlschein.*

»*Wow, soviel Keuze machen!*«
»*Nein, du darfst nur ein Kreuzchen machen!*«
»*Wo?*«
»*Na ja, das darfst du selbst bestimmen.*« *Wir erklären die
einzelnen Parteien und deren Programm, so gut es uns gelingt.
Anschließend schwirrt nicht nur Jonas der Kopf.* »*Pass auf, wir
machen es so: Ich zeig dir zwei Parteien, von denen du eine aussuchen kannst. Das sind Parteien, die wir ganz gut finden. Und
dann zeige ich dir noch, wo du auf keinen Fall dein Kreuzchen
machen solltest, weil diese Parteien in unseren Augen blöde Sachen machen wollen und gerade auch Menschen mit Behinderungen nicht helfen.*«
Was Jonas dann letztlich angekreuzt hat, wissen wir nicht.
»*Heimnis, Mama! Mei Sache!*« *Na ja, er hat ja recht…*

Natürlich hatten wir Zachis in den letzten Jahren auch noch viele
andere Feier-Gründe außer den Geburtstagen unseres Jüngsten.
Jonas konnte es früher kaum ertragen, wenn er bei irgendwelchen Feierlichkeiten mal nicht im Vordergrund stand. Das war
oft nervig und anstrengend. Aber das hat sich inzwischen deutlich
entspannt. Inzwischen kann Jonas auch einfach mal nur dabeisit-
zen und von »der zweiten Reihe aus« das Fest genießen. Meistens
jedenfalls.

Juni 2009

Wir geben eine Überraschungs-»*Welcome-back*«*-Party für Maren
und Eliane, die ja gerade erst von ihrem Amerika-Jahr zurückgekommen sind. Hinter ihrem Rücken habe ich viele Freunde eingeladen und alles geplant. Wolfgang, der ja noch im Krankenhaus
liegt, besteht darauf, dass wir ohne ihn feiern sollen. Es wird ein
schönes Fest: Katharina entführt ihre Schwestern zusammen mit
Tabi, Larissa und Anne im Auto. Die Zwillinge bekommen die*

Augen verbunden, Katha fährt kreuz und quer durch die Gegend, biegt am Schluss wieder in unsere Einfahrt ein.

Im Hof ist alles aufgebaut: Tischgarnituren, Büfett, Getränke, Amerika-Deko, Pavillon. Und das Beste: alle Gäste sind inzwischen da, bilden im Hof einen großen Kreis, sind mucksmäuschenstill. Die Mädchen steigen aus, kichern um die Wette. Maren und Elli raten, wo sie sein könnten, denken immer noch in die falsche Richtung: »Gehen wir ins Theater?« – »Oder zu einem Konzert?«

Sie werden, immer noch blind, in den Hof geführt. Als sie mitten in unserem Kreis stehen, dürfen sie die Tücher abnehmen – und erschrecken sich, weichen zurück. Ein regelrechter Menschenauflauf. Und lauter bekannte, aber lang nicht mehr gesehene Gesichter! Großes Hallo und Gelächter, die Umarmungen nehmen kein Ende. Die Überraschung ist geglückt! Als dann auch noch das Essen geliefert wird, kann das Feiern so richtig beginnen. Ich habe mir noch zwei Programmpunkte ausgedacht, entscheide aber im Verlauf des Abends, sie wegzulassen, weil die Stimmung auch so schon gut ist und sich eher ein gemütliches Zusammensein entwickelt hat. Maren und Elli erzählen viele Geschichten aus ihren so unterschiedlichen Amerika-Abenteuern; es ist einfach schön, ihnen zuzuhören.

Jonas wird es aber dann irgendwann zu langweilig. Er geht in die Wohnung und kommt mit zwei Utensilien aus seinem Zimmer zurück: seiner Gitarre und dem Bibel-Quiz. Die nächste Viertelstunde müssen wir uns fromme Lieder anhören und Fragen rund um Jesus beantworten. Das ist sein Beitrag zum Fest (wenn auch nicht ganz so passend zum Thema, obwohl Gott ja eigentlich immer passt!). Schade nur, dass Jonas nicht so recht ein Gespür dafür hat, wann es wieder gut ist aufzuhören. Außerdem muss mein Sohn auch noch lernen, nicht immer im Mittelpunkt stehen zu können. Dies ist ein Fest für seine Schwestern. Als ich ihn stoppe, ist er echt sauer mit mir und zieht beleidigt ab nach oben in sein Zimmer. Von der Treppe aus ruft er noch mal runter: »Oh, Mama, du soooo doooof!«

»Will Ulaub gehen!«

Besondere Auszeiten des Jahres

Jonas liebt Urlaube. Es soll ja Menschen geben, die einfach nicht entspannen können beziehungsweise sich keine Ruhezeiten von der Arbeit gönnen. Das könnte Jonas nicht passieren! Er würde nie zum Workaholic werden und versteht es außerordentlich gut, seine Bedürfnisse zu erkennen und für deren Befriedigung zu sorgen. Gesunde Psychohygiene.

Entgegen der verallgemeinernden Aussage, Menschen mit Down-Syndrom scheuten das Unbekannte, geht Jonas unerschrocken, mutig und sogar freudig auf jede neue Herausforderung zu, sucht geradezu das Abenteuer. Und wo könnte man dies besser erleben als auf jugendgemäßen Freizeiten?

Vier Jahre in Folge hat Jonas mindestens eine Woche im Jahr begeistert im Fußballcamp bei Altensteig zugebracht. Sobald der neue Prospekt per Post kam, musste ich ihn wieder anmelden.

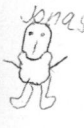

Ich war Fußballcamp. Ich hab gespielt, war Mannschaft VfB Stuttgart, unserer Team! Haben wir Training jeden Tag, drin Halle oder Rasen, wenn kein Regen nicht. Ist cool, Jungs Fußball, hab ich Tor gemacht, zwei Mal. Und hab ich joggen, echt fitter Jonas bin.

Die Begeisterung für Fußball ist nun aber seit zwei Jahren bei Jonas ganz vorbei. Was allerdings nicht aufgehört hat, ist die Vorfreude auf das jährliche zweiwöchige Sommercamp unserer Gemeindejugend. Nicht nur bei Jonas.

Juli 2008
Endlich Sommer! Endlich Ferien! Endlich Freizeit!

Jonas (15) fährt zwei Wochen zur Kroatien-Freizeit. Ich weiß nicht, wer von uns beiden sich mehr darüber freut. Zwei ältere Jugendliche, mit denen sich Jonas auch gut versteht, haben sich bereit erklärt, ihn unter ihre Fittiche zu nehmen. Was konkret heißt: ihn zum Aufstehen, Duschen, Zähneputzen, Geschirrspülen etc. anzuhalten. Kein leichter Job, ich weiß. Aber sie haben sich darauf eingelassen, und vielleicht klappt es bei so coolen Jungs sogar viel besser, als wenn ihm Mama mit so Lästigkeiten ständig im Ohr liegt. Und falls alle Stricke reißen, geht ja auch diesmal noch der Herr Papa mit. Als Seelsorger und Küchenhelfer. Herzerfrischende Kombination, wie ich meine. Jedenfalls freuen sich meine beiden Männer schon sehr auf ihr gemeinsames Abenteuer und ich meinerseits schon sehr auf diese besondere Auszeit. Werde die zwei Wochen meine Mädchen ganz und gar genießen, bevor sie bald in ihr monatelanges USA-Abenteuer abfliegen. Unser Frauenprogramm klingt vielversprechend: Stadtbummel, mehrfach Open-Air-Kino mit Picknick, Cocktailbarbesuch, frühstücken gehen, Chillen und Grillen am Pool, ungestörte Frauengespräche …, ach, herrlich.

Ich geb's zu, ich bin jetzt auch wirklich ferienreif. Brauche Erholung von meinem Sohn. Und Jonas braucht jetzt auch eindeutig mehr Papa als Mama in den Teenagerjahren. Nur ist Papa eben wenig zu Hause, also muss wieder Mama ran. Außerdem merke ich, dass ich älter werde, die Kräfte schwinden und die Nerven dünner werden. Ich bin so oft abgespannt und angestrengt nach einem langen Tag mit Jonas. Nicht, weil er einen Streich nach dem anderen spielen, ständig abhauen oder nur Blödsinn machen würde (diese Zeiten sind zum Glück vorbei!), sondern weil ich ihn dauernd im Ohr habe und er nahezu ununterbrochen Aufmerksamkeit verlangt. Allein dieses permanente Auf-mich-ein-Quasseln, das zudem so kauderwelschig und genuschelt ist, dass es mich viel Mühe kostet, es überhaupt zu verstehen. Und da Jonas mir etwa jede zweite Minute eine Frage stellt, kann ich auch nicht auf »Durchzug« stellen, muss immer angestrengt lauschen, mich in ihn hineindenken und einfühlen, um den Zusammenhang zu verstehen und seine oft verquere Logik zu kapieren. Echt herausfordernd! Diesbezüglich werde ich nun also zwei Wochen Pause machen – und gerade kommt mir die Idee, den ersten Tag einfach nur Stille zu genießen. Kein Radio, kein Fernsehen, keine Verab-

redung. Zusammen mit meinem Tagebuch und einem schönen Roman abwechselnd dösend, schreibend und lesend den Tag im Liegestuhl auf der Terrasse abzuhängen. Welch genialer Gedanke!

August 2008
Heute Morgen habe ich »meine Männer« von der Kroatien-Freizeit abgeholt – beide waren braungebrannt, hundemüde und überglücklich. Zur Feier des Wiedersehens sind wir erst mal frühstücken gegangen. Während Wolfgang mich mit vielen schönen Geschichten und Anekdoten unterhielt (Piratenfest, Tanzwettbewerb, Rasierworkshop …), stellte Jonas (15) immer dieselbe Frage: »Mama, heute Tiptop kaufen?« Eigentlich war es mehr eine Aufforderung als eine Frage. Zu seinem BU-Abschluss hatte er sich ja von allen Geld gewünscht, um sich endlich ein eigenes Laptop kaufen zu können, das er sich seit zwei Jahren wünscht (ich bin auch mehr als froh, wenn er nicht länger meines malträtiert). Weil aber nach dem Fest so wenig Zeit und so viel los war, habe ich Jonas mit dem PC-Kauf auf »nach Kroatien« vertröstet, da er ja auch gleich am ersten Ferientag zur Freizeit aufgebrochen war. Ja, und heute ist er zurückgekehrt, also ist heute »nach Kroatien«. Auch, wenn die Sommerferien noch vier Wochen dauern und wir eigentlich noch genügend Zeit haben, hört Jonas nicht auf zu quengeln. »Bitte, Mama, heute Tiptop kaufen. Du mi vasproche! Nach Kroazen, un is jetz nach Kroazen!«

Er gibt nicht nach – also gehe ich mit ihm erst zur Bank, wo er seinen Schatz birgt (»Kauf mir Tiptop! Will meine Geld haben, bitte!«, wendet er sich freundlich an die Dame am Schalter), und fahre mit ihm ins Elektrogeschäft. Nebst Computer sucht sich Jonas noch eine Tasche und zwei Detektivspiele dazu aus. Mit einem überglücklichen Kind, das die ganze Heimfahrt zärtlich über den Karton streichelt (»Nein, Mama, nich Koffehaum! Will Schoß habe!«), kehre ich nach Hause zurück. Zwei Stunden später, als ich das Ding endlich installiert und zum Laufen gebracht habe, fällt mir ein zutiefst freudig erregt dankbarer junger Mann um den Hals. »Danke, Mama, danke! Ändlich mei Tiptop ich hab. Ändlich ich spiele kann. Ändlich ich Glück! Danke, mei Mama!«

190

Man könnte grad meinen, ich hätte das arme Kind aus einem hundertjährigen Schlaf der Langeweile aufgeweckt. Ich ahne, wie sich Jonas die nächsten vier Ferienwochen vorstellt.

Unsere Gemeinde hat ihren Jugendlichen echt was zu bieten: Im Sommer 2009 waren sie in Schweden – die erste Woche paddelnd in Kanus, die zweite im Zeltlager. Diesmal (und alle folgenden Camps) hat Sabine Jonas betreut. Maren und Eliane waren auch mit dabei und das hat ihnen geholfen, sich schnell wieder in die Gemeinschaft hineinzufinden nach dem USA-Jahr. 2010 war die Jugendgruppe an der Ostsee, und dieses Jahr ging die Reise nach Holland. Wieder waren die vierzehn Tage in zwei unterschiedliche Programme geteilt: eine Woche auf dem Segelboot, eine Woche im Zeltlager. Dass Jonas' Glück zu einem Großteil von den Kochkünsten der Mitarbeiter bzw. dem Speiseplan abhängt, dürfte inzwischen deutlich geworden sein.

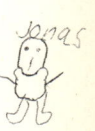

Ich war im Camp und Spaß gemacht mit dem Schiff zu fahren. Boot 1 war ich. Wir haben im Boot gefahren und wir haben viel gesungen. In der Kleingruppe haben wir gebabbelt unser Gefühl über Josef Geschichte. Ankommen war und dann Zelt angucken, wer schläft bei Jungs oder Mädchen. Und dann haben wir gegessen erst mal Frühstück: Es gibt Wurst und Käse und Brot und Marmelade. Abends gibt es Warmes: Suppe und gibt noch Maultaschen mit Eier gebraten.Und wir haben noch mit Jungs gespielt – ich darf nicht wegen meiner Hand kaputt – mit zupacken, so kämpfe. Ich mag nicht kämpfe. Ein Unfall passiert: Damaris war Augenprobleme, weil Schlamm drin Auge. Muss sie Krankenhaus, weil Auge spülen muss sie. Sabine mitkommt. Ein Pflaster auf Auge, ein Auge nicht Pflaster. Dann besser geworden war, Auge ausspülen und dann guckt sie wieder. Gut so! Glück habt und Gott macht sie gesund. Sonst wir haben so gechillt alle und mit der Kleingruppe zusammen unterhalten und Lobpreis gemacht und gesungen und Spaß gemacht. Echt lustig, im Camp zu sein. Wir haben auch Fest gemacht: Hawaiifest. Schick anzuziehen mit Krawatte dazu oder Hemdchen oder Kleid und dann haben wir Spiele gemacht.

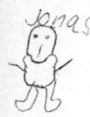

Wir haben gesungen und aber nichts gegessen. Nur tanzen und Party mit Hawaii-Tanz und Cocktails geschlürft, ist alles Mögliche und Kokos drin. War so lecker, aber hab nur eins getrunken.

Ich und Sabine, wir haben was kaufen in Stadt, was zu trinken für mich, sonst nichts. Aber war nur französisch, äh, holländisch. Ich wollten gern DVD kaufen, aber ist zu teuer und nicht meine Sprache verstehen. Ist blöd, weil keine Deutsch ist. Einmal, zweimal haben wir Ausflug gemacht in Stadt. Wir haben nur gucken, was alles gibt und was getrunken.

Eklig war Matsch zu durchlaufen. Immer regnet, alles Matsch und Schlamm. Voll krass! Wir haben Holzbrett gebaut, durchlaufen kann. Igitt, alles Matsch. Mein weiße Schuhe war dreckig gewesen, weil draufgelatscht bin Schlamm. Mama, du musst waschen! Igitt, ist alle dreckig mein Kleider.

Hinfahren Camp erst mal Bus gefahren, dann Boot gefahren einer Woche. Dann wieder Bus gefahren zu dem Zelten und dann wieder Bus gefahren zu Hause. Acht Stunden! War lang, hab gelesen und pennen. Mein Lieblingsessen ist Pizza, aber gibt kein Pizza nicht Camp nicht. Aber egal. Gibt Spaghetti mit Hackfleischsoße und vegetarische Soße für wen kein Fleisch nicht mag. Anderes Essen auch lecker. Wetter war doof, immer Regen und Schlamm, aber Camp war toll. Nächste Mal wieder mitfahren ich dabei!

Ein Ferientag zu Hause dagegen kann ganz schön lang sein. Da kann es hilfreich sein, ihn sich häppchenweise vorzunehmen und gründlich zu planen, was alles zu tun ist. Vor allem das Packen für den bevorstehenden Urlaub muss sorgsam eingeteilt werden:

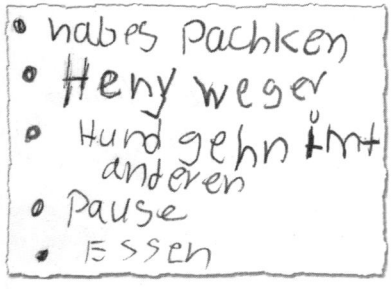

halbes Packen (die erste Hälfte hatten wir gestern schon gepackt)
Handywecker stellen (damit wir die Abfahrt in den Urlaub nicht verpassen)
mit dem Hund spazieren gehen, mit anderen zusammen
Pause machen!
Essen (nicht vergessen!)

Urlaub machen mit der Familie gehört natürlich auch zur Kategorie »Leben feiern«, worin Jonas ja unbestrittener Meister ist. Bereits erwähnter Sommerurlaub 2010 in Frankreich war ein ganz spezielles Bonbon in dieser Reihe.

Mit zehn Personen kommen wir nach abenteuerlicher Konvoi-Fahrt mit drei Autos an unserem Ziel an: ein Ferienhäuschen in Frankreich auf der Ile d'Oléron. Während wir anderen noch das Gepäck und den Proviant ausladen, ist Jonas schon dabei, sich sein Zimmer einzurichten. Er stellt Möbel um, damit er sein Laptop in Steckdosennähe anschließen kann; holt die wichtigsten und persönlichsten Sachen aus seinem Koffer (den er weitgehend selbst gepackt hat) und drapiert sie auf dem Regal über seinem Bett: Computerspiele und Filme, Bälle, Bücher. Zwischen Bad- und Laptoptasche stellt er einen ganz besonderen Schatz, über den wir alle noch herrlich ins Schmunzeln kommen werden: ein Porträtfoto von sich selbst. »Jonas, warum hast du denn das Bild mitgenommen?«, fragt ihn Oma später. »Zimma schön machen, Oma!«, erklärt mein Raumausstatter selbstbewusst.

Wir haben Spaß gemacht: Doro, Wolfgang, ich, Maren, Elli und Katharina. Wir sind Urlaub gefahren, Frankreich! Mit Tim, Felix und Jannik und Oma.

Wir war über große Brücke gefahren nach Frankreich über Wasser drüber. Zwei Gäste bei uns gekommen war, du kennst doch: Katrin und sein Freund wir getroffen haben in Frankreich. Dann wir haben nur gechillt.

Und mein Laptop mitgenommen und schöne Platz gefunden schlafen, euch auch. Hab Film geguckt und noch gespielt. Haben alle zusammen gespielt mit Enten und Frosch, war lustig, alle verkleiden und mach so Quatsch. Ich war Ente mit Maren, ich und Jannik und Katharina. Mama und Papa war Leiter, und Oma, Tim und die anderen waren Frösche, und Mama und Papa sag, wer gewinnt. Frosch hat leider verloren, wir haben gewonnen. Enten waren gewonnen.

Strand waren wir haben gechillt und gespielt, auch Fußball gespielt und Fuchs geht rum.

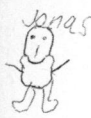

Wir haben Rad gefahren, du und ich, wir allein. Erst mal Boot gefahren mit dir zusammen auf Insel, nach dem Picknick gemacht, du und ich, dann gelaufen und gelaufen und gelaufen und dann Fahrrad gefahren du und ich.

Wir Tischtennis gespielt und haben Volleyball gespielt: ich, du, alle, außer Oma nicht. Weil sie so alt ist. Sie hat uns gekocht. Wir haben alle gekocht, ich auch, Toast Hawaii. Alle müssen helfen Küchendienst und wer Würfel verloren, darf Küchendienst machen. Papa vorgeschlagen immer spielen. Wir haben viel gespielt: Kniffel, Mäxle und wenn alle haben Bett geschlafen, ich hab meine Computer gespielt. Und wir haben Beamer dabei und alle zusammen Film geguckt in Wohnzimmer auf große Wand, *Horton hört ein Hu!*. War lustig, aber andere fanden Film doof, ich nicht, mir gefallen hat.

Wir haben Zug gefahren zum Strand oder latschen. Am Strand haben wir hingelegen, geschlafen, rumgetobt, ich hab die Wellen gekämpft und Wasser gespritzt. Hat Spaß gemacht, und geschwommen. Mama und ich haben wir große Steine gebaut, ich hab breit und du hast hohen Turm gebaut. Und dann kommt die Welle und alles kaputt gemacht, arme Steine! Jannik und ich Hemd gekauft, eine schöne Hemdchen für mich. Katha und sein Felix haben Muscheln gekocht, das war lecker mit Tomatensoße und Baguette dazu. War beste! Will öfter haben!

Papa muss früher heim, weil er muss arbeiten. Wir waren noch Frankreich geblieben. Und ich bin Tim und Elli nach Frankreich gefahren und zurück war ich Felix und Katha im Auto zu unser daheim. Das ist alles! Ende fertig.

Im Frühjahr haben Wolfgang, Jonas und ich aus der Not eine Tugend gemacht: Weil unsere Töchter die Faschingsferien zum intensiven Lernen fürs Abitur nutzen wollten, haben wir uns kurzerhand aus dem Staub gemacht und sind für fünf Tage in die Eifel gefahren. Auf der Hinfahrt, gleich zu Beginn auf der Autobahn, passierte unmittelbar vor uns ein Unfall, der uns noch Tage später beschäftigte.

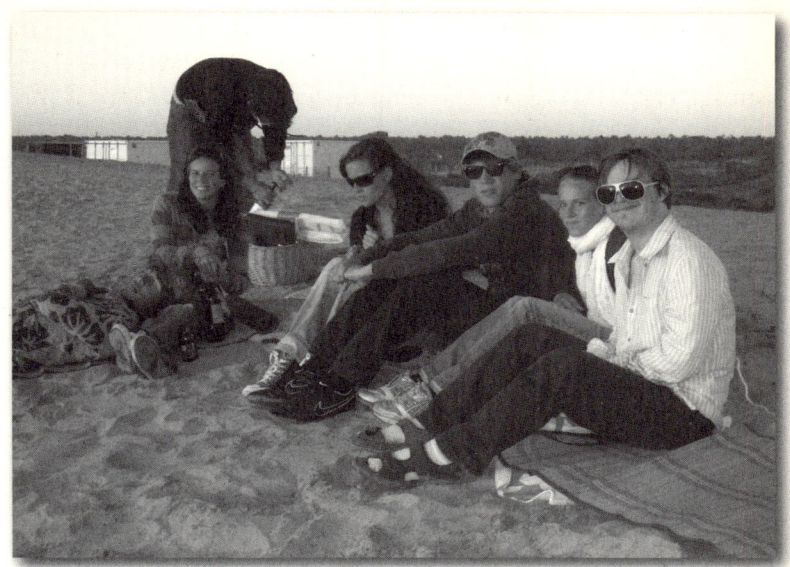

»Die Jugend« am Strand

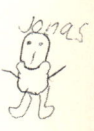

Wir fahren erst in dem Auto in der Autobahn. Und Unfall gesehen haben und erst mal helfen. Zwei Auto, einer nicht aufpasst und hat gebremst und dann geknallt. Und ist Feuer gekommen von dem Motor. Und Papa hat Mann rauszogen Auto, oh, war schlimm, hat geblutet! Seine Frau ganz aufgeregt und Baby geweint. Frau auch Aua: hatte Schmerzen. Mein Mama hat Baby getröstet. Dann kommt Polizei und Krankenwagen und Hubschrauber für verletzte Mann. Liegt auf dem Boden, kann nicht mehr laufen nicht. Baby und Frau kommt in Krankenwagen. Mama und ich auch in Krankenwagen. Mama halte Baby fest, Frau tut Arme weh, kann Baby nicht mehr halten nicht. Mama helft Baby ausziehen. Arzt muss untersuchen. Aber alles okay, Baby nicht verletzt nicht, weint bloß so. Hat Angst, kleine Baby, wegen schlimme Unfall passiert ist. Aber Frau ist verletzt an Arm und die Schultern. Andere Männer haben Feuer löscht. Papa hat Polizeimann geredet, alles erzählt, passiert ist. Dann sind wir weitergefahren unsere Urlaub. Wir haben alle erschrocken!

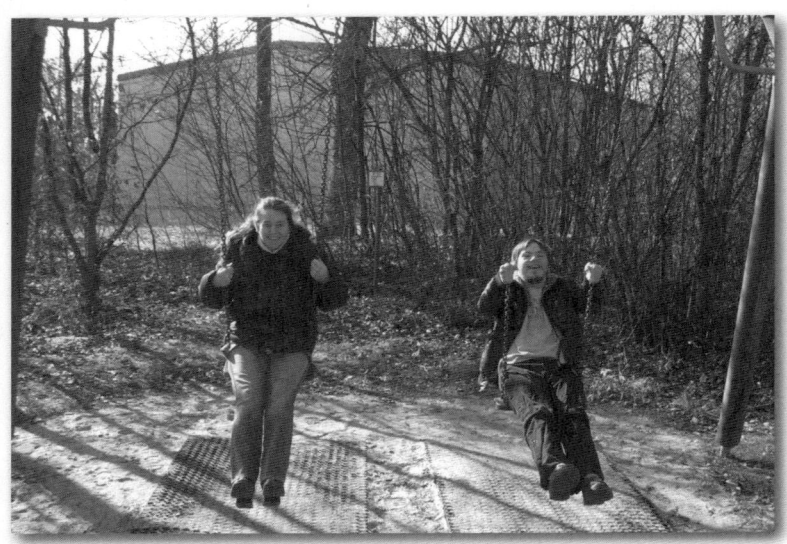

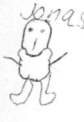

Dann ankomme: Unser Haus war klein und schön und hübsch. Ich hab meine Zimmer eingeräumt: Computer anschließt und Bücher Schrank gelegt und Kleider auch. Mama hat Kaffee gemacht, Küche eingeräumt, Papa hat Betten bezogen, Jonas hatte Spiele in Schränke reingemacht und mein Krempel aufgeräumt und gelernt: meine Quiz.

Mama kocht lecker Fisch mit Kartoffeln. Wir waren spazieren gegangen in Sonne und schaukeln mit Mama bis Himmel hoch. Und guck ich Baum durch. Dann Papa liegt auf dem Bett und pennt. Alte Penner! Mama und ich sitzen draußen Sonne, schöne Tag! Wir spielen Karten, ich gewinne. Mama verliert! Mama muss arbeiten mit Tiptop, ich auch, hab mein Tiptop dabei. Schön gemütlich. Heute Abend gehn wir Bowling hin. Ich liebe Bowling! Bin gut! Treff alle Dinger! Echt gut, bin ich!

Auf der Heimfahrt diktiert mir Jonas die restliche Zusammenfassung unseres Kurzurlaubes.

Wir haben zuerst Bowling spielt. Zuerst die Mama gewonnen, dann die Papa gewonnen. Ich war die Loser *(lacht)*. Dann waren wir noch Schwimmbad gegangen und geschwommen. Ich und Mama sind auf die Rutschbahn gerutscht. Papa auch manchmal. War lustig! Wir liegen in warme Liege mit Licht gechillt. Wir haben Mittagessen gekocht: Spaghetti mit Soße und Salat, so lecker, und die Obst für Nachtisch. Dann haben wir Spaziergang machen. Papa und ich habe rempeln. Hat Spaß machen. Mama Foto machen. Immer bleibt sie stehen, so nervig! Ich war allein kaufen bei Bäcker: Lecker Brötchen, mit Schinken und Käse und Gurke drauf. Letzte Tag gepackt alles, ich hab fegen. Wir wollten losfahren, aber Auto bockt. Batterie ist leer, Papa hat Licht vergessen. Papa hat plus minus gemacht andere Auto hilft mit Kabel, war Traktor. Mann ist nett, sie helft uns.

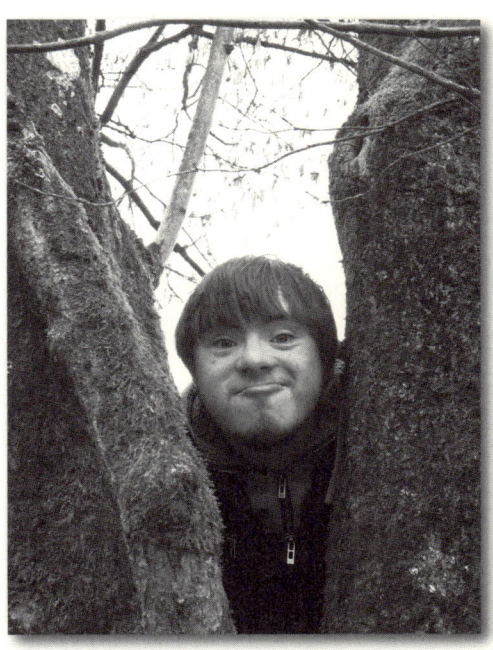

»Meine Häz kank is!«

Jonas' angeborener Herzfehler

Ein Großteil der Kinder mit Down-Syndrom kommen mit einem Herzfehler zur Welt. Jonas hatte zwei große Löcher in der Herzscheidewand und zwei undichte Herzklappen. Mit acht Monaten wurde er zum ersten Mal deswegen operiert, und seither sind die Löcher und eine der Klappen dicht. Mit vierzehn Jahren musste er die zweite Herz-OP über sich ergehen lassen (in meinem Buch *Bin Knüller!*[4] berichte ich ausführlich davon), aber leider brachte auch sie nicht das erhoffte Ergebnis. Das Thema lässt uns einfach nicht los.

Juli 2008
Nun ist Jonas' (15) zweite Herz-OP schon über ein Jahr her, und wir waren gestern wieder bei Dr. Schuster zur Nachuntersuchung. Inzwischen halte ich schon die Luft an, wenn er sich mir nach ausführlicher Untersuchung, EKG und Ultraschall zuwendet. Habe einfach die Angst, dass sich der Zustand des Herzens wieder verschlechtert haben könnte, wie ja auch schon mehrmals geschehen. Dr. Schuster gab jedoch Entwarnung: Der Zustand der defekten Herzklappe sei immer noch dem Stadium zwei bis drei zuzuordnen. Sie ist also seit dem letzten halben Jahr konstant stabil. Puh! Aufatmen, keine erneute Operation nötig.
Jedoch, so der Arzt weiter, sei der Zustand nach wie vor nicht unkritisch und weiterhin unbedingt regelmäßig zu kontrollieren. Wir sollten uns mit dem Gedanken vertraut machen, dass Jonas über kurz oder lang einen Klappenersatz benötige – also doch eine erneute Herzoperation. Jedoch würde er diese so lang wie möglich hinausschieben. In einem halben Jahr will Dr. Schuster Jonas erneut sehen und gründlich untersuchen. Allerdings gab er uns noch ein paar gut gemeinte Anweisungen mit auf den Weg:

»Jonas, du hast in einem Jahr sechs Kilo zugenommen, das geht doch nicht! Du darfst nicht so viel futtern!«

»Wieso? Hab Hunga!«

»Na klar hast du Hunger und den sollst du ja auch stillen. Jedoch…«

»Stillen? Ich kein Baby mehr!«

»Nein, nicht so stillen. Ich meine, du kannst ja auch essen, aber nicht so viel!«

»Is nich viel!«, wehrt sich Jonas.

»Na ja, wer so zunimmt, der hat eindeutig zu viel gegessen. Also, ich sag dir jetzt mal etwas: Du musst dich nur an fünf Zauber-Regeln halten, dann lebst du gesund, wirst wieder schlank und bleibst es auch.«

»Aba bin schlänker als mei Lehrer. Is dicke Mann, hat große Bauch, guck so!«, und Jonas wölbt beide Arme weit nach vorne.

»Ja, natürlich gibt es noch weitaus dickere Menschen. Und sooo dick bist du ja auch nicht, aber…«

»Sag ich doch, siehse, ich rech!«, triumphiert mein Sohn.

»Dennoch hast du ein paar Kilo zu viel. Das ist nicht gut für dein Herz. Also, die Zauberregeln heißen: Erstens nur noch einen Teller voll essen, keinen Nachschlag nehmen!«

»O Manno. Is aber lecker!«

»Zweitens: keine Cola und Fanta mehr trinken, nur bei Festen eine Ausnahme machen.«

»Aba ich liiiiebe Cola! Und liiiiebe Fanta! Aber mei liebste is Spreit und Spezi, oh, is sooo lecker!«

»Nein, da musst du jetzt auf Mineralwasser umsteigen. Oder zumindest Apfelschorle!«

»Igitt, Appelsorle!« (Ich gebe zu, diese Abneigung geht auf meine Kappe: Jahrelang hatte ich dem Kind täglich Apfelschorle zum Vesper mitgegeben, bis es ihm eines Tages regelrecht zu den Ohren rauskam mit den Worten: »Igitt, ich hasse Appelsorle!«)

»Regel Nummer drei: ab sofort keine Süßigkeiten mehr!« Mit hochgezogenen Augenbrauen erwartet Dr. Schuster Jonas' Protest. Umso mehr verblüfft ihn seine Reaktion.

»Okay, mag wiso nich Süßes! Lieba Pizza oda Döner! Gell, Mama!«

Ich ziehe das Genick ein angesichts dieser Offenbarung. Als ob bei Zachmanns nichts anderes auf dem Speiseplan stünde. »Ja, das stimmt«, stimme ich zu, »Jonas isst wirklich keine Süßigkeiten. Wenn er z. B. Schokolade geschenkt bekommt, gibt er sie gleich an mich weiter!«

»Nau, ich mags nich Schocklade nich. Aba Mama mags, guck dicke Bauch Mama!«, und er tätschelt mir liebevoll den Bauch, den ich erfolgreich eingezogen hatte. Nun ist es an Dr. Schuster zu grinsen; er sieht höflich darüber hinweg, wie sich mein Teint langsam rötet und verkündet die zwei letzten Regeln:

»Viertens: mehr Sport machen und fünftens öfter an die frische Luft gehen!«

»Ich liebe Sport und Luff, gell Mama?«

»Na, dann ist ja alles klar! Also, Jonas, wir sehen uns in einem halben Jahr wieder. Und dieses Langzeit-EKG-Gerät, dass ich dir vorhin um den Hals gehängt habe, musst du noch bis morgen früh tragen, also auch über Nacht, damit ich sehen kann, wie dein Herz beim Schlafen schlägt.«

»Aba is umquem Bett!«

»Das geht schon, die Mama wird dir sicher helfen …«, und mit diesen Worten schob uns Dr. Schuster regelrecht aus dem Zimmer.

Na toll! Die Mama wird dir sicher helfen! Ja klar, genau so ist es wieder, dachte ich mir.

Kaum waren wir aus der Praxis, fing Jonas bereits im Treppenhaus an zu meckern: »Blöda Arz, Mama! Geh nich mä hin! Sags blöde Sachen mia! Nö, mach nich mit! Lieba annere Arz gehen! …«, und so bruddelte er auch im Auto auf der Rückfahrt noch lange vor sich hin. Ich hatte bereits aufgegeben, den sympathischen Doktor und seine gutgemeinten Ratschläge zu verteidigen, da ich damit sowieso nur auf taube Ohren stieß.

Vielmehr ließ ich Jonas sein Meckerventil zum Ärger ablassen, während ich selbst frustriert dem Gedanken nachhing, mal wieder für alles allein verantwortlich zu sein. Der Arzt stellt tolle Regeln auf, gibt Jonas klare Anweisungen und schickt uns damit *für ein halbes Jahr nach Hause. Und wer ist es dann, der versuchen muss, das Ganze irgendwie umzusetzen? Bestimmt nicht der Patient! Und wenn er noch so fast erwachsen ist. Natürlich koche ich zu Hause ernährungsbewusst und abwechslungsreich und kaufe auch entsprechend ein. Aber Jonas isst schließlich vier Tage die Woche in der Schule, und sein gesamtes Taschengeld setzt er auch fast ausschließlich in Naturalien um – sprich: Cola, Fanta, Pizza, Döner et cetera. Was mich besonders herausfordert: Ich kann es nicht einfach laufen lassen, schließlich haben wir es hier nicht nur mit einem ästhetischen, sondern wirklich gesundheitsgefährdenden Problem zu tun. Wenn Jonas schon keine Rücksicht auf sein krankes Herz nimmt, dann muss ich doch dafür sorgen, dass es sich nicht verschlechtert, so weit es eben in meinen Möglichkeiten steht. Wem werden denn Vorwürfe gemacht, wenn irgendetwas schiefgeht? Natürlich der Mutter, wem sonst?! Ich hab es außerdem so satt, nach nun fast siebzehn Jahren immer noch den Aufpasser und Zurechtweiser, den Problemlöser und Geradebieger, den Regelwächter und Konsequenzeneinforderer spielen zu müssen. Wann hört das endlich auf?*

Jonas' Herzfehler ist wirklich eine Belastung für mich. Vor allem, weil die Gefahr so schlecht einzuschätzen ist. Jonas fühlt sich fit und gesund und darf auch allen Sport treiben, da gibt es keinerlei Einschränkungen. (2008 wurden die nationalen *Special Olympics*, die Olympischen Spiele für Menschen mit Behinderung, in Karlsruhe ausgetragen, und dabei hat Jonas in seiner Altersklasse die Silbermedaille beim Hundertmeterlauf geholt!) Auf der anderen Seite beobachten wir v.a. im Sommer bei den hohen Temperaturen, dass Jonas sich schont, der Hitze entflieht, so gut es geht, und keine Anstrengung mag. Zum Glück haben wir die Sache mit der Zunahme wieder in den Griff bekommen, sodass Jonas zu seinem Normalgewicht zurückgekehrt ist. Aber das täuscht mich nicht über die Gewissheit hinweg, dass wir die Situation nicht selbst in der Hand haben. Ich bin so froh, dass ich Gott mit meinen Sorgen immer wieder in den Ohren liegen darf, und vertraue darauf, dass er uns im Blick hat und für uns sorgen wird. Egal, was kommen mag: Ich weiß, ich kann nicht tiefer fallen als in Gottes Hand. Daran halte ich mich fest, v. a. an Tagen, an denen Ängste mich gefangen nehmen wollen.

April 2010
Wieder waren wir bei der Herzkontrolle. Dr. Schuster ließ Jonas diesmal ein Belastungs-EKG machen: Fast dreißig Minuten musste Jonas auf dem Laufband zubringen mit Temposteigerung und realistischer Steigung (Berg hochjoggen!). Dabei hatte Jonas eine Sauerstoffmaske aufgesetzt, ein Blutdruckmessgerät umgeschnallt sowie einen Sauerstoffmesser am Finger befestigt. Jonas war total begeistert.

Hat alles gut mitgemacht und sich richtig angestrengt. Am Ende war er schweißgebadet, aber glücklich. »Mama, wa toll! Aba anschträng! Mussu auch machen!«

Das Ergebnis war auch zufriedenstellend: Zustand unverändert bei zwei bis drei. Das heißt: immer noch keine OP und damit keine künstliche Herzklappe nötig! Wir haben für ein weiteres halbes Jahr grünes Licht! Gott sei gedankt!

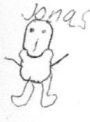 Ich habe eine Narbe und eine große Problem: mein Herzen ist nicht gut geht, weil Baby habe Operation. Und hab ich noch mal Operation ich klein war. Weil meine Herzen nicht in Ordnung ist, weil Loch drin ist und Klappe. Ich weiß, ich kranke Herz habe, weil mein Herzklopfen hört und fühle bei mein Finger und ich Narbe habe. Sie juckt so, diesen Narbe. Ist blöd, sonst egal, aber juckt so. Sonst mein Herz gut, passt mein Gott auf mein Oberkörper auf bei mir. Mir geht gut, bin ich hübscher Mann.

Jetzt, da ich diese Zeilen schreibe und Jonas' neunzehnter Geburtstag vor der Tür steht, ist sein Herz-Zustand immer noch unverändert. Wir hoffen und beten, dass das noch lange so bleibt und er keine künstliche Klappe braucht.

»Unfall habt un mei Hand paputt!«

Arbeitsunfall mit Folgen

Im Umgang mit Krankheit, Operationen und Klinikaufenthalten ist Jonas (18) wirklich Meister! Das konnte er auch dieses Jahr wieder unter Beweis stellen: Ende Mai hatte Jonas einen Unfall bei einem erneuten Praktikum auf dem Bauhof: Ein Kollege klemmte ihm versehentlich die Hand im großen metallenen Müllcontainer ein. Trotz dicker Arbeitshandschuhe waren drei gebrochene Mittelhandknochen und erhebliche Quetschungen die Folge.

Große Mettal hate Golege auf meine Hand ~~ich~~ deckel auf mein Hand gefallen Schmerzen und weine aber ander Golege mich Krankehaus dann

Ich hatte ein
Praktikum erlebt.
Was ist passiert? Ich
und Kollege hatten
zusammengearbeitet
am großen Metall(-Container).
Der Kollege hat auf meine
Hand den Deckel drauffallen lassen.
Ich hatte Schmerzen und musste
weinen,
aber anderer Kollege
hat mich ins Krankenhaus gebracht,
dann
hat er mich nach heim Hause
gefahren …

Irgendwann wollte Jonas seine Geschichte nicht mehr erzählen. Wochenlang trug er Gips und Verband und wurde zigmal nach dem Grund dafür gefragt. Diese Aufmerksamkeit gefiel ihm schon sehr, nur die ständige Aufforderung, doch mal zu erzählen, fand er absolut lästig. »Mama, sag du!«, hieß es dann nur noch.

Juni 2011

»Oh, Mama, foh du da bis!«, wie oft habe ich diesen Satz in den letzten Tagen gehört und genossen! Jonas wurde vorgestern endlich (zwei Wochen nach dem Unfall) an seiner Hand operiert, dabei wurden eine Platte und diverse Drähte eingesetzt. Dreimal bereits war ein OP-Termin angesetzt worden, dreimal musste verschoben werden aus Notfallgründen und Personalmangel. Das letzte Mal war ich wie bestellt um Punkt sieben Uhr mit ihm in der Klinik, Jonas natürlich nüchtern, ich hatte eine Scheibe Brot gefrühstückt. Nur mit seinem OP-Hemdchen bekleidet saß Jonas im Bett oder am Tisch im Zimmer, und wir warteten darauf, dass er jeden Moment abgeholt würde in den OP. Immer wieder wurden wir aufs Neue vertröstet, beide immer hungriger werdend – ich habe aus Solidarität auch nichts mehr gegessen und getrunken. Viermal kam ein Pfleger, eine Schülerin oder Schwester herein, um Jonas auf einem Tablett Essen, Tee oder einen Joghurt anzubieten. Viermal streckte mein Sohn sehnsüchtig und glücklich die Arme danach aus, und viermal musste ich der Freude ein jähes Ende bereiten, indem ich daran erinnerte, dass er doch nüchtern bleiben müsse wegen der bevorstehenden Operation. Ich ärgerte mich über diese Gedankenlosigkeit beziehungsweise die nicht weitergegebenen Informationen an das Personal und traute mich kaum mehr, den Raum zu verlassen, um mal eben auf die Toilette zu gehen. Nachmittags um vier Uhr (gefühlte fünfzig Kniffelspiele und dreihundert vorgelesene Buchseiten später) wurde Jonas dann endlich abgeholt. Ich schob ihn noch mit in den OP-Bereich und verabschiedete mich von meinem tapferen Held, der keinerlei Angst hatte und mir fröhlich zuwinkte.

Dann saß ich endlich draußen im Park in der Sonne und labte mich an einer Butterbrezel. Keine zwanzig Minuten später klingelte mein Handy. Der Arzt rief an und meinte, Jonas sei bereits wieder auf seinem Zimmer, ich könne ihn dort abholen. »Was? Das ging aber arg schnell!«, bemerkte ich verdutzt. »Ja, tut mir leid, aber wir können die OP heute nicht mehr machen, es sind einfach zu wenig Helfer im OP-Saal. Bitte lassen Sie sich einen neuen Termin geben.« Und klick – weg war er. Als ich zu Jonas ins

Zimmer kam, saß mein Patient breit grinsend und feste schmat-
zend vor einem Teller mit Nudeln und Fleisch. Somit war für
Jonas wieder alles im Lot!

Eine halbe Woche später klappte es dann aber endlich mit der OP.
Wieder saß ich draußen und wartete, dass man mir per Handy
mitteilte, wann ich zu meinem Sohn könne. Als der Anruf länger
als gedacht ausblieb, ging ich auf die Station, um nachzufragen.
»Oh, Frau Zachmann, gut, dass Sie da sind! Die Schwestern
aus dem Aufwachraum haben schon angerufen und nach Ihnen
gefragt: Ihr Sohn braucht Sie!« (Warum ruft man mich dann nicht
an? Warum war ich denn nach meiner Handynummer gefragt
worden?) Ich beeile mich, finde in dem Labyrinth aus Gängen
und Treppen endlich die richtige Station – und höre meinen Sohn
bereits von Weitem. Mir krampft es das Herz zusammen, ich ren-
ne. Zwei Schwestern und ein Pfleger stehen um Jonas' Bett und
versuchen, ihn zu beruhigen. Jonas ist total panisch, schreit, wim-
mert, weint, schluchzt, will aufstehen, sich die Schläuche ziehen,
strampelt mit den Beinen und ruft immer nur das eine magische
Wort: »Mama!«. Ich laufe zu ihm, spreche seinen Namen aus,
strecke die Hände nach ihm aus. Jonas dreht den verschwitzten
Kopf in meine Richtung, sein wirrer ängstlicher Blick bleibt auf
mir hängen und dann geht ein sichtbares Erkennen und Erleich-
tern durch seinen ganzen Körper. Nun schluchzt er erneut laut
auf, diesmal vor Erleichterung. »Mama, du da!« Ich reiße mich
zusammen, könnte auch weinen, aber natürlich bin ich jetzt
stark für mein Kind. Es dauert noch eine halbe Stunde, bis Jonas
sich so weit beruhigt hat und aufhören kann zu zittern und zu
schluchzen. Ich darf ihn keine Sekunde loslassen, er krallt sich
an mir fest, muss permanent meine Stimme hören, hat die Augen
wieder zu. Oder er reißt sie auf und sucht mit irrem Blick nach
etwas Vertrautem, Bekanntem, Geborgenheit Gebendem … Mei-
ne Güte, damit hatte ich bei Weitem nicht gerechnet! Wo er in
wachem Zustand so unglaublich tapfer ist und praktisch keine
Angst kennt, erkenne ich meinen Sohn in diesem Schwebezustand
zwischen Realität und Narkose kaum wieder. (Natürlich erinnere

ich mich, dass es nach der Herz-OP vor vier Jahren ähnlich war, aber damals hat man ihm sofort ein Mittel gespritzt, sodass er kurze Zeit später wieder weggedämmert war, und außerdem hatte ich mich sofort an seinem Bett befunden, als er aufwachte, und er hatte sich noch nicht in diese Panik hineingesteigert.

»Sie bleiben jetzt bitte hier am Bett!«, fordert mich die Schwester unnötigerweise auf. (Ich wüsste momentan auch keinen sinnvolleren Ort.) »Wir haben gerade ein Bett für Jonas auf der Intensivstation bestellt, er kann nicht hier bleiben, dafür ist er viel zu unruhig und zu laut. Das ist ja auch für die umliegenden Frischoperierten eine Zumutung. Auf die Station kann er nicht zurück, weil er dort nicht ordentlich überwacht werden kann. Wir trauen der Sache aber nicht so recht, schon gar nicht nach dieser Panikattacke: Die übergroße Zunge, die Ihr Sohn hat, seine Schlafapnoe und dazu der Narkosecocktail sind keine guten Zutaten für eine reibungslose Atmung in der Nacht, deshalb wollen wir ihn lieber eine Nacht lang beobachten.«

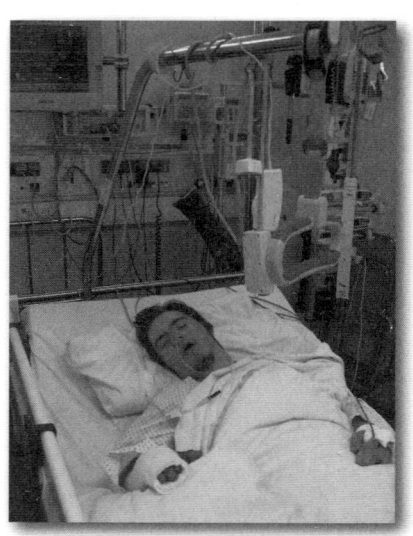

Auf der Intensivstation überfallen mich die grausigen Bilder der Herz-OP noch mehr, aber ich bin froh, das Jonas nun hier in diesem Zweibettzimmer liegen und sich bestens kontrolliert erholen darf. Er wird immer mehr der Alte: Während er meine Stimme hört und meine Hände spürt, füllen sich seine Augen nun mit Tränen der Dankbarkeit, immer wieder atmet er erleichtert laut auf, flüstert voller Liebe: »Mama, du da!«, und döst dann wieder weg. Meine Güte, und ich dachte, es wäre nur eine kleine Hand-OP.

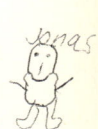

Bin schon eine Woche hier Krankenhaus. Meine Hand ist nicht so fit bin. Dreimal Operation verschoben, erst Dienstag, dann Freitag, dann wieder Dienstag, nicht lustig! Aber dann hat gut geklappt. Dienstag bin ich operiert worden, endlich bin ich hier gelandet in Kranken- haus. Am Anfang war ich Intensivstation, weil ich Nase Luft rein, ich atmen kann. Stimmt, oft Schmerzen gehabt habe, ich eingeschlafen bin, diese Narbe aufgegangen war. Geschnitten, mittelgroße Narbe. Aufgewacht bin, hab ich geweint nach Mama. Ich hab viel gepennt, ich habe Computer gespielt. Und hab ich gelesen: Rabe und lusti- ge Taschenbuch von Dagobert Duck. Ich hab noch Besuch gehabt: Katharina, Elli, Doro, Wolfgang, wieder Doro, dann wieder Elli. Maren kommt nicht, weil sie in Urlaub sind mit Jannik und sein Kumpels. Mama ist lustig, weil sie schlauer sind als Pfleger. Weiß nicht, ich nicht essen darf. Und Opas sind hier drei im Zimmer. Die pennen immer und machen Hose rein. Eigentlich auf Klo gehen, aber kann nicht, weil gebrochene Beine.

Die Krankenschwestern ist sehr nett und auf die Nacht aufgepasst, nicht passieren könnten bei mir. Dann kommt die Frau von Gymnastik, meine Verband aufgemacht, irgendwie so hin und hergemacht, tut gut, wird besser meine Hand. Die wollen meine Finger gucken, ob alles okay ist, bewegen kann alles. Narbe blutet von der Hand, die Schwester kommt rein und sie wickelt mich Eis an meine Hand, ist Erfrischung! Sehr kalt, viel beste!

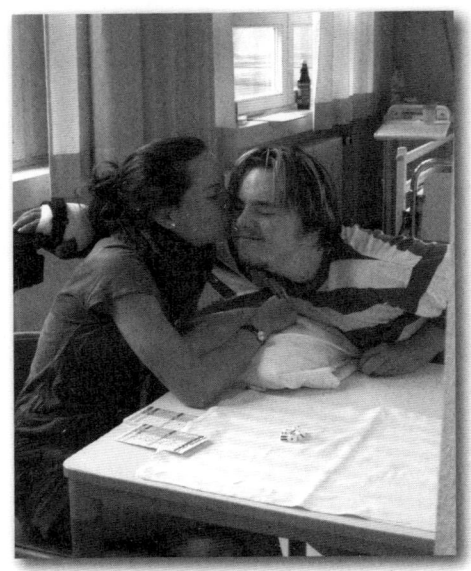

Elli besucht Jonas im Krankenhaus.

Die Stunden und Tage an Jonas Bett ziehen sich hin – dennoch kann ich nicht behaupten, dass es hier nichts zu lachen gäbe.

Jonas liegt mit drei älteren Herren im Zimmer. Der Mann ihm gegenüber im Bett ist bestimmt schon über siebzig Jahre alt. Ein goldiger Opi, halb taub und schon leicht verwirrt, aber stets mit einem knitz lächelnden Zug um die Lippen.

Während ich mit Jonas Rätsel löse, klingelt Opi nach dem Pfleger. »Sie, i häbb nei' gmacht!«, *beichtet er mit seiner hohen Fistelstimme in breitem Badisch.*

Der Pfleger, noch Praktikant, entgegnet: »O ja, äh, dann müssen wir sie wohl wieder wickeln.«

»Noi, i häbb koi Windel dro!«

»Nicht? Aber warum denn nicht?«

»Ha, i brauch des sonscht net!«

»Nun, dann müssen wir Sie trotzdem frisch machen!«

»Ja, aber i häbb richtich nei gmacht!«

»Richtig? Äh, Sie meinen Stuhlgang?«

Jonas und ich grinsen uns wortlos an. »I häbbs nemme halde könna!«, entschuldigt sich Opi.

»Ja, haben Sie denn Durchfall?«, fragt der Praktikant sichtlich schluckend bei dem Gedanken, was das für ihn bedeuten würde.

»Ha ja, ´s isch halt so gloffa!«

In der kurzen Stille, die nun folgt, wirkt Jonas' unüberhörbarer Kommentar wie das i-Tüpfelchen: »Na lecka!«

Ich muss losprusten, drehe der Szene extra den Rücken zu, versuche meinen Sohn von nun an mit wortlosen Blicken zu steuern. Der Pfleger lüpft das Oberbett, schlägt es aber schnell wieder zu. »Oh, ich sehe es schon! Warten Sie, ich komm gleich wieder!«

Jonas kichert laut und erklärt mir, was passiert ist (könnte ja sein, seine Mama habe nicht alles verstanden): »Mama, de Opa hat Bett kackt!«

»Psssst! Ja, ich weiß, das passiert älteren Menschen schon mal. Bitte sprich nicht so laut, sonst schämt er sich noch!«

»Aba Mama, Opa hört nix, ich sag. Muss imma schreie, hört nix. Hat binderte Ohrn!« (Dass die anderen beiden Herren im Zimmer aber keine »behinderten Ohren« haben, scheint Jonas nicht registriert zu haben.)

Der Pfleger kommt nun mit einer erfahrenen Schwester zurück, die ab sofort das Kommando übernimmt: »Ja, Herr Schweigle, warum haben Sie denn nicht vorher Bescheid gesagt?«

»I häbbs doch erscht gmerkt, wo's scho gloffa isch!«

»Igitt!«, meint Jonas und sein Gesicht spiegelt Ekel und Amüsement in einem wider. Ich muss mich angesichts der Situationskomik unglaublich zusammenreißen, könnte mich kringeln. Um wenigstens ein bisschen Würde herzustellen, zieht die Schwester einen Vorhang als Sichtschutz zwischen den Betten zu. Dennoch hören wir alles – und riechen es nun auch. »Ooooh, Mama, stinks!«

»Psssssst!«, versuche ich Jonas zu bremsen, der ja grundsätzlich nicht wirklich leise sprechen kann. Ich schiele zu den beiden anderen Männern. Herr W. schläft (oder tut so, als ob), Herr O. ist in sein Auto-Magazin vertieft, zuckt mit keiner Wimper. Nun *weht ein beißender Duft durchs Zimmer, den ich nicht näher beschreiben möchte, der uns aber in der Tat den Atem raubt.*

»Oh, Mama, stinkses aber arg!«, fasst Jonas noch mal für alle zusammen und hält sich dabei demonstrativ die Nase zu. Ich stehe auf und öffne möglichst unauffällig das Fenster auf unserer Seite.

»So, Herr Schweigle, jetzt drehen Sie sich mal auf die andere Seite, damit wir besser drankommen«, gibt die Schwester Anweisung.

»Stopp, nicht mit der Hand abstütz …! Ach, nein, Herr Schweigle, jetzt sehen Sie sich nur die Schweinerei an!«

»Oh, war i des? Des wollt i net!«

»Schon gut, schon gut!«, seufzt die Schwester, »warten Sie, ich hol einen feuchten Lappen.«

»Mama, jetz is Hand drin Kacke! Pfui, wäääh, igitt!«, Jonas lacht sich angewidert halbtot bei der Vorstellung.

Stunden später, als Herr Schweigle längst wieder nach Rosen und Lavendel duftet, erzählt Jonas Elli mit Begeisterung die Story. Und am nächsten Tag dem Papa und am Telefon seinem Freund … Von wegen Langeweile im Krankenhaus. Das war Kabarett pur!

Als Jonas nach einer Woche entlassen wird, geht es der Hand aber noch lange nicht gut.

Juni 2011

Nun will die OP-Wunde jedoch nicht zuheilen und muss jeden Tag gesäubert, gespült und neu verbunden werden. Der Ärmste macht echt was mit – und ein Ende ist nicht in Sicht, denn ab nächster Woche beginnt auch die lange Zeit der ambulanten Krankengymnastik und Lymphdrainage fünfmal die Woche … Ich verbringe also nun seit nahezu sechs Wochen jeden Tag mehrere Stunden im Krankenhaus – so ätzend! Da es sich um einen BG-Fall handelt, läuft auch alles über die Klinik und ich kann nicht mit ihm zur Krankengymnastik um die Ecke gehen, und so kommt die Fahrtzeit von täglich anderthalb Stunden und das Benzingeld dazu.

Aber wenn ich stöhne, knufft mich mein Sohn mit dem Ell-
bogen und sagt: »Mama, tschill mal! Mir geht's gut, außer mei
Hand paputt, aber nich deine!«
Tja, was soll ich dazu sagen? Recht hat er! Jonas nimmt sein
»Schicksal« wirklich beneidenswert geduldig und gelassen an.
Wie eigentlich schon immer. Mein Held!

Ich hab Kopfweh gehabt, Mama hat Tablette gegeben, eins ist nicht
geheuer, gibt mir gleich zwei. Jonas ist schwindlig gegangen, war
krank. Lag auf der Liege, dann kommt Arzt rein, guckt meine Hand
an. Oh-oh! Ist große Loch und Blut. Hat mir Salbe draufgeschmiert
für meine Wunden. Genau. Und nach dem Wunden wieder zugewickelt
und dann können wir gehen, das war's. Aber Arzt gesagt, morgen muss
ich wieder Krankenhaus gehen. Und darf nicht Schule gehen. Ist doof.
Weil langweilig sein zu Hause. Aber jetzt Kopfweh wieder besser.

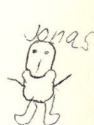

Juli 2011
Wir sitzen mal wieder auf dem Krankenhausgang, warten darauf,
aufgerufen zu werden. Seit Wochen dasselbe Spiel. Jeden Morgen
muss Jonas' Wunde neu versorgt werden. Wir haben beide unse-
re Bücher dabei. Heute will er nicht lesen, will mit mir reden:
»Mama, kommsu mit?«
»Ob ich mit reinkomme zur Behandlung?«
»Ja, du willst?«
»Na ja, eigentlich schon. Das heißt, nur wenn du es willst«,
gebe ich den Ball zurück.
»Du kanns sitze hier und lese, du willst.«
»Ja, klar, das kann ich schon. Ich dachte nur, du willst gerne,
dass ich bei der Behandlung dabei bin.«
»Ja, schon! Aber kann alleine jetzt.«
»Heißt das, ich soll heute mal hier auf dich warten und du
möchtest allein zur Ärztin reingehen?«
»Au ja, so machen: Ich mit ohne Mama!«
»Okay, kein Problem, Jonas. Du bist ja auch schon erwachsen!
Außerdem weißt du jetzt schon, was sie mit dir macht. Ist doch
nicht schlimm, oder?«

»Nö, Mama, nich schlimm! Ich schaff alles!«

»Na, dann ist es ja geklärt. Ich bleib also hier sitzen, und du gehst alleine rein, wenn sie dich aufrufen.« Zehn Minuten später ist es so weit.

»Herr Zachmann, bitte!«

Jonas steht auf, dreht sich zu mir um. »Mama, komm!«

»Hm? Ich dachte, du willst allein gehen?«

»Nö, Mama, hab nachdach, lieba doch dir sammen!«

»Aber Jonas, das schaffst du bestimmt allein. Probier es doch mal aus. Ich warte hier und du kannst mich dann immer noch rufen.«

»Nö, kei Lus nich rufen, Mama. Lieba du mitkomms! Mit Mama is besser als ohne Mama!«

»Bist du sicher?«

»Ja, wills nich mit ohne dir!« Ich klappe mein Buch zu und stehe folgsam auf.

Jonas hat Angst vor der neuen Krankengymnastik, die nun in den Kellerräumen des Krankenhauses beginnen soll. Ich versuche ihm zu erklären, dass zunächst nichts anderes passieren wird, als was die Therapeutin Veronika mit ihm gemacht hat, als er oben im Bett auf der Station lag. Ich verstehe seine Sorge insofern, dass er auch verunsichert ist, weil ein anderer Arzt in der Notaufnahme uns geraten hatte, mit der Gymnastik noch zu warten, bis die Drähte wieder rausoperiert wurden. Hier jedoch in der Klinik wird Wert darauf gelegt, so früh als möglich mit der Therapie zu beginnen, weil sich schon alle Gelenke versteift haben und Jonas nicht einmal mehr die Finger, geschweige denn das Hauptgelenk in der Hand bewegen kann. Nicht gerade hilfreich, solch unterschiedliche Meinungen.

Jonas hat sich also dann doch auf die Therapie eingelassen und schnell gemerkt, dass ihm die Bewegung der Finger guttut. Außerdem hat er die Extraportion Aufmerksamkeit und Zuwendung nur zu gern angenommen und genossen. Und einen erheblichen Teil zum allseitigen Amüsement beigetragen.

dann du hest ageufen von
Papa POPLemen reden
dan Gomm ich dann Gibtdein
Hendy dann hazte Gesagt
Dei Papa du Liber Jonas
du Schaffst du Keinnen
Agst

Ich habe geweint, weil ich Angst vor der Gymnastik an meiner Hand hatte. Dann haben wir geredet. Du, Mama, kommst zu mir und tröstest mich. Mama hat mit ihrem Handy dann angerufen Papa. Mama hat mit ihm über Problem geredet, dann komme ich, dann gibst du mir dein Handy. Dann hatte Papa gesagt: Lieber Jonas, du schaffst das, hab keine Angst.

Bei der Krankengymnastik
Jonas unterhält sich mit seiner Physiotherapeutin über das Phänomen der plötzlich gewachsenen Haare auf den Fingern und dem Rücken seiner verletzten Hand.

»Guck, waxe viele Harre da!«
»Ja, das ist wirklich komisch!«
»Annere Hand is Glatze, keine Harre!«
»Hmm, das ist ja wirklich verblüffend. Wahrscheinlich kommt es von dem wochenlangen Ruhiggestelltsein und der guten Pflege.«
»Ja, Mama immer streichel!«
»Aber ist ja nicht schlimm, das geht dann auch wieder weg.«
»Wirklich?«
»Ja, denk ich schon. Außerdem passt es gut zu dir, du bist ja auch an den Beinen behaart.«
»Stimmt, bin Mann, hab viiiele Harre, auch Baat und Prust, guck hier.«
»Ja, ja, lass dein T-Shirt ruhig unten. Hab schon gesehen, dass du behaart bist.«
»Kömisch! Vielleicht bin ich Tier?!«, *sprach mein haariger Sohn und brach als Erster in schallendes Gelächter aus.*

Sechs Wochen nach der ersten Operation muss Jonas erneut zur OP in die Klinik, damit die Drähte wieder entfernt werden können.

Diesmal bestehe ich darauf, im Aufwachraum zu sein, bevor mein Sohn aus der Narkose aufwacht, um die Panik möglichst im Keim ersticken zu können. Die Rechnung geht auf.

Als Jonas' Augenlider zu flackern beginnen und er den Beatmungsschlauch gezogen bekommt, reißt er die Augen voller Angst auf, sucht mit panischem Blick die Richtung, aus der er meine Stimme hört, strampelt seine Decke weg, hört nicht auf, die Beine hin- und herzuschieben, fragt im Wechsel an die hundertmal »Bin ich?« und »Mama, du da?«. Ich erkläre entsprechende hundertundeinmal, dass die OP vorbei und er noch im Krankenhaus ist und ich natürlich da war, da bin, da bleibe. Ich streichle abwechselnd seinen Kopf, die Schulter, drücke ihm die gesunde Hand, lege ihm feuchte Tücher auf die verschwitzte Stirn.

Jonas bemüht sich, die Augen offen zu halten, es gelingt ihm nicht. Er will unbedingt wach bleiben, auf keinen Fall wieder wegdösen; dieses Niemandsland zwischen Schlaf und Wachsein macht ihm Angst. Drum nuschelt er mit kratziger Stimme vor sich hin: »Mama, mag dich lieb!«, »Mama, bis mei beste Mama!« und »Mama, fo du da bis!«. Ich antworte jedes Mal ebenfalls mit Liebesworten. Als ich einmal einfach nur dankbar und amüsiert lächle, aber nichts erwidere, kommt der sanfte Protest prompt: »Mama, du sags nix!?«. Ich muss laut kichern. »Oh, Mama, so fo du da bis! Kei Angs mehr, kei böse Traum!«

Kiloweise Steine fallen mir vom Herzen. Jonas lächelt mit geschlossenen Augen. »Mama, daf Kuss geben dei Backe?« Also turne ich über das Schutzgitter, damit mein Sohn mir quietschend einen feuchten Schmatzer auf die Wange drücken kann. »Hmmm, Danke, Mama!« Um mich herum Gekicher. Die Schwester fragt Jonas, ob sie auch mal in den Genuss kommen darf, von ihm so herzhaft geküsst zu werden. »Nö, nur mei Mama! Ich lieb ihm!« Wir schütten uns aus vor Lachen. Typisch Jonas! Noch nicht wieder ganz bei sich, aber schon wieder ganz bei den anderen, verschenkt er großzügig seine Liebe. Ich bin so stolz auf mein Kind, äh, Entschuldigung: meinen erwachsenen Sohn.

»Mama, bitte Auge reibe!« Ich lege sanft massierend meine Finger auf seine geschlossenen Lider.

»Gut so?«, frage ich.

»Abwaten! O ja, tut guuuuut Auge reibe! Mach weiter, bitte.«

Als er dann nach fast einer Stunde die Augen tatsächlich öffnen und offen halten kann, hebt er sanft seine operierte Hand und begutachtet den neuen Verband. Strahlend weiß. Darunter leuchtet die Hand strahlend orange vom Jod. »Na toll, Mama, Bandewande umsoms!« (Ich hatte Jonas gestern Abend zu einem ausgiebigen Bad in der Wanne überredet.)

4. »Bins ich, Jonas Z.!«

Ein bewegendes Selbstverständnis

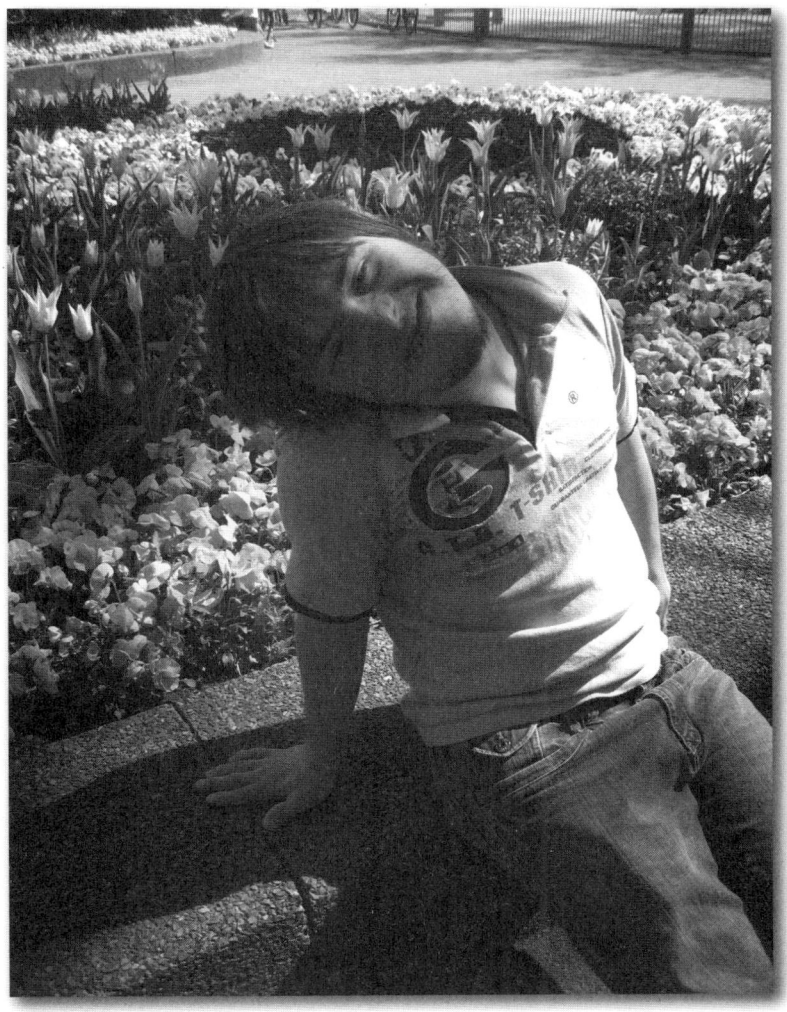

»Lach ich meine Leben, is gut!«

Köstlicher Humor, ansteckende Freude und unverwechselbare Originalität

Bestimmt ist schon durch die vorangegangenen Geschichten zum Ausdruck gekommen, welch fröhliches Gemüt Jonas besitzt. Sein ganzes Wesen drückt Lebenslust aus, pure Freude am Sein, unverstellte Ehrlichkeit und herzensweite Offenheit. (Dass es auch düstere Zeiten gab, soll später noch zur Sprache kommen). Weil ich diese kompromisslose Leidenschaftlichkeit an meinem Sohn so sehr liebe, will ich ihr gerne ein ganzes Kapitel widmen. Es ist überhaupt nicht mit Worten auszudrücken, wie viel Freude Jonas schon in mein und unser Leben gebracht hat. Er steckt so voller Ideen und genialer Einfälle, dass er so manchem Profikomiker Konkurrenz machen könnte. Hier ein paar nette Anekdoten von unserem kleinen großen Scherzkeks…

November 2008:
Nach dem gemeinsamen Frühstück, die Kinder sind gerade zur Schule aufgebrochen, merkt Wolfgang, dass sein Geldbeutel verschwunden ist. Dabei hat er damit doch vorhin erst noch Brötchen beim Bäcker gekauft. Wir stellen das halbe Haus auf den Kopf. Nichts. Schließlich haben wir Jonas (16) in Verdacht, die Börse gemopst zu haben. Wolfgang ruft in seiner Verzweiflung Jonas' Schulbusfahrer per Handy an, welches dieser direkt an unseren Sohn weiterreicht. Ich lausche der einseitigen Unterhaltung mit steigendem Interesse.
»Hallo Jonas! Hier ist Papa! …Ja, ja, ich weiß, dass du schon im Bus sitzt! …Ich wollte dich was Wichtiges fragen: Du hast mir doch vorhin beim Tischdecken geholfen …genau, beim Frühstück …Hast du dabei vielleicht meinen Geldbeutel gesehen? …

Ja? … Wo denn? Was, auf dem Tisch? … Du meinst, er liegt mitten auf dem Tisch … in der Küche? … Wo? … Unter der Butter???« Ich hebe kichernd die Butterdose an – der gesuchte Schatz liegt tatsächlich darunter. »Ja, aber … wieso hast du …? … Was? … Du hast ihn versteckt, damit niemand ihn mir wegnehmen kann?! … Na, das ist ja nett von dir, vielen Dank und schönen Tag noch! Viel Spaß in der Schule!«

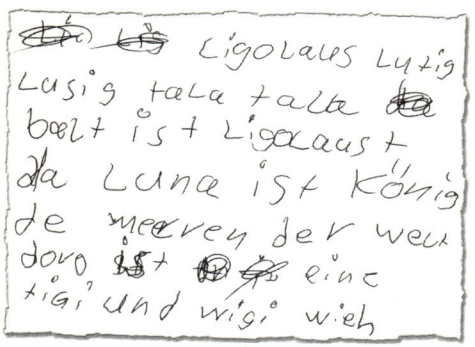

Und mein Doro
ist Luna-Katze,
ist lustig, lustig, lustig,
trallalalala,
bald kommt
Nikolaus lustig,
lustig trallalala,
bald ist Nikolaus
da. Luna ist König
der Meeren, der Welt.
Doro ist eine Tigi und Wigi wieh.

Oktober 2009
Ich sitze am Schreibtisch, als mein Telefon klingelt. Das Display zeigt Jonas' (17) Handynummer an. Ich stutze, schließlich saß mein Sohn doch vor fünf Minuten noch im Wohnzimmer vor dem Fernseher. Ich hebe neugierig ab. »Mama! Bauch Popopier, bitte bring mir!« Ich fass es nicht: Jonas hockt auf dem Lokus und verlangt nach Klopapier.

Oktober 2010
Jonas (18) will mal wieder das Beifahrerfenster öffnen. Plötzlich kippt es seitlich weg. Schnell macht er es wieder zu. Dann lachen wir, um unseren Schreck zu vertreiben und weil es so komisch ausgesehen hat.

Jonas greift zu Block und Stift (hab ich immer im Auto liegen) und schreibt mir eine Notiz, damit ich nicht vergesse, unseren Mechaniker zu informieren:

Mama Volka sagen: in der Auto vone Fensta rächte Siete ech schiff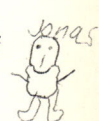

Mama, sag Volker: Vorne ist das Fenster auf der rechten Seite echt schief.

März 2010

Jonas (17) bekommt zwei Freikarten für den Zirkus geschenkt und lädt mich dazu ein. Es ist mindestens zehn Jahre her, dass wir in einem Zirkus waren, umso mehr genießen wir das Spektakel. Ich habe viel zu lachen, nicht nur, weil die Clowns wirklich witzig sind, sondern auch, weil Jonas' Kommentare mir den Rest geben. Zum Beispiel bei der Artisten-Nummer, bei der sich ein Mann und eine Frau unter dem Zeltdach regelrecht miteinander verknoten: »Wow, echt Sportler!« oder »Mama, kanns du nich, oder?« und »Wenn fälle runter, ich fang dem auf!«.

Oder bei der Hundedressur mit acht Vierbeinern, die für Leckerlis wirklich alles tun: »Dahause auch mit Schina machen!«, als aber der Sprung durch den Feuerreifen kommt: »Oho, gefählich! Lieba nich Schina machen, gell, Mama? Sons Schwanz brenn noch!«. Als der lustige kleine Clown wiederkommt, macht er Späße mit dem Publikum. Er zielt mit Popcorn in die offenen Münder und trifft erstaunlich oft. Bei einer Frau in der ersten Reihe, die den Mund besonders weit aufreißt, schüttet er den ganzen Eimer aus. Ihre Augen sind plötzlich erschrocken aufgerissen, ihr Mund so prall mit Popcorn gefüllt, dass sie ihn gar nicht mehr schließen kann. Auch in ihrem krausen Haar kleben etliche Mais-Dinger, und ihr roter Pulli ist plötzlich weiß getupft. Herrlich! Wir lachen uns vor Schadenfreude krumm. Jonas lacht am lautesten und klatscht dabei wild in die Hände. Dann, zu mir gewandt: »Schade, Mama! Lieba ich sein, nich Fau! Popcorn soo lecka!«

Juli 2011

Sehr einfallsreich: Jonas (18) spielt täglich mehrmals »Wer bin ich?«: Dazu zeigt er seinem Gegenüber drei verschiedene Handstellungen, und dieser muss den dazugehörigen Namen nennen.

Die hochgehobene Hand in unnatürlich abgeknickter Schienenhaltung: Jonas (mit Gips).

Die ausgestreckte Hand mit angezogenem kleinen Finger:
Eliane (mit derzeit verletzter Fingerkapsel).
Die ausgestreckte Hand mit eingeklapptem Ringfinger, sodass
nur ein Stumpf zu sehen ist: mein Bruder Thomas (hat als jungen
Mann beim Sport einen Finger verloren).

Ich kann gut Sport: Basketball, Tanzen und Singen und Gitarre spielen. Ich kann im Pool schwimmen, aber nicht in der Schule mag ich
nicht schwimmen. Ich bin gern so faul, ich mag in den Fernseher
glotzen. Ich spiele mit dem Laptop, meine Spiele spiel ich. Ich bin
verliebt in Maja. Ich mache gerne Witze und Streiche und witzig, ich
bin glücklich und lache viel. Gerne lebe ich! Und Obst ist gesund!
Ist wichtig mich!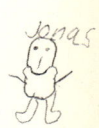

August 2011
Ich bringe vom Bäcker eine Käse-Laugenstange und ein Laugen-
brötchen mit. Jonas (18) darf aussuchen, schnappt sich die Stange.
»Dachte ich mir, dass du die nimmst, weil Käse drauf ist.«
»Nö, Mama, wie wir!«
»Wie meinst du das?«
»Ich schlänker un länger du! Du rund un dicker ich!« Mir
verschlägt's die Sprache. Jonas lacht sich schief: »Scherz macht,
Mama!«

Bin ich lustig immer. Alle lachen bei mir, ist cooler Jonas! Bin Knüller!
Weißt doch, Mama! Manchmal traurig bin, aber wieder lachen und
lustig bei mir. So geht dem. Kann ich lachen, stimmt so! Meine Leben
geht der witzig. So lustig, Scherze bei mir und du lachst auch, Mama!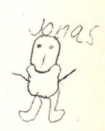

Na klar, lach ich auch! Mit seinem köstlichen Humor ist Jonas
einfach so herrlich ansteckend. Wie viele unzählig schöne Rückmeldungen habe ich diesbezüglich schon von Freunden und
Fremden erhalten. In Jonas' Nähe ist es fast unmöglich, schlecht
gelaunt zu sein beziehungsweise zu bleiben. Welch ein Privileg,
ihn in unserer Familie zu haben! Gott hat uns in der Tat reich
beschenkt mit diesem ganz besonderen Kind.

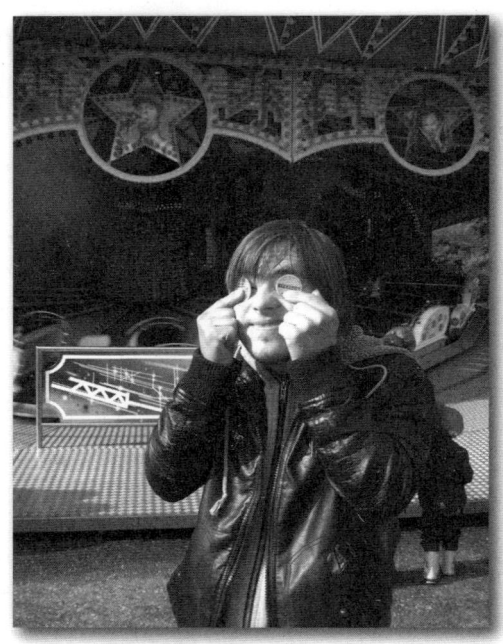
»Wo Karussell? Seh nix!«

Juni 2011
Es ist 6.10 Uhr. Wir müssen praktisch mitten in der Nacht losfahren, um um 7 Uhr im Krankenhaus zu sein.

Ich bin noch nicht wirklich wach, Jonas (18) dagegen sehr. »Mama, lass Party machn!«, spricht's und schiebt die Rap-CD von Elli rein. Da sie nachts zuletzt gefahren ist, ist die Lautstärke auch noch entsprechend hoch eingestellt. Mich drückt es in den Sitz, Jonas klatscht begeistert in die Hände. Ich drehe leiser, er protestiert.

»Jonas, so kann ich nicht Auto fahren, da kann ich mich nicht konzentrieren. Außerdem ist es mir einfach viel zu laut, so früh am Morgen...«

»Mama, du Spielederba! Imma du wills, so gemein dir!«

Er dreht wieder laut. Wir einigen uns schließlich auf die Mitte. Als wir an einer Ampel halten, kurbelt Jonas sein Fenster runter, dreht wieder lauter und krakeelt voll mit. »Mama, annere Leute soll hörn. Is gute Musik, is unsere Party!«

»Ich bin mir nicht sicher, ob die anderen Leute das auch so sehen.« Ich drehe wieder leiser.

»O Manno, Mama, du kei Spaß!« Eine Viertelstunde später bin ich auch endlich wach und kann mitsingen und -tanzen, so gut es das Fahren eben zulässt. Jonas zeigt mir Wellenbewegungen mit seiner (gesunden) Hand, was richtig nach Brakedance aussieht, echt cool. Ich übe fleißig und mein Meister lobt mich kräftig. »Ja, Mama, du gut. Du ächte Tänzrin!«

Kurz darauf erfordert eine heikle Verkehrssituation direkt vor uns meine ganze Aufmerksamkeit, ich verstumme und meine Wellenhand umfasst nun auch das Lenkrad. Prompt fühlt sich der Beifahrer im Stich gelassen: »Mama, mach mit unsere Party! Du Langweile bis!«

Juli 2011

Jonas (18) und ich kommen in die Krankengymnastik-Abteilung der Klinik. Wie jeden Morgen sitzen wir zusammen mit fünf bis sechs anderen Patienten auf dem Flur, warten lesend, bis die Therapeuten kommen und ihren jeweiligen Patienten mit in den großen Behandlungsraum nehmen, der wiederum in einzelne Kabinen aufgeteilt ist. Da die räumliche Trennung nur aus Vorhangstoff besteht und die Tür zum Gang offen bleibt, kriege ich da draußen einiges mit. Sitze nun allein auf dem Flur und lese.

Mit halbem Ohr jedoch registriere ich amüsiert und stolz, wie Jonas immer mehr Stimmung macht da drin. Ständig höre ich seine dunkle Stimme und unmittelbar darauf seine Therapeutin lachen. Dann kommt eine Antwort aus der Nebenkabine, was wiederum schallendes Gelächter beim anderen Nachbarn auslöst. Da drin ist echt ein Fest. Und mein Sohn mitten dabei, beziehungsweise Hauptakteur. Ich freue mich so mit und über ihn. Nachdem Elke ihm die Lymphe massiert hat, ist nun Veronika mit der Gymnastik dran. Fliegender Wechsel, das Gekicher geht grad so weiter. Am Ende der Stunde steht ein glücklich strahlender Jonas neben mir und Veronika meint: »Also, Frau Zachmann, mit

Ihrem Sohn als Patient fängt der Tag echt gut an! So lustig geht es sonst hier nicht zu. Herrlich, ich freu mich schon auf morgen!«
    »Ich auch!«, kontert Jonas und zu mir gewandt: »Mama, mags ihm lieb, Ronika. Und Älke auch, lade meine Buatstag ein!«

August 2011
Maren macht uns Bananen-Milchshakes. Jonas (18) stößt mit uns an: »Prost mit Hocktails, unser Hawaii hier!«

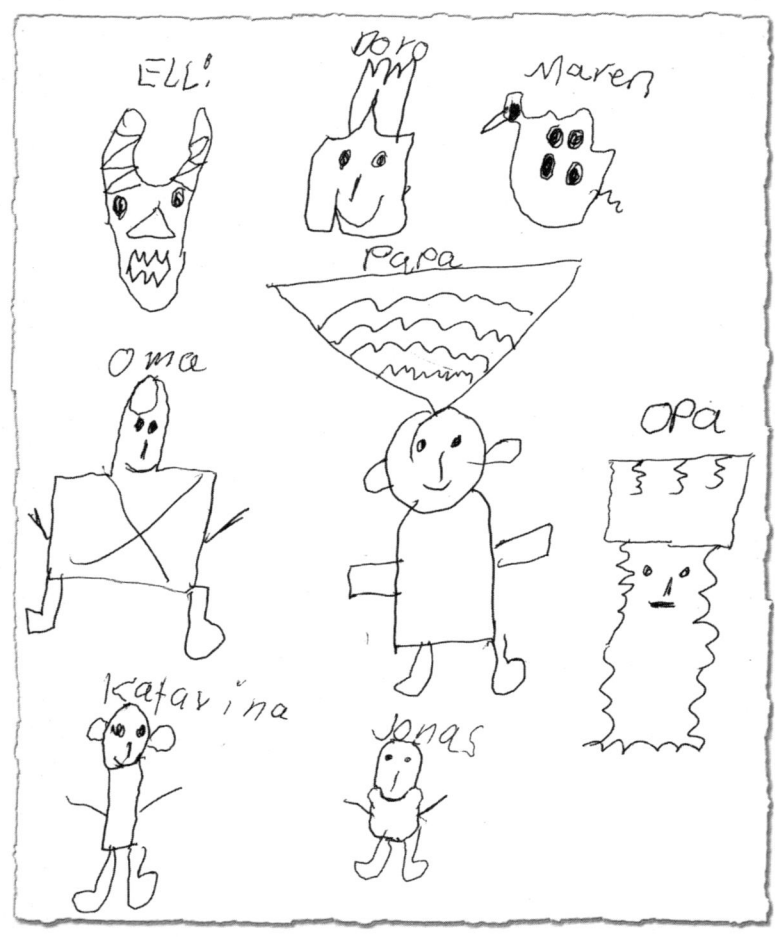

Jonas ist auch allseits berühmt-berüchtigt für seine karikativen Zeichnungen. Meistens müssen wir Familienmitglieder herhalten. Immer wieder präsentiert er uns ein neues Werk.

Obwohl Jonas ja nun wirklich kein Sprachgenie ist, sind es oftmals seine kargen, aber so unfassbar treffenden Ausdrücke, die eine Situation auf den Punkt bringen. Er beschränkt sich eben auch hier auf das wirklich Wesentliche. Zum Piepen komisch!

Januar 2009
Auf einem Spaziergang mit Gina ist es glatt draußen, ich rutsche aus und falle hin. Jonas (16) hilft mir ganz besorgt auf, es ist nichts weiter passiert. Aber vorsorglich bietet er mir seinen Ellbogen an: »Hier Mama, kanns einkrake!«

Mai 2011
Ich hole Jonas (18) von der Nachmittagsschule ab. Volles Programm: Wir müssen erst wieder zur Herzkontrolle, dann gehen wir essen und hinterher ins Kino. Jonas fasst zusammen: »Ers Onkel Doki, dann fressi mampfi, dann Kino glotzi, dann aus un vobei – Hause gehn!«

Dezember 2010
Jonas (18) erinnert seine Schwester äußerst charmant daran, dass sie ihren Wochenjob noch nicht erledigt hat: »Maren, los, putz Bad! Is deine Flichtung!«

Mai 2011
»Gib mir bitte Butter ham!«

Wolfgang verbessert: »Jonas, so heißt das nicht! Entweder sagst du: Gib mir bitte die Butter!«, *oder du fragst:* »Kann ich bitte die Butter haben?«

»Hä?«

»Also, jetzt sag es noch einmal richtig!«, *fordert Vattern seinen Sprössling (18) auf.*

»Nö, wills nich mä! Lieba ohne Butter ham!«

September 2010
Jonas (17) will mit dem Hund spazieren gehen. »*Komm Schina,*
Hund fottgehn!«
Das ist stehender Ausdruck bei uns: Ich geh jetzt mit dem
Hund fort. Und Jonas liebt stehende Ausdrücke und setzt sie zur
Zeit und zur Unzeit liebend gerne ein.
»*Aber Jonas, Gina ist doch der Hund! Du brauchst nur zu ihr*
zu sagen: Komm, Gina, wir gehen fort!«
»*Ach so. Stimms ja. Komm Schina, wi gehn Hund fott!*

August 2011
Jonas (18) hockt auf dem Klo. Ich höre ihn die ganze Zeit
irgendetwas vor sich hinbabbeln und dann wieder schallend la-
chen. Kaum hat er die Spülung gedrückt, kommt er strahlend in
die Küche gerannt.
»*Mama, hab dichte!*«
»*Echt? Na, dann lass mal hören, mein kleiner Goethe!*«
»*Mama sitz auf de Klo, kommses Floh! Mama sitz auf de*
Schrank, isse schlank!«, *spricht's und kriegt sich nicht mehr ein.*
Haha, sehr witzig!

Natürlich gibt es auch eine große Sammlung von Wörtern, die
Jonas entweder wirklich nicht besser aussprechen kann, oder –
und das trifft meiner Meinung nach noch öfter zu – sich falsch
eingeprägt und angewöhnt hat. Sie stehen seit Jahren fest und sind
einfach nicht zu ändern! »Logopie« hin oder her!

abschmollen	abgeschwollen
Ach, Karolle!	Ach, das spielt keine Rolle!
außen weise	ausnahmsweise
dahause	daheim/zu Hause
einsartich	einzigartig
fantantisch	fantastisch
Fischkäse	Frischkäse

gegen	wegen
Golke	Gurke
Hab geschrocken.	Bin erschrocken.
Ich Ärga triggt hat!	Ich habe Ärger bekommen!
Kerwatte	Krawatte
kömisch	komisch
Korri	Curry
Logopie	Logopädie
Nagenack	Nagellack
Obenschrift	Überschrift
Opakörba	Oberkörper
Opaplatz	Europaplatz
Promptete	Trompete
Schlafzug, Zug	Schlafanzug; daraus folgt logischerweise: Anzug
Schnupfnudeln	Schupfnudeln
Stückestück	Stück für Stück
Treuerin	Betreuerin
umdingt	unbedingt
Umsache	Hauptsache
Vosich!	Vorsicht!
wuschtigall	wurstegal ugs., d. h., total egal

Vorsicht! Jonas' Redewendungen laden ein, übernommen zu werden, jedenfalls ertappen wir uns immer wieder dabei, und dann heißt es im Bad plötzlich: »Vosich, ich hab den Nagenack in der Hand! Wenn du mich schuggelst, triggst du Ärga bei mir!« – »Du Pobläme? Umsache tschill mal!«

Oder am Tisch: »Gib mir Golke ham, bitte.« – »Nö, mussu erst Fischkäse rausrück'n!« – »Okay, außen weise!« usw.

Natürlich versuchen wir das nicht in Jonas' Gegenwart zu tun, wenn es aber doch passiert, lacht er selbst am lautesten.

»So geht bei mir!«

Eigensinn und Abgrenzung

Jonas hat seinen eigenen Kopf. O ja! Das Originell-Sein erstreckt sich auch auf seine Logik, die manchmal so ganz anders funktioniert. Jonas-Logik eben.

Längere Autofahrt 2009
Maren lernt für eine Klausur, indem sie den Text abhört, den sie vorher selbst auf ihren MP3-Player gesprochen hat, und jeweils kürzere Passagen nach dem Abhören leise vor sich hin spricht.
Jonas (16): »*Hä? Machsu?*«
Maren: »*Ich lerne durch Hören. Ich kann doch beim Autofahren nicht lesen, weil mir immer schlecht wird.*«
Jonas stutzt, lacht dann schallend und schadenfreudig: »*Maren kanns nich lesen nich! Mei Schwestan is dumm! Ich schlauer mei Schwestan! Kanns ich lesen gut!*« *Und zu unser aller Erbauung liest er die nächste halbe Stunde laut aus seinem Schlunz-Buch vor.*

Januar 2009
Draußen hat es minus zehn Grad Celsius. Es ist bitterkalt. Jonas (16) kommt nach dem Duschen frisch angezogen aus dem Bad: Er hat eine Dreiviertelhose und ein kurzärmeliges Hemd an. Ich friere schon beim Hingucken. »*Jonas, das ist doch nicht warm genug, was du da anhast! So kannst du doch nicht zur Schule gehen!*«
»*Mama, lass mich, bin bald äwaxen! Du kenns nich mein Fühlen nich. Mir nich kalt, also!*«

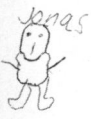 **Mama du mussu mich nicht sage imma wieß selbemien Kopf din**
Mama, du musst mir nicht immer sagen, wie es geht; ich weiß es selbst in meinem Kopf drin!

Januar 2010
Ich spiele mit Jonas (17) das Kartenspiel Solo. *Wir hatten uns auf fünf Runden geeinigt. Als es zwei zu null für mich steht, sage ich:*
»Joni, jetzt musst du dich aber anstrengen!«
    »Wieso?«
    »Na ja, ich habe ja schon zwei Spiele von fünf gewonnen!«
Ich demonstriere die Verhältnisse mit den Fingern meiner Hand. Jonas wischt sie mit den Worten
    »Abwatn, Mama, abwatn!« einfach beiseite. Ich gewinne wieder und meine salopp: »Tja, Joni, Pech gehabt, jetzt kannst du mich nicht mehr überholen! Eigentlich habe ich jetzt schon gewonnen!«
    »Abwatn, Mama, abwatn!«
    Tatsächlich gewinne ich auch die letzten beide Spiele und mein Sohn ist regelrecht verwirrt, denn das gab es noch nie! »Mama, nich fair! Du nie wonnen! Imma ich Siega! Nich fair nich! Gib mir Schoos (Chance), bitte!« Lachend lasse ich mich auf drei weitere Spiele ein, von denen ich jedoch wieder zwei gewinne. Also steht es nun insgesamt sieben zu eins! Doch von Verlierertum keine Spur, das eine gewonnene Spiel reißt für Jonas alles raus: »Siehse, Mama, ich kein Lusa nich!«.

Und weitere Beispiele dafür, wo und wie mein Sohn einfach anders tickt:

April 2011
Jonas (18) kommt von der Schule heim. Total verschwitzt zieht er seine Winterlederjacke aus. Darunter trägt er ein durchgeschwitztes Kurzarmhemd über einem ebenso triefnassen Unterhemd. Ich mache ihn auf seine Kleidungswahl aufmerksam: »Jonas, warum hast du denn die dicke Jacke angezogen? Das ist doch viel zu warm!«
    »Mama, mir gut so!«
    »Aber du schwitzt da drin doch wie Harry!«
    »Mama, mir gut so!«, kommt es mit etwas mehr Nachdruck.
»Na ja, ich verstehe ja, wenn du deine Lieblingsjacke morgens,

wenn es noch kühl ist, anziehen magst. Aber in der Mittagshitze musst du sie doch nicht überziehen.«

»Mama! Lass mich, mei Sache!«, zieht Jonas die Rote Karte. Ich schweige jetzt besser.

Dann wechselt Jonas das Thema:

»Gell, Mama, heut Sanaz gehen!«

»Ja, du hast nachher um 17.30 Uhr einen Termin bei der Zahnärztin.«

»Du mit, Mama?«

»Nein, ich gehe nicht mit.«

»Gut, schaff leine!«, bestätigt Jonas. »Wann los, Mama?«

»Es reicht, wenn du zehn vor halb, also um 17.20 Uhr, losläufst.« Die Praxis ist ganz in unserer Nähe.

»Du sags mich?«

»Ja, okay, ich sag dir Bescheid, wenn du loslaufen musst. Und denk dran, vorher gründlich die Zähne zu putzen!«

Mit den Worten »Au ja, machs jetzt!« verschwindet Jonas im Bad.

Später sitze ich oben in meinem Arbeitszimmer. Zufällig schweift mein Blick aus dem Dachfenster, als ich meinen Sohn in Jeans und Unterhemd durch unser Gartentor verschwinden sehe.

Mein Blick wandert zur Uhr, es ist 16.50 Uhr. Ob er sich schon zur Zahnärztin aufmacht? So früh? Aber wohin sonst sollte er hinten über den Garten rauswollen? Zur Praxis ist das eine Abkürzung, in der Tat. Aber er ist doch im Unterhemd! Eine Stunde später kommt der Patient zurück. Zeigt mir strahlend seine vom Zahnstein befreiten Beißer. »Alles kay, Mama!«, fasst er die Behandlung zusammen.

»Jonas, warum bist du denn vorhin schon so früh losgegangen?«

»Hab lese, Mama, guck!«, zeigt er mir sein Narniabuch.

»Und warum bist du im Unterhemd aus dem Haus gegangen? Das kannst du doch echt nicht bringen!«

»O Mama, soooo wam is! Schwitz ich!«

Hat man da noch Worte?

Juli 2011
Jonas (18) schnieft, rotzt, hustet, röchelt.
»*Mann, du Armer, dich hat's ja ganz schön erwischt!*«*, bemit-
leide ich meinen Sohn.*
»*Nö, Mama! Nua Äkältung, bin nich kank. Is nich schlimm,
hab Nasetücher bei, guck!*« *Jonas zieht drei dicke Päckchen
Papiertaschentücher aus der Hosentasche. Dafür, dass er kern-
gesund ist, hat er ganz schön kräftig vorgesorgt.*

August 2011
*Jonas (18) holt sich aus seinem Privatvorrat eine Cola zum Früh-
stück aus seinem Zimmer.*
»*Hey, junger Mann, was soll das denn?*«*, frage ich.*
»*Mama, bin müde. Brauch wach sein!*«
»*Dann schmeiß dir kaltes Wasser ins Gesicht, davon wirst du
auch wach. Cola zum Frühstück gibt es nicht!*«
»*Ja, du rech, Mama! Höchsen Ausname! (Höchstens mal als
Ausnahme)*«*, gibt sich Jonas diplomatisch und gießt sich einen
kleinen Schluck ins Glas und trinkt ihn rasch aus.* »*Aaaah, so
äfischend, jetzt bin wach bin!*«

Juni 2011
*Nach einem Krankenhausvormittag, der sich durch drei zusätz-
liche Untersuchungen erheblich in die Länge gezogen hat, kom-
men wir zum Parkplatz zurück. Ich sehe schon von Weitem den
Strafzettel unterm Scheibenwischer stecken.* »*Oh Mann, auch das
noch!*« *Verärgert schaue ich mich um und sehe die Politesse eine
Reihe weiter Kennzeichen aufschreiben und steuere auf sie zu.*
»*Mama, lass! Mussu zahlen!*«*, will Jonas mich zurückhalten.*
»*Ach, das ärgert mich aber. Ich kann doch nichts dafür, dass
das jetzt alles länger gedauert hat!*«
»*Mama, bleib hier!*« *Jonas (18) versucht vergeblich, mich am
Arm festzuhalten.* »*Ich frag sie wenigstens.*«
»*Nein, Mama, lass bitte. Sie is Abeit!*« *Ich ignoriere die Ein-
wände meines Sohnes und gehe weiter, erkläre der Dame meine
Situation. Sie ist tatsächlich so nett und löscht uns wieder aus ihrer*

Strafdatei. Jonas ist absolut sauer auf mich. Das Verhalten seiner Mutter war ihm äußerst unangenehm und peinlich. Der Vorfall bewegt ihn so sehr, dass er ihn zu Hause in den Computer tippt.

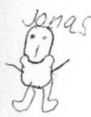

Fahre wir Beide KankenHaus Auto raus gaz nomall laufen Zuchk hatte wir dann du hast Poplemen AutoStafsette Polizie Frua has du reden dann habewir Schtrait Du bist doof Mama

Fahren wir beide ins Krankenhaus. Wir sind aus dem Auto raus, ganz normal in die Klinik gelaufen. Zurück auf dem Rückweg hatten wir dann oder besser: du hattest Probleme: am Auto klemmt ein Strafzettel. Mit Polizei-Frau hast du reden, dann haben wir Streit. Du bist doof, Mama!

Manchmal kommt mich sein Eigensinn auch »teuer« zu stehen.

Mai 2011

Bereits auf der Fahrt zum Trommelworkshop drischt Jonas (18) rhythmisch auf die Djembé ein, die er zwischen die Knie geklemmt hat, singt dazu (bei geöffnetem Fenster): »Sei güüßt, lieba Likolaus, gehse Haus zu Haus. Alle Kinda liebe dich, waaate un feue sich. Teis du dei Gabe aus, danke schön, danke schön lieba Likolaus!«

»Äh, Jonas, wir haben Mai!«

»Un?«

»Na ja, der Nikolaus kommt im Dezember, das ist im Winter! Jetzt ist grad mal Frühling!«

»Un?« *Jonas bleibt unbeeindruckt, fängt schon wieder von vorne an, jetzt erst recht:* »Sei güüßt, lieba Likolaus...« *Ich schüttle gespielt entsetzt den Kopf und verdrehe übertrieben die Augen. Jonas fühlt sich angespornt, noch einen Tick lauter zu singen, noch wilder zu trommeln.*

»Na, da kannst du dich gleich ja so richtig austoben.«

»Ja, Mama, feu mich!« *Als ich einige Stunden später mein Kind vom Workshop abholen komme, höre ich die Trommelschläge schon von außen. Bin etwas früher dran, will noch ein bisschen zuhören. Im Raum entdecke ich viele bekannte Gesich-*

ter, begeisterte Trommler, Perkussionisten und angehende Schlagzeuger, nur das eine, besonders vertraute Gesicht vermisse ich.

»Jonas ist im Nebenraum«, teilt mir der Kursleiter mit. Ich verstehe nicht recht, mache die Tür zu besagtem Raum auf und finde meinen Sohn schlafend auf dem Sofa vor. Besorgt gehe ich zu ihm, denke, er ist krank, fühlt sich unwohl. »Jonas? Was ist los mit dir?«, frage ich.

Mein Großer wacht auf, räkelt sich, gähnt wie ein Nilpferd und streckt sich. »Ah, Mama, du bis da.«

»Ja, aber was ist mit dir, wieso hast du dich hier hingelegt?«

»Oh, wa müde, Mama, jetzt nich mehr! Jetzt bin fit. Geh tommle.«

»Tja, der Workshop ist jetzt gleich vorbei, da wirst du nicht mehr groß zum Trommeln kommen.« In der Tat: Nebenan werden gerade die letzten Takte geklopft, dann die Instrumente eingepackt und sich gebührend verabschiedet.

Ich frage eine Mitarbeiterin, was denn los gewesen sei. »Jonas hat eine Viertelstunde mitgetrommelt, dann meinte er, er sei müde und wolle lieber schlafen. Ich hab ihm das Sofa nebenan gezeigt.«

»Wie, du hast den ganzen Workshop verpennt?«, frage ich Jonas verdutzt.

»Ja, Mama, so müde!«, grinst mein Held.

»Ach, du bist mir doch einer!«

Auf dem Weg zum Auto hake ich noch mal nach: »Hey Jonas, wieso warst du denn so müde? Hast du heute Nacht nicht gut geschlafen?«

»Doch hab schlafe. Aba bin lang weile.«

»Wie? Du hast dich gelangweilt? Im Trommelkurs?«

»Ja, Mama, lieba schlafe.«

»Na toll! Das war ja dann ein teures Nickerchen!«, beklage ich mich.

»Aber du hattest dich doch so aufs Trommeln gefreut. Hat es denn keinen Spaß gemacht?«

»Doch, Mama, aba lieba Hause tommle.«

Ich scheitere mal wieder an der Logik meines Kindes. Kaum losgefahren, kurbelt Jonas das Fenster herunter. Und nun geht *das Getrommel und Gesinge wieder los. Diesmal entscheidet sich Jonas für ein Weihnachtslied: »O Tanne-Baum, o Tanne-Baum, güü-hüün dei Blätta.«*

Abgrenzung ist ganz wichtig! Wenn Mann erwachsen wird, muss Mann auch seine Grenzen abstecken und sein Revier markieren. Von Mal zu Mal hängen mehr Zettel (oder besser: Verbotsschilder) an Jonas' Zimmertür. Hier ein paar Beispiele.

> Bitte anklopfen
> ich sage ja nicht du
>
> Bitt nicht störeh ich mag nicht ~~Euizeeen~~ und AILE
> ich möchteschlafen
>
> nicht neven Doro
>
> PAPA daff nich meine Zimmer
> weil meine Zimmer einreumen
> Ab Sofot eimal ~~einmeeneeenen~~
> Gibt Ärger von mir daff ~~Jonas~~
> einreumen aber ich einreumer nie
> also PAPA

Bitte anklopfen! Ich sage ja, nicht du!
Bitte nicht stören, ich mag nicht!
Das gilt für Elli und Alle!
Ich möchte schlafen.
Nicht nerven, Doro!
Papa darf nicht in mein Zimmer,
weil er mein Zimmer aufgeräumt hat.
Ab sofort gilt: Wenn du das noch einmal machst,
dann gibt es Ärger von mir! Darf Jonas
einräumen, wie ich es selber einräumen will,
nie also Papa!

Neben den aufgeklebten Deckeln seiner Lieblingsjoghurts und dem Vermerk: »Ich will so was haben!«, gibt es noch weitere klare Anweisungen für die Familienmitglieder:

Der Hund darf nicht rein! Warum? Weil mein Spiel heißt Monopoly 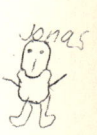 und Gina immer den drauf den treten. Nur darf Jonas und Maren und Elli und Katharina und Doro und Papa
    (die Letztgenannten wurden später wieder durchgestrichen)
darf rein und Luna darf rein.
    Doro darf nicht rein, Papa darf nicht rein! Wegen Fenster aufmachen.
    Der darf nich rein! Warum? Doro hat genervt und dumm warst, doof, Dummkopf!
    Wegen Kleider mich genervt!
    (Es ging darum, den Wäschekorb einzuräumen.)
    Sie sagt bei mir: Muss ich selber machen. Doofe Mama!

Natürlich ist seine Abgrenzung durchaus gesund und richtig, auch, wenn es manchmal vielleicht peinlich oder unhöflich wirken kann.

Mai 2008
Auf einem Fest sitzen Jonas (15), Wolfgang und ich beim Essen zusammen mit einem fremden Ehepaar am Tisch und machen höfliche Konversation. Der Mann unterhält sich auch immer wie-

der nett mit Jonas, die Frau sieht Jonas jedoch nur verstohlen und eher ablehnend wirkend an, spricht auch nicht mit ihm.

Als der Abend schon etwas vorangeschritten ist, wendet sie sich ihm doch plötzlich zu und fragt: »*Wie alt bist denn du eigentlich?*«

Jonas dreht sich zu mir und fragt: »*Mama, muss nich sagen, oder?!*«

»*Nein, wenn du dein Alter nicht verraten willst, dann ist das okay!*«, *stärke ich ihn in seiner Wahrnehmung, dass ihm diese Person unsympathisch ist und er nicht mir ihr reden mag.*

»*Fau gucks mich plöt ganze Zeit!*«

Jonas hat seine eigenen und meist sehr klaren Vorstellungen. Kompromisse einzugehen fiel ihm schon immer sehr schwer. Inzwischen kann er es jedoch immer besser, was vor ein paar Jahren noch völlig undenkbar war.

Ferienzeit August 2011
Wir wollen mal wieder Open-Air-Kino mit Beamer und Leinwand auf der Terrasse machen. Alle sind begeistert von der Idee. Jeder soll seinen Wunschfilm mitbringen. Als alles aufgebaut ist, die Getränke und Knabbernüsschen bereitstehen und die Kuschelnester mit Decken hergerichtet sind, treffen wir die Filmauswahl. Natürlich hat jedes Familienmitglied bei seinem Wunsch auch ein Stück weit die anderen im Blick, also einen Film gewählt, der allen gefallen könnte. Nun wird es spannend.

Als alle sechs Filme ausliegen, fallen die Kommentare: »*Och nö, nich den schon wieder!*«, »*Der soll doof sein, den will ich nicht sehen!*«, »*Lasst uns lieber mal wieder was Lustiges gucken!*« *usw. Es wird abgestimmt. Jonas (18) hält* »*Aristocats*«, *den alten Disney-Klassiker, hoch, sein Vorschlag für diesen Abend. Leider bekommt dieser Film nur seine eigene Stimme und fällt deshalb gleich in der ersten Runde raus. Wir versuchen, ihm* »*Avatar*«, »*Unsere Erde*« *oder* »*Vincent will Meer*« *schmackhaft zu machen – keine Chance. Jonas zieht beleidigt ab, will dann lieber allein in seinem Zimmer auf dem Laptop seinen Film schauen,*

lässt sich nicht auf einen Kompromiss ein. Weder der laue Abend,
die schöne Kinoatmosphäre auf großer Leinwand oder gar unser
Zusammensein können ihn bewegen, sich auf etwas Neues einzu-
lassen. Er will es noch nicht einmal versuchen. Auch mit keinem
anderen Film. Wenn es nicht Aristocats sein kann, dann eben gar
nichts. Aber diesmal sind wir fünf anderen auch nicht bereit, schon
wieder ihm zuliebe nachzugeben. Keiner hat Lust auf einen Zei-
chentrickfilm. Also ist es entschieden.

Als Jonas dann verärgert ins Haus geht, fangen wir wieder
von Neuem zu diskutieren an, ob wir vielleicht doch lieber Aris-
tocats gucken sollten, nur damit Jonas dabeibleibt. Doch dann
spricht Wolfgang ein Machtwort: »Es kann nicht sein, dass wir
uns ständig nach Jonas richten, er muss auch lernen, Kompromis-
se zu schließen. Oder eben dann den Preis der Einsamkeit dafür
bezahlen. Wir haben jetzt demokratisch abgestimmt und dabei
bleibt es.« Es gelingt uns dann tatsächlich, bei »Avatar« den
Abend zu genießen, ohne Jonas. Der hat es sich in seinem Zim-
mer mit Aristocats, Orangensaft und Keksen gemütlich gemacht.

Was für Jonas auch ganz typisch ist, sind seine immer wiederkeh-
renden Rituale und Angewohnheiten. Diese sind inzwischen so
tief in ihm verwurzelt, haben sich so fest eingeschliffen, dass es für
ihn fast unmöglich ist, sie zu verändern oder gar ganz zu lassen.

- Zwei Tage die Woche ist bei mir Waschtag, d. h., das Badezimmer steht voller Wäschekörbe und die Anrichte dient
  dazu, Wäsche zusammenzulegen. Jonas findet es unglaublich witzig, das Waschmittel zu verstecken (beziehungsweise stört es ihn, wenn es auf der Maschine steht), sodass ich
  ständig auf der Suche nach der Box bin.
- Freitagabend-Ritual: Die Jugendgruppe *Deeper* trifft sich
  bis 22.30 Uhr, also ist Jonas frühestens um 23 Uhr zu Hause. Danach muss er unbedingt noch mindestens zwei Filme
  auf dem Laptop ansehen. (Und wenn er noch so müde ist,
  beschlossen ist beschlossen!) »Mama, nix sagn, bin äwaxn,
  is Wochnände, nix Schule mär! Also, ich mach ich will!«

- Immer wieder montags: Geld vom »Tomat« abheben. Dazu mit dem Fahrrad die hundert Meter zur Bank fahren. Sogar sein Gips hat ihn nicht davon abgehalten und einfach nur hinlaufen kommt überhaupt nicht in Frage!

- Samstagmorgen-Ritual: Anziehen, aus dem Haus schleichen, beim Bäcker einkaufen gehen, vor dem Fernseher mit Kopfhörer alleine frühstücken.

- Nicht zu vergessen: der allseits bekannte Eiergag, den Jonas seit nunmehr achtzehn Jahren (na ja, Kleinkindphase muss man abziehen) präsentiert: Sobald er sein Frühstücksei gegessen hat, stellt er die leer gelöffelte Schale auf den Kopf und verschenkt das hohle Ei großzügig an einen von uns oder noch lieber an einen Gast, der vielleicht tatsächlich noch auf den Streich hereinfällt. Wenn nicht: Eine vorgetäuschte Überraschung zählt auch; doch darunter geht nichts, da Jonas sonst wirklich enttäuscht ist.

- Mein Gourmet mixt sich sein Getränk aus verschiedenen Flüssigkeiten zusammen, so entsteht unterschiedlicher »Zaubersaf«: Orange plus Apfel, Cola mit Apfelschorle oder Milch mit Kaba und einer Prise Zimt. Das Ganze wird von der rechtfertigenden Erklärung gekrönt: »Heute Mischtag!«

- Vor dem Anziehen legt Jonas sich seine Kleider auf dem Bett zurecht, legt die Stücke fein säuberlich nebeneinander. Dann zählt er ab, es müssen immer fünf Teile sein! Unterhose, Strümpfe, Hose, Unterhemd, Pullover. Sollte er ein T-Shirt und Hemd anziehen wollen, hat er ein Teil zuviel, dann lässt er eben das Unterhemd weg. Im Sommer, wenn er nur mit drei Teilen auskommen kann (Unterhose, kurze Hose, T-Shirt), zieht er oft noch Socken in die Sandalen an und zählt dann jede einzeln, damit er wieder auf fünf Teile kommt. Clever!

»Oh Mama, nerv nich, bin äwaxen!«

Klitzekleiner Reifebedarf

Und wenn sich der Mensch noch so erwachsen fühlt oder es gar bereits ist: Es gibt doch immer noch Bereiche, in denen er etwas dazulernen und sich weiterentwickeln kann. Das gilt für uns alle, einschließlich meines Ober-Helden.

April 2008
Ich hatte vor einigen Wochen ein Gespräch mit Jonas (15) über sein Verhalten beziehungsweise dass er sich öfter nicht an Abmachungen hält und wir deshalb in Streit geraten.
»Wills nich Streit, is plöt!«
»Ja, ich mag auch nicht mit dir streiten. Aber was machen wir dann?«
»Schreibs Lisse, Mama!«
»Was denn für eine Liste?«
»Ich doof bin.«
»Ich soll aufschreiben, wann und warum du dich doof verhältst?«
»Nau, Mama!«
»Hmm, und was soll das bringen?«
»Ich sehn kann.«
»Na gut, wenn du meinst, dass es dir und uns was hilft. Einen Versuch ist es wert. Dann schreibe ich ab jetzt auf, wenn Absprachen nicht klappen oder du Mist baust. Aber ich schreibe auch auf, was besonders gut klappt, was du toll gemacht hast – und dann können wir ja sehen, wie es sich die Waage hält.«
»Au ja, so machen!« Jonas reibt sich vor Vergnügen die Hände. Eine Woche später hängt folgende Liste in seinem Zimmer an der Wand.

Hat gut geklappt ☺	Hat nicht geklappt ☹
☺ Wäschekorb und Spielsachen ohne Aufforderung eingeräumt	☹ Nach Jugendtreff gebockt und Theater gemacht, weil du noch nicht heimwolltest
☺ Elli beim Saugen geholfen. Lieber Bruder!	☹ Küchendienst nicht gemacht
☺ Allein sinnvoll beschäftigt ohne Fernsehen. TOP	☹ Nicht geduscht. Stinkbär!
☺ Allein mit Bus & Bahn vom Godi heimgefahren	☹ Bäckersfrau geärgert
☺ Allein mit Bus & Bahn zum Jugendtreff gefahren	☹ Treppe nicht gesaugt
☺ Im Garten gearbeitet mit Maren. Fleißig!	☹ Schulden bei mir nicht zurückgezahlt!
☺ 3 Std. Stadtbummel ohne Gebocke! Mein Held!	
☺ Allein in die Stadt gefahren, Sammelkarten gekauft, dann weiter in FeG. Großer Kerl!	
☺ Küchendienst gut gemacht	

»Mama, ich gut!«
»Wie meinst du das?«, frage ich, als wir zusammen vor der Liste stehen.
»Guck, mär Lachsichter! Nich so viel Weinen. Also, bin bessa worde!«
Jau, dem kann ich definitiv nichts entgegensetzen, wenn wir es so deutlich schwarz auf weiß vor uns haben.

September 2008
Jonas (16) hat den Bus verpasst. Ich fahre ihn mit dem Auto zur Bahnhaltestelle im Nachbarort. In dem Moment, als ich anhalte, fährt auch die Bahn ein. Jonas steigt aus und rennt los. Reifen quietschen, Autos hupen. Vor meinen Augen, nur wenige Meter entfernt, können zwei Autos gerade noch eine Vollbremsung machen, als mein Sohn völlig kopflos über die Straße rennt,

um die Bahn noch zu erwischen. Minutenlang bin ich noch wie geschockt und kann nicht losfahren, während Jonas bereits in der Bahn sitzt und mir fröhlich zuwinkt, als sei nichts geschehen.

Ich nicht kann? Oh, lass denken. Hmm, kann ich nicht so gut Sprache. 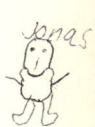 Muss ich üben bei dem Logopädie. Frau Leonhardt, is sie so nett, sie hilft mir. Noch? Hmm, kann ich nicht Motorrad fahren wie Papa. Aber vielleicht lern ich noch, will Mofa fahren, du weißt doch, Mama, weiß nicht mehr? Noch mehr sagen? Oh, du nervs, Mama. Sonst kann alles gut! Klappt bei mir!

Übrigens: Der Entschluss, wieder mit Logopädie anzufangen, kam von Jonas selbst. Als sich die Idee mit den Lesungen in seinem Kopf festbiss, entschied er ganz klar: »Mama, muss mei Sprache üben, ich bessa reden kann, Leute vastehen bei mir!« Seitdem geht Jonas wieder vierzehntägig zum Üben, während er davon vorher jahrelang nichts mehr wissen wollte.

Juli 2011
Jonas muss im Möbelhaus auf die Toilette. Ich sage ihm, dass ich mich bei den Sonderangeboten auf dieser Ebene etwas umschauen werde. Nach bestimmt zehn Minuten ist er immer noch nicht wieder aufgetaucht. Da höre ich aus dem Lautsprecher: »Zachmann siebzig-zwanzig, bitte!«, und denk noch: »Aha, Namenskollege bei der Arbeit.« Komisch finde ich allerdings schon, dass Jonas so lange nicht wiederkommt. Inzwischen habe ich auch alle Wühltische mit Handtüchern und sonstigen Badeaccessoires durchgestöbert. Nun behalte ich die Toilettentür im Dauer-Blick und bin nicht wenig erstaunt, als per Lautsprecher Folgendes durchgesagt wird: »Kundin Frau Zachmann, Sie werden in der Lampenabteilung erwartet. Ihr Sohn sucht sie. Kundin Zachmann, bitte!«

Hammer! Jetzt werde ich schon von meinem eigenen Kind ausgerufen – Rollentausch! Jahrelang musste ich doch immer wieder meinen kleinen Ausreißer suchen … Als ich einen Stock tiefer zwischen den Lampen aufkreuze, winkt mir ein sichtbar

erleichterter Sohnemann mit den Worten: »Ah, bis du ja, Mama!
Such dich übe all!«, entgegen. Drei Angestellte hatten sich um
ihn geschart, um mit dem Achtzehnjährigen besorgt nach seiner
Mama Ausschau zu halten.

Jonas erstellt eine Liste mit seinen Schwächen.

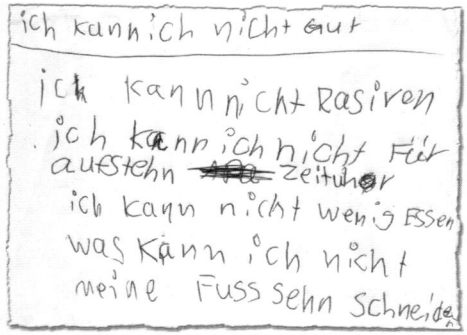

Ich kann nicht gut
Ich kann mich nicht rasieren.
Ich kann nicht früh
aufstehen beziehungsweise die
richtige Zeit auf der Uhr
einstellen.
Ich kann nicht wenig essen.
Was kann ich nicht?
Meine Fußzehennägel schneiden.

Dezember 2009

Jonas (17) war gestern Abend allein Zuhause. Heute, am Sonntag-
morgen, will er sich wohl versichern, ob wir nachts auch wirklich
heimgekommen sind. Jedenfalls stürzt er um 6.30 Uhr in unser
Schlafzimmer und atmet laut hörbar erleichtert aus. Als wir uns
verschlafen fragend zu ihm umdrehen, erklärt er: »Nur guckn,
euch machs!«, und mit einem Türenknall ist er wieder drau-
ßen.

Mai 2010

Wolfgang ist über das Wochenende auf einem Seminar. Als Jonas
abends ins Bett soll, steuert er unser Elternschlafzimmer an.
*   »Jonas, wo willst du denn hin?«, frag ich nach.*
*   »Deine Bett, Mama!«*
*   »Aber wieso denn?«*
*   »Papa nich da, also!«*
*   »Ja und? Du hast doch dein eigenes Bett!«*
*   »Nö, Mama, lieba zu dich! So küschelich!«*

»Nein, Jonas!«
»Oh, bitte Mama! Außen weise (ausnahmsweise) dir schlafen!
Komm, lass mich nich hängen! Gib mir Schooß (Chance)!«
Ich muss lachen. »Nein, Jonas! Ich finde, du musst mit sieb-
zehn Jahren wahrlich nicht mehr bei deiner Mama im Bett schla-
fen!«
»Oh, schade! Will gern küscheln dich! Mag dich so lieb!«
»Komm her, mein Großer. Ich drück dich noch mal doll und
dann gehst du in dein eigenes Bett!«
»Hm ja, o Mama, du so küschelich un weich!«, schnurrt mein
fast erwachsener Sohn mir ins Ohr.

Und noch eine Anekdote aus dieser Ecke.

August 2011
Jonas (18) träumt mal wieder laut von dem Zeitpunkt, wenn
unser gemeinsames Buch fertig sein wird. »Mama, du, ich Urlaub
geh Hotel, gell?«
»Du meinst, wenn wir eine Lesung haben?«
»Nau!«
»Ja, wenn wir für eine Lesung gebucht werden und die Stadt
weiter weg ist, dann bleiben wir dort über Nacht und schlafen
im Hotel!«
»Au ja, so machen: Du, ich Doppelbett!«
»Was? Nein, Jonas, wir schlafen nicht mehr in einem Bett! Du
bist doch schon ein erwachsener Mann!«
»O manno, aber dann machen?«
»Da nehmen wir dann zwei Einzelzimmer. Du hast also dein
eigenes Bett in deinem eigenen Zimmer!«
»Lieber nich, trau mich nich! Lieber dir schlafen, Mama!«
»Wir könnten ja zwei Zimmer nehmen, die direkt nebenei-
nanderliegen.«
»Nö, Mama. So wills nich!«
»Tja, dann könnte ich mir noch vorstellen, dass wir in einem
Doppelzimmer schlafen, in dem zwei einzelne Betten stehen.«
»Au ja, des gut!«

»*Aber dann muss ich mir die ganze Nacht dein Geschnarche anhören und kann dann kaum schlafen!*«*, stöhne ich gespielt übertrieben.*

Jonas lacht: »*Ach, Mama, nich schlimm mein Schnarche! Ich kanns ich schlafe!*«

»*Und was machen wir, wenn Papa auch noch mitkommen will?*«

»*Kanns er Getarre spielen!*«

»*Ja, dann würde er natürlich Musik machen auf der Lesung. Aber wie lösen wir dann das Übernachtungsproblem?*«

»*Papa schlafe dir und mir Mitte!*«

Na klar doch, dass ich da nicht von allein drauf gekommen bin!

Oftmals schneidet sich Jonas durch sein verweigerndes Verhalten ja selbst ins eigene Fleisch. Ich kann die schönen Events, die er (und oft wir alle) deshalb verpasst haben, gar nicht mehr zählen. Schon schwierig, wenn man sich selbst so im Weg steht und nicht wegschieben oder überspringen kann. Ich kenne das durchaus auch von mir, dass ich immer wieder in alte, ungute Verhaltensmuster zurückrutsche, von denen ich längst angenommen hatte, sie bewältigt zu haben.

Januar 2009

Wir haben es eilig, sind zu dritt (Wolfgang, Jonas und ich) bei Freunden zum Essen eingeladen. Jonas (16) freut sich auch auf den Besuch, macht sich dennoch und trotz mehrfacher Aufforderung nicht rechtzeitig fertig. Stattdessen sitzt er im Erker seines Zimmers auf dem Boden und liest Comics. Es war abgemacht, dass er vorher noch duschen geht. Die Situation eskaliert mal wieder.

»*Jonas, leg das Heft jetzt bitte weg!*«

»*Mama, muss fätich lesen!*«

»*Du kannst gleich im Auto fertig lesen, jetzt musst du duschen gehen!*«

»*Gleich, Mama!*«

»Nein, nicht gleich: jetzt!«
»O Mama, imma du wills! Muss ärs fätich lesen!«
»Es könnte sein, dass wir dann eben ohne dich fahren, wenn du nicht fertig bist. Also bitte, beeile dich jetzt!«
Nichts passiert, Jonas bleibt hocken. Er kann einfach nicht mittendrin in einer Geschichte aufhören zu lesen, meint immer, er müsse das Kapitel erst zu Ende lesen, bevor er ein Lesezeichen ins Buch legen kann. Das Ende vom Lied: Wir fuhren ohne Jonas fort, verbrachten einen schönen und entspannten Abend bei Freunden, während Jonas es sich zu Hause vor der Glotze mit drei Butterbroten gemütlich machte. Aber erst, nachdem er die Geschichte zu Ende gelesen hatte, versteht sich. Am nächsten Morgen freute ich mich schon auf die zu erwartende Frage: »Erzähl, du mach has!«, und berichtete ausgiebig und in allen Einzelheiten vom schönen, lustigen Zusammensein und insbesondere vom leckeren Drei-Gänge-Menü, das Jonas verpasst hat. Vielleicht hilft es ja fürs nächste Mal, dass er sich nun über sich selbst ärgert.

Nein, es hat nicht wirklich gefruchtet, auch die nachfolgenden »Dann-musst-du-eben-zu-Hause-bleiben!«-Maßnahmen blieben auf Dauer erfolglos. Im Grunde ist es immer wieder ein Glücksspiel mit Jonas und total von seiner »Tagesform« abhängig, wie gut er »mitmacht«. Und doch muss ich eingestehen, dass er sich auch hier weiterentwickelt hat. Zumindest hatten wir Szenen wie die folgende schon Monate nicht mehr.

Sonntagmorgen im November 2010
Ich erinnere die Familie beim Frühstück noch einmal daran, dass ich etwas früher zum Gottesdienst losfahren möchte, da ich Dienst am Büchertisch habe. Jonas (18) erinnere ich speziell daran, dass er heute nach dem Gottesdienst mit den Jugendlichen auf die Eisbahn gehen will, also noch seinen Krempel (sprich: Handschuhe, Mütze, Vesper etc.) dafür zusammenpacken muss. Das hatte ich ihm übrigens gestern Abend schon mitgeteilt, doch war auf taube Ohren gestoßen: »Mama, mach ich morgen, tschill

mal!« Mein Sohn bleibt völlig unbeeindruckt angesichts meiner Rede und schlurft im Schlafanzug zurück in sein Zimmer, um weiter am PC zu spielen. Als ich wage, ihn kurz darauf zum Anziehen aufzufordern, reagiert er verärgert: »Mama, lass mich! Bin äwaxn!«

»Ja, Jonas, das weiß ich. Aber auch Erwachsene müssen sich fertig machen, wenn Sie pünktlich aus dem Haus gehen wollen!«

»Mama, bitte! Lass mich!« Ich ziehe angesichts der giftigen Blicke seufzend hinter mir die Tür zu. Eine Viertelstunde später schaue ich wieder bei ihm rein. Zwar ist inzwischen der PC aus, aber Jonas noch im Schlafanzug, und das Badezimmer hat er heute Morgen auch noch nicht von innen gesehen. »Auf, auf, jetzt! Wir müssen in zehn Minuten los!« Ich bin echt sauer. Immer wieder dasselbe mit dem Kerl! Unter Zeitdruck wird Jonas noch langsamer! Verweigert sich regelrecht. Also lasse ich ihm immer genüüüügend Zeit, sich fertig zu machen, biete ihm alle mögliche Hilfe und Unterstützung an, was er kategorisch ablehnt (»Mama, bin groß!«) oder kümmere mich bewusst nicht um ihn – ganz gleich, das Ergebnis ist immer dasselbe: Er kommt von allein oft nicht in die Gänge! Meine Wut scheint ihn dann erst recht zu bremsen. Und je weniger er sich bemüht, um so mehr könnte ich platzen. Blödes Spiel, blöder Kreislauf, blöde Zwickmühle. Höchste Zeit für den »guten Polizisten«: Wolfgang mischt sich ein, redet mit Jonas, erklärt die Situation noch mal. Zehn Minuten später hat Jonas immerhin Jeans und T-Shirt an. Die Diskussion geht weiter. Zum hundertsten Mal sage ich meinem Sohn, ein T-Shirt im Winter sei zu kalt und auf der Eisbahn schon gar nicht ausreichend, und zum hundertsten Mal erklärt mir mein Sohn, es sei egal, ob Winter oder Sommer und ich hätte sowieso keine Ahnung und überhaupt: »Lass mich Ruhe, bin äwaxen, kann selber kümmern, mei Scheidung …!«. Wir sind also keinen Schritt weitergekommen. Ich stelle Jonas ein Ultimatum: entweder in 5 Minuten abfahrbereit zu sein (mit Zusatzkleidung fürs Schlittschuhlaufen) oder hierzubleiben. Murrend geht er in sein Zimmer zurück. Die Zeit ist um, ich strecke vorsichtig die Nase zur Tür herein. Mein Großer sitzt schwitzend und keuchend auf seinem

Bett, hat eine Mütze auf, über die Jeans seine Skihose angezo-
gen, drei Pullis übereinander, die Winterjacke noch darüber und
bemüht sich gerade vergeblich, ein 3. Paar Wollsocken anzuzie-
hen. Ich sehe, wie er mir zuliebe alles richtig machen will. Sehe
Anpassung und Rebellion miteinander in ihm kämpfen. »*Meine*
Güte, Jonas! Du sollst die Sachen zum Mitnehmen einpacken,
doch nicht jetzt schon anziehen! Schließlich sitzt du erst noch
eineinhalb Stunden mit im Gottesdienst!«
   »*Oh, Mama! Immer du wills, so gemein dir!*« *Jetzt ist er fast*
den Tränen nahe. Anscheinend kann er mir ja nichts recht machen,
das verletzt und frustriert. Versagensgefühle kommen hoch. Ich
schlage einen versöhnlicheren Ton an, schäle ihn aus den Zusatz-
klamotten, packe alles in eine Tasche. Im Auto ist Jonas wieder
fröhlich und bestens gelaunt, seine Welt ist wieder in Ordnung.
Meine nicht. Ich ärgere mich immer noch, weil wir trotz all mei-
ner Bemühungen, genau dem entgegenzuwirken, wieder zu spät
kommen. Nächstes Mal, so nehme ich mir vor, entziehe ich mich
dieser voraussehbaren Eskalation, indem ich einfach allein früher
im Zweitauto losfahre – Umweltverschmutzung und Benzinkos-
ten hin oder her. (Hab ich allerdings doch nicht gemacht.)

Es gab durchaus auch Momente, in denen ich Jonas' Verhalten
nicht nur als nervig und anstrengend empfand, sondern mir darüber ernsthafte Sorgen machte.

Mai 2009
Wolfgang und ich machen Musik auf einer Hochzeit. Abgese-
hen vom schönen Fest, dem leckeren Essen, der netten Atmo-
sphäre und den schönen Feedbacks zu unserem Auftritt bewegt
und berührt uns sehr die Anwesenheit eines Mannes mit Down-
Syndrom. Im Laufe des Abends bekommen wir mit, dass er der
vierunddreißigjährige Bruder der Braut ist. Er sitzt den ganzen
Abend am Tisch neben seiner Mutter, hat einen Walkman auf und
hört abwechselnd Kinderkassetten, die er neben seinem Teller
akkurat übereinandergestapelt hat. Den ganzen Abend sehe ich
ihn nur dreimal aufstehen: zweimal zum Essen holen, einmal zum

Toilettengang. Jedes Mal an der Hand seiner Mutter. Er tanzt nicht, er macht bei keinem Publikumsspiel mit, er nimmt kaum am Fest Anteil. Ist ganz in seine Kassetten versunken. Nur als eine Bildershow läuft und er sich selbst und seine Familie in verschiedenen Situationen wiedererkennt, zeigt er darauf und lässt ein herzlich brummendes Lachen ertönen. Später erzählt mir seine Mutter, die weiß, dass wir auch einen »solchen Sohn«, wie sie sich ausdrückte, haben, ihr Martin weise zusätzlich autistische Züge auf und sei schizophren. Er brauche viele Medikamente, spreche nicht ein einziges Wort, gehe nirgends alleine hin, lebe daheim bei seinen Eltern und verbringe nahezu den ganzen Tag damit, Kassetten anzuhören. Mich hat es gerührt und bedrückt zugleich, wie liebevoll Martin in seiner Familie aufgehoben ist und mit wie viel Kraft die Eltern jeden Tag noch ihr längst erwachsenes Kind versorgen. Wirklich erschreckt hat mich, als ich auf den Bildern sah, was für ein fideles und aktives Kind und Jugendlicher Martin einst war. Die Mutter zählte mir voller Stolz auf, was Martin einst alles konnte: Rad fahren, Ski fahren, schwimmen, bergsteigen etc. Aber von diesem agilen jungen Mann ist nun fast nichts mehr übrig geblieben, seit seinem zwanzigsten Lebensjahr habe er zusehends abgebaut. Das hat mich doch sehr mitgenommen und eine leise Angst machte sich breit, ob uns das mit Jonas (16) auch so passieren könnte. Noch sehe ich freudig, dass er sich mit zunehmendem Alter auch weiterentwickelt, und bin überzeugt, dass noch einiges an unentdecktem Potenzial in ihm schlummert. Ich setze diesen aufsteigenden Ängsten entgegen, dass Menschen mit Down-Syndrom ebenso unterschiedlich und verschieden sind wie alle anderen auch. Warum also sollte Jonas schizophren oder anderweitig psychisch krank werden? Andererseits hatte ich ja schon öfter den Eindruck, dass sich Jonas manchmal sehr in sich selbst zurückzieht, gerne in seine »andere Welt«, wie wir es nennen, abtaucht, wo er sich dann im Flüster-Gespräch mit einem fiktiven Gegenüber unterhält. Erste Anzeichen?

»Ich un Männers mach so!«

Identifikation mit dem eigenen Geschlecht

Wir haben zu Hause schon eine mehr oder weniger klassische Rollenverteilung: der Mann geht außer Haus arbeiten, die Frau arbeitet daheim (inzwischen jedoch mehr am PC als im Haushalt, da ich mich mit meiner Schriftstellerei selbstständig gemacht habe). Ansonsten aber, denke ich, haben wir unseren Kindern eine recht emanzipierte Sichtweise mit auf den Weg gegeben beziehungsweise konnten sie uns als gleichwertige Partner erleben. Jonas jedoch hat ganz konkrete Klischees im Kopf, von denen wir uns nicht erklären können, woher sie stammen und warum sie sich so bei ihm festgesetzt haben.

Juni 2011
»Glotz du?« Jonas (18) kommt ins Wohnzimmer hoch, sieht seinen Papa vor dem Fernseher sitzen.
   »Ja, ich guck Fußball. Frauen-Fußball.«
   »Fauen spiele nie Fußball!«
   »Doch, Jonas! Klar, das hier ist sogar die Frauen-Weltmeisterschaft!«
   »Nö, gibses nich. Fauen kanns kei Fußball, nur Männa!«
   »Das ist doch Quatsch, Jonas! Natürlich können Frauen auch Fußball spielen! Und wie gut! Schau doch mal!«
   »Nö, glaub ich nich. Fänsän lügs!«, und damit zieht er wieder nach unten ab.
   Ein paar Tage später sind wir alle in der Stadt unterwegs und Wolfgang macht mich auf ein Motorrad aufmerksam, das vor einem Biergarten geparkt ist. »Guck, Doro, da ist deine GN!« Begeistert laufe ich auf die Maschine von Suzuki zu, die ich selbst noch vor fünfzehn Jahren fuhr, und streichle liebevoll über den Sattel.

»Wow, Mama, das ist ja ein echtes Motorrad! Ich dachte immer, du wärst eher Roller gefahren oder so was«, hakt Elli nach.
Jonas: »Nö, glaubs ich nich. Mama nich Motohad fahn, nur Papa!«
»Natürlich kann ich auch fahren«, verteidige ich mich, »zumindest bin ich früher viel gefahren. Jetzt schon lange nicht mehr.«
»Nö, glaubs ich nich. Fauen kei Motohad fahn, nu Männer!«
»Ach, Jonas, was soll das denn schon wieder?«, schüttelt Wolfgang den Kopf. »Natürlich können Frauen genauso Motorrad fahren. Mama und ich sind sogar zusammen in den Urlaub gefahren – mit zwei Motorrädern.«
»Glaubs ich nich!«, beharrt unser Sohn auf seinem Weltbild. Da hilft es auch nichts, wenn ich ihm daheim entsprechende Fotos von mir und meinem Motorrad zeige. »Mama, stimms nich ächte Leben nich. Du nie Motohad faht, nie gesehen habe.«
»Jonas, ich bin definitiv gefahren, auch, wenn du mich noch nie hast fahren sehen beziehungsweise damals noch so klein warst, dass du dich nicht mehr daran erinnern kannst. Ich weiß auch nicht, ob ich es jetzt noch könnte. Ist schon so lange her ...«
»Siehse, Mama, du kannse nich!«

Dezember 2009
Thema Rasieren: Ich zeige auf Jonas' (17) wild sprießenden Haarwuchs am Kinn und überhaupt im ganzen Gesicht und hänge die plumpe Aufforderung an: »Du gehörst echt mal wieder rasiert!«
»Oh, Mama, nich einmische mich. Mei Sache!«
»Aber es sieht so ungepflegt aus!«
Jonas stellt die Gegenfrage: »Mama, du Bart?«
Ich verneine natürlich. Jonas stemmt die Arme in die Seite und fasst zusammen: »Also, siehse, du kei Mann, du kei Ahnung!«
Tja, wo er mal wieder recht hat ...

September 2008
Wir wollen zu einer Radtour aufbrechen. Es sind minus fünf Grad, aber Jonas (16) weigert sich, auf dem Fahrrad Handschuhe anzuziehen.

»Mama, mich nich kalt wie du! Männa friern nich, nur Fauen!«
»So ein Quatsch!«, kommentiert Wolfgang und zeigt Jonas seine behandschuhten Hände.
»Papa, du Hausname (Ausnahme)!«

Juli 2011
Auf dem Weg ins Krankenhaus kommen wir jeden Tag an der Riesenbaustelle in Karlsruhe vorbei (die Stadtbahn wird unter die Erde verlegt) und müssen Umleitungen und Warterei in Kauf nehmen. Als wir an diesem Morgen wieder im Stau stehen und trotz der morgendlichen Hitze die Fenster freiwillig wieder hochkurbeln, weil Lärm und Dreck einfach eine Zumutung sind (arme Anwohner!), schauen wir beide schweigend den Männern bei ihrer schweißtreibenden Arbeit zu.
Jonas seufzt: »Mama, Baustelle dauert aber lang!
»Ja, das kannst du laut sagen. Und ich glaube, sie geht auch noch Monate!«
»Mama, du musst helfen!«
»Ich?«
»Ja, du!«
»Warum soll ich helfen?«
»Dann geht schnella!«
»Aber was soll ich denn da helfen? Ich hab doch von Arbeiten auf dem Bau keine Ahnung!«
»Egal, Mama! Kanns Dreck wegfahn, hast Autoschein!«
»Du meinst Führerschein?«
»Ja, nau! Nimms große Lasswagen, kanns viiiel Dreck wegfahn, is lustig!«
»Wow, das traust du mir zu, dass ich so einen großen LKW fahren kann?«
»Klar, Mama! Kanns du! Und sauber machen – wie dahause!«
»Na toll! Klassische Frauenarbeit, oder wie?!«
»Nau! Alle Frauen mach so!«
»Aha, und was machen die Männer deiner Meinung nach?«
»Männer machs Arbeit! Guck doch!«, und zeigt auf die Bauarbeiter.

»Jonas, und du? Dann könntest du als Mann doch auch helfen und mitarbeiten!«

»Nö, kanns nich! Mei Hand paputt, du weiß doch, weiß nicht mehr!?«, grinst er breit und damit ich nicht vergesse, weshalb ich seit sechs Wochen jeden Tag mit meinem erwachsenen Sohn ins Krankenhaus fahren muss, fuchtelt er mir mit seiner Schiene vor der Nase herum. Zu den Männern draußen gewandt: »Tumme Leid, Jungs, kanns ich nich helfen euch! Nächste Mal wieder, mein Hand sund is, okay?!«

Als wir weiterfahren, kurbelt Jonas sein Fenster runter und winkt den Bauarbeitern kollegial zu.

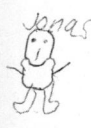 Ist cool, Männer zu sein, weil Männer machen tolle Sachen: Essen gehen, Frauen ärgern, Motorrad fahren, Bart wachsen. Ich bin mein Lieblingsmann, dann kommt Papa zweites. Rasieren bei meinem Bart und Mama krault mein Bart, ich liebe es!

Ich bin ein Mann! Bin erwachsen, 18 Jahre, bald 19, dann 20, dann 21! Boah, bin ich Ur-ur-ur-ur-Vater!

Es gibt wohl für einen Fasterwachsenen kaum Schlimmeres, als mit einem Mädchen verwechselt werden zu können. Dennoch muss Mann ja mal testen, wie es sich so anfühlen könnte, weiblich zu sein.

Mai 2009

Auf der Gemeindefreizeit. Jonas hat sich auf unser Zimmer verzogen. Als ich später nachkomme, rieche ich es schon: Nagellack. Schnell versteckt mein Sohn seine Hände hinterm Rücken. Ich muss ein Grinsen unterdrücken. Auch seine Augen sind verdächtig blau verschmiert (mein Kajalstift liegt abgebrochen auf dem Nachttisch).

»Jonas, was soll denn das?«, stelle ich den Sechzehnjährigen zur Rede.

»Will popiern, Mädchen is!«

Ich seufze. »Und, wie fühlt es sich an, ein Mädchen zu sein?«

»Is doof!«, kommt es prompt.

»Na, da bin ich ja erleichtert. Aber jetzt haben wir ein Problem, denn in einer halben Stunde willst du ja mit den anderen Jugendlichen ins Schwimmbad gehen.«

»Mama, mach weg!« Jonas streckt mir seine üppigst eingepinselten Hände entgegen.

»Geht nicht, ich habe keinen Nagellackentferner dabei!«

»Dann machen?«, fragt Jonas ratlos.

»Wir haben jetzt drei Möglichkeiten: Die erste: du lässt es dran und gehst so mit.«

»Nö, kei Fall! Nagenack is peinlich!«, hat Jonas klar entschieden.

»Oder die zweite: Du bleibst hier.«

»Nö, Mama, kei Fall. Will mit schwimme! Noch?«

»Ja, die dritte Möglichkeit, die mir einfällt, ist, Nagellackentferner aufzutreiben, um das Fiasko wieder rückgängig zu machen.«

»Nau, so machen!« Die Schminke bekommen wir weitestgehend mit dem guten alten Waschlappen ab, und zum Glück ergibt die Umfrage unter den Teens, dass das gewünschte Utensil in fast jedem mitgeführten Mädchen-Kosmetik-Koffer vorhanden ist. Jonas kann also mitgehen ins Schwimmbad. Der Nachmittag ist gerettet.

April 2011

Wir sitzen allein beim Arzt im Wartezimmer. Erst nimmt sich Jonas eine Zeitschrift, blättert lustlos darin herum. Dann legt er sie zurück und geht in die Kinderspielecke. Ich schaue unauffällig rüber und traue meinen Augen nicht: Mein Achtzehnjähriger Sohn setzt sich auf den Boden, nimmt die Barbie-Puppe mit dem Barbie-Kind und das dazugehörige Auto und spielt »Ulaub fahn«. Er spricht laut mit den Puppen, spielt völlig hemmungslos, von Scham keine Spur. Ich grinse, lese dann weiter in meinem Buch. Als die Sprechstundenhilfe reinkommt, um uns aufzurufen, zuckt Jonas keinesfalls zusammen, wie ich es vielleicht erwartet hätte. »Huch, du spielst mit Puppen?«, fragt sie ganz irritiert. »Ja, aber bin kein Mädchen mär!«, stellt Jonas klar.

Absolute Sternstunden sind für Jonas sogenannte »Männertage«: Dabei handelt es sich um jene seltenen und umso kostbareren Stunden, in denen er seinen Papa mal ganz für sich hat und die beiden »ihr Ding« machen: Motorrad fahren und irgendwo unterwegs essen gehen.

September 2011
Ich höre das Gespann in den Hof fahren, meine Männer sind von ihrem zweistündigen »Männertag« zurück. Als Wolfgang die Treppe hinaufkommt, sehe ich schon, dass er bedrückt ist. »Was ist, wo ist Jonas?«
»Er sitzt noch unten im Hof, will nicht reinkommen. Ich hab ihm bei unserer heutigen Unterhaltung im Biergarten vielleicht zu heftig eingeschenkt, jetzt ist er ganz bedröppelt«, macht sich Wolfgang Vorwürfe.
»Über welches Thema habt ihr denn gesprochen?«
»Erst übers Ausziehen. Jonas hat mal wieder betont, dass er nicht mit anderen Behinderten zusammenwohnen will. Oder zumindest nicht mit jemand, der auch Down-Syndrom hat. Ich hab ihm dann gesagt, dass ich seine Haltung nicht okay finde und er die anderen damit abwertet und verletzt. Genau das, was er für sich selbst nicht wünscht. War ein bisschen heavy Tobak, nehme ich an.«
»Ja, vielleicht. Aber das muss er schon auch hören können. Jetzt müssen wir ihm eben Zeit lassen, damit es sich setzen kann.«
Eine Viertelstunde später kommt Jonas (18) nach oben. Wolfgang fragt, ob alles soweit okay sei. »Ja, Papa, okay. Aber will nich reden!« Wir sehen ihm beide an, dass es in seinem Inneren rumort.
Auch ich biete ihm später am Abend noch mal eine Unterhaltung an. »Nö, Mama, is gut so, will nich reden.« Meine Umarmung jedoch nimmt er gerne an, streichelt mir dabei über den Rücken und schnurrt: »O Mama, foh du mein Mutta bis! Lieb dir sooo arg.« Am nächsten Morgen sitze ich mit Maren und Jonas allein am Frühstückstisch. Jonas betet: »Lieber Gott, danke für lecker Brötchen un Wuars und Käse! Un danke, ich mein Papa

hab un gute Gespäche un Motohad fahn können. Amen.« Natürlich muss ich meinem Mann später von diesem Gebet erzählen,
und er atmet sichtbar erleichtert auf.

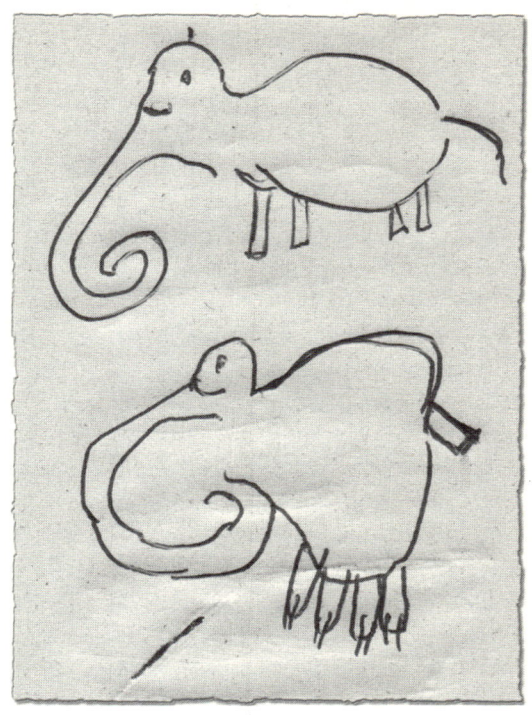

Beim Warten in der Kneipe auf das Essen malen meine beiden
Männer: Wolfgang zeichnet vor, Jonas skizziert nach.

Mama und Papa sind Wichtigste meine Leben. Geht nicht um mich,
geht meine Mama und Papa glücklich sind. Ich auch! Ich bin wichtig
meine Eltern. Meine Papa ist wichtig, ist anders, weil Mama immer
da. Papa nicht so oft. Aber meine Papa mich lieb haben trotzdem.
Mich verstehen. Aber glaub ich, Papa ganz anders als ich und nicht
meine Gefühle versteht immer. Aber machen wir Männergespräche!
Nur Papa und ich. Nur Männer, nichts für Frauen! Fahren wir Motorrad

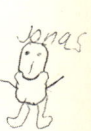

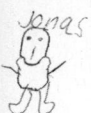

und gehen wir essen hin und sprechen schöne Thema. Beispiel Geld oder Mädchen.

Heißes Eisen Sexualität. Um Jonas' Privatsphäre zu wahren, will ich dieses Thema nicht näher ausführen. Nur so viel: Er wünscht sich »Mei Fau Sex mache und Baby ham!« Ja, seine Bedürfnisse und Sehnsüchte sind die eines ganz normalen Mannes. Warum auch nicht?

Februar 2011
Jonas ruft aus der Gemeinde an. Er hat seinen Ausweis vergessen, ich soll ihn mitbringen, wenn ich später nachkomme. »Wo ist er denn?«
»Mein Simmer!« Klick. Diese konkrete Angabe hilft mir natürlich ungemein weiter. Maren beginnt schon mit der Suche. Sie zieht diverse Schubladen auf und ruft plötzlich: »Mama, ich glaube, ich habe Jonas' Pornoabteilung gefunden!«
Ich zucke zusammen. Stelle mir entsprechende Magazine oder gar Filme vor, die Jonas vielleicht versteckt haben könnte. Na ja, wäre wahrscheinlich ganz normal für einen Achtzehnjährigen, denke ich noch, schlucke dennoch schwer. Als ich in Jonas' Zimmer komme, hält Maren mir breit grinsend zwei Broschüren hin: einen Werbeflyer für Enthaarungscreme, auf dem die glänzenden haarlosen langen Beine einer Frau abgebildet sind, in deren Zehen ein Blümchen steckt. Der zweite Fund ist noch harmloser: ein alter Lidl-Prospekt, in dem Damen-Unterwäsche angepriesen wird. Erleichtert atme ich auf, lege beides wieder in die Schublade, kann mir dabei ein Grinsen jedoch nicht verkneifen.

August 2011
Ich lege Jonas (18) von hinten den Arm um die Schulter. Mein Sohn empört sich: »Mama, bin nich schmul!«

»Foh bin, Jesus da!«

Glauben an einen liebenden Gott

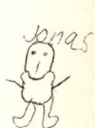

Beten bei Frühstück oder Mittagessen oder Abendessen, egal, und ganze Tag. Weil wir Jesus glauben und Gott. Ist wichtig mich. Der Vater und der Sohn. Und noch einer: Geist. Weil beten und sprechen mit Gott. Hör mein Herz drin. Jesus und Gott wohnt meine Herz. Ist krank, mein Herz. Aber egal, Gott wohnt drin. Sag mir, ich machen soll. Immer lieben! Ist wichtigste! Und Frau findet, verliebt sie sich und geht eine Wohnung zusammen mir. Vielleicht. Ich wünsche mich. Ich bete Jesus so. Jesus immer da! Will Engel haben bei mir.

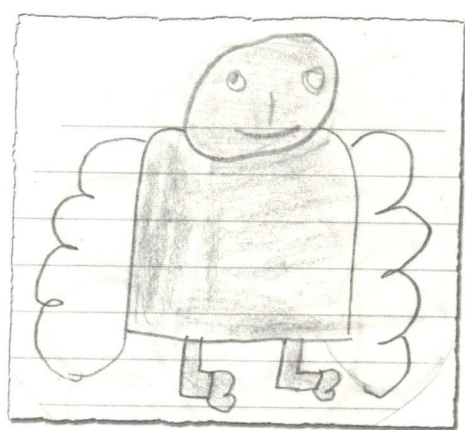

Ich bin auch froh, dass Jesus immer da ist, und ich bin ganz beson-
ders erfreut darüber, dass mein Sohn an Jesus glaubt und mit ihm
lebt. Es könnte ihm nichts Besseres »passieren«.

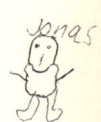

Hallo Gott,
danke für gute Essen haben: Mama kocht so lecker Reis mit
Gemüsebörger, hmmm, lecker! Und Gott, danke auch mein Oma

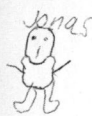

wieder gesunde Auge hat, sie sehen kann. Ich wünsche mir bald unser besuchen kommt sie! Und schmecken jetzt, gute Appentit! Amen.

Ostersonntag 2009

Als ich das Gebet am Frühstückstisch beendet habe, rügt mich mein Sohn (16) heftigst: »Mama, du doof! Vergesse Fohe Ostan sagen Jesus!« *Kopfschüttelnd und schwer seufzend schält er sein blaues Osterei.*

Ja, Jonas nimmt seinen Glauben ernst, ohne dabei irgendwie zu verkrampfen oder nach bestimmten vorgegebenen Mustern leben zu müssen. Wie alles andere lebt Jonas auch die Beziehung zu Gott direkt aus dem Herzen heraus, ungefiltert und unzensiert, absolut unbelastet und unverstellt. Beneidenswert!

Februar 2011

Ich fahre Jonas (18) zum Tanzkurs der Lebenshilfe. Im Auto singen wir lautstark zur neuen CD mit modern interpretierten Lobpreis-Songs aus der Reihe »Feiert Jesus!« *mit. Kaum ist Jonas ausgestiegen, kommt er noch mal zurück.* »Mama, bauch CD!«

»Ja, nimm dir eine«, ich halte ihm verschiedene Modelle hin.

»Nein, bauch die da!« Jonas zeigt auf den CD-Player.

»Äh, Jonas, im Tanzkurs sind bestimmt auch Leute, die nicht an Jesus glauben«, versuche ich es diplomatisch.

»Und?«

»Na ja, die können mit Lobpreis nichts anfangen und wollen das wahrscheinlich auch nicht hören!«

»Doch, Mama! Jesus is gut fü alle, also!«

»Wenn es wenigstens englische Texte wären ...«

»Nö, vasteht nix!«

»Ja eben, das wäre dann wahrscheinlich besser!«

»Mama, du kei Ahnung! Musik is gut, CD is gut, Jesus is gut! Kann gut mit tanzen. Also nimm ich und basta!«, sprach der Missionar in geheimer Mission und schlug unfromm die Autotür zu. Puh, ich wünsche mir auch mehr von dieser klaren Direktheit

ohne die kleinste Spur von Scham oder Zurückhaltung. Und wieder kann ich nur staunen und lernen.

Ich glaube an Jesus. Zum Beten ist gut. Jesus mag mich, ist meine Freund. Er wohnt bei mir Herzen und passt mich auf meine Herzen. Ist guter Freund bei mir, Jesus. Gott auch, mein liebster Gott.

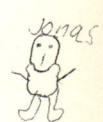

In unserer Gemeinde, in die wir seit Ende 2003 gehen, fühlt sich Jonas angenommen und respektiert. Er nimmt rege an den vielseitigen Veranstaltungen teil und genießt die gute Gemeinschaft.

Juli 2009
Ein lebendiger und sehr bewegender Taufgottesdienst ist zu Ende. Im Foyer unterhalte ich mich noch mit Freunden darüber. Als wir eine halbe Stunde später die Familie eingesammelt haben, um den Heimweg anzutreten, nimmt mich unser Pastor zur Seite: »Doro, wusstest du schon, dass sich euer Sohn taufen lassen will? Er hat sich gerade eben sowohl bei mir als auch bei Steffen (unserem Jugendreferenten) ganz offiziell für nächstes Jahr angemeldet. Das ist toll, ich freue mich sehr!«

Wir sind völlig baff! Wolfgang wusste auch von nichts. Jonas (16) hat diesen Entschluss also ganz allein gefasst. Genial! Als ich ihn später frage, warum er sich taufen lassen möchte, antwortet er im Brustton der Überzeugung: »Weil ich will!«

»Und verstehst du denn, was die Taufe bedeutet?«

»Ja, Jesus und ich!«, kommt es prompt. Was braucht es da weitere Worte?

Nun bin ich ja gespannt, ob Jonas an diesem Wunsch mit der Taufe festhält, oder ob es nur an der ansteckenden Begeisterung des berührenden Gottesdienstes am Morgen lag. Obwohl, wenn ich mich recht erinnere, hatte er immer wieder mal darüber gesprochen, ich hatte es nur nicht so ernst genommen.

Tatsächlich: Jonas ist drangeblieben, sehr konsequent sogar. Er hat dann auch an einem vorbereitenden Seminar teilgenommen und sich immer mehr auf diesen bedeutenden Tag gefreut.

Jonas' Taufe am 25.07.2010:

Zusammen mit vielen lieben Gästen und Freunden haben wir Jonas' (17) Taufe erlebt und gefeiert: Es war ein sehr schöner und bewegender Gottesdienst (selbst Wolfgang liefen die Tränen, bei mir hat es ja keinen gewundert!). Hoch erhobenen Hauptes, mutig und freudig ist Jonas in das Taufbecken gestiegen, hat feierlich und laut sein Ja herausposaunt und ist mit viel Gepruste und Gespritze laut lachend aus dem Wasser wieder aufgetaucht. War unser Pastor bisher bei allen vorangegangenen Täuflingen an Oberkörper und Kopf noch nahezu trocken geblieben, hat Jonas dem ein jähes Ende bereitet – sehr zur Belustigung aller Anwesenden.

Im Anschluss haben wir bei uns im Hof mit vielen lieben Gästen gegrillt und Tischtennis gespielt. Jonas hat den Tag sehr genossen, besonders, im Mittelpunkt zu stehen. Er hatte sich so sehr auf dieses besondere Ereignis gefreut, dass er vorher sogar (mehr oder weniger freiwillig und nahezu ohne Aufforderungen) sein Zimmer aufräumte und bei den Festvorbereitungen half. So motiviert und tatkräftig haben wir unser Kind schon lange nicht mehr erlebt. Was für ein herrlicher Tag! Was für ein wunderbares Geschenk, Jonas so glücklich zu erleben. Und ja: Jonas hat verstanden!

Dazugehören ist für Jonas das Allerwichtigste. Also ist es nur konsequent und folgerichtig, dass er nun auch offizielles Mitglied der Gemeinde werden möchte. Das heißt, er darf ab sofort auch an allen Versammlungen teilnehmen, in denen wichtige Entscheidungen getroffen werden. Außerdem bekommt er nun ein eigenes Postfach und wird als neues Mitglied nicht nur vorgestellt, sondern auch im Jahrbuch mit eigenem Eintrag und Foto veröffentlicht. Das ist für ihn das Wichtigste überhaupt, schließlich dokumentiert es schwarz auf weiß, dass er genauso dazugehört wie alle anderen.

um geht mir nicht sondern
anderen wolen mir Freunde
werden und mir beibe
wir Leiben von Gott und
Gnabe foller Freunde
ich schtrben un
Schuld von andren gibt mir
kraft dise Schuld gibt von
antern Schuld von Gott
geben wir wir wolen
dir danke sagen danke
mir Hefen ganzt von manie
Herz ich Lebe dich Gott

ich din 17 Fast 18 Jahre
alt

Es geht nicht um mich, sondern
die anderen wollen mir Freunde
werden und bei mir bleiben.
Wir sind geliebt von Gott und
seine Gnade ist voller Freunde.
Ich muss irgendwann sterben und habe auch
Schuld bei anderen. Es gibt mir
Kraft zu wissen, dass diese Schuld, die ich anderen zugefügt habe,
von Gott
vergeben wird. Wir wollen
dir Danke sagen! Danke,
dass du mir helfen kannst von (mit) meinem
Herz. Ich liebe dich, Gott.
Ich bin 17, fast 18 Jahre alt.

19. September 2010

Jonas wird in der Gemeinde als neues Mitglied vorgestellt. Der Moderator fragt: »Jonas, wer ist Jesus für dich?«

»Also, Jesus is mei Feund, wohnt meine Häz drin. Is imma bei mia! Ich mag Jesus gern.«

»Und was gefällt dir an unserer Gemeinde, der FeG, am besten?«

Jonas: »Also, mia gefällt Diepa (Jugendgruppe Deeper) un Musik un Tanzen un Leute treffen, sammen sein. Un Feizeit Kroazen (Sommerfreizeit in Kroatien) mit Papa und abeiten mit Mama in de Settiem (SET-Team, d. h., ›Service Essen und Trinken‹).«

»Und was kann man sonst noch so mit dir machen, außerhalb der Gemeinde? Was sind deine Hobbys?«

»Also, ähm, ich mach gern Sport, Wolliball und Baskiball, ich mag singen un tanzen. Aba beste is mit Papa sammen Motohad fahn. Ich lese gern un Computa spieln. Ich esse gern.«

»Na, da dürfte es ja nicht schwerfallen, mit dir in Kontakt zu treten, wenn du so vielseitig interessiert bist!«

»Nau!«

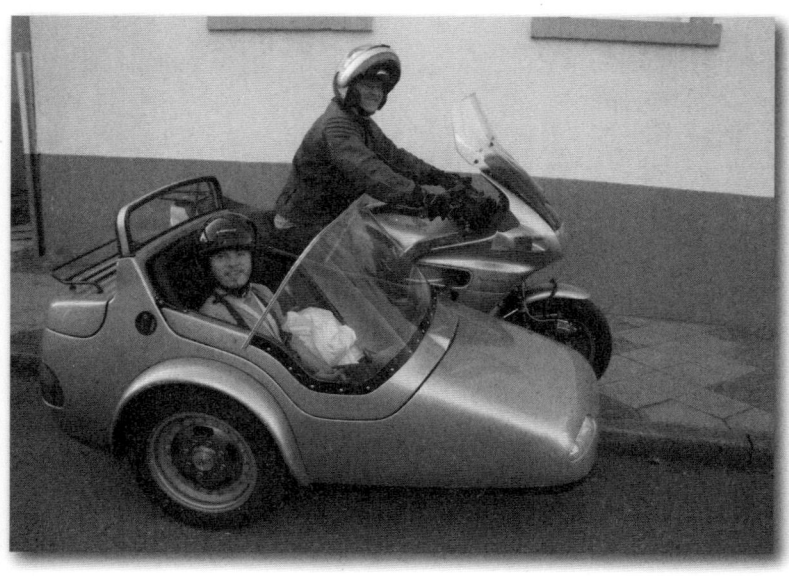

Ich bin so froh, dass Jonas in unserer Gemeinde seinen Platz gefunden hat und einfach so dazugehört. Niemand stört sich an dem jungen Mann, der grundsätzlich in der ersten Reihe sitzen muss, kräftig und laut mitsingt, es aber mit dem richtigen Text und der Intonation nicht ganz so genau nimmt. Niemand lacht ihn aus, wenn er im Austauschteil nach vorne geht und in seinem manchmal unverständlichen Kauderwelsch sein Herz ausschüttet. Hier ist er Mensch, hier darf er sein! So sein, wie er ist. Hier tickt die Welt anders als »da draußen«, zählen weniger irgendwelche erbrachten Leistungen, sondern vielmehr die Herzensgröße und das Wahrhaftigsein – und da hat Jonas wirklich viel »vorzuweisen«.

»Ich bin ein Daun-Zitron!«

Auseinandersetzung mit dem Anderssein

März 2008
Bei einem Kulturabend in unserer Gemeinde, an dem mehrere Künstler mitwirkten, habe ich aus »Bin Knüller!« und anderen Büchern kurze Texte gelesen und Bilder dazu gezeigt. Meine ganze Familie saß in der ersten Reihe, Jonas (15) natürlich auch. Er lachte und klatschte begeistert mit dem Publikum mit. Nach der Veranstaltung war er verschollen. Ich suchte und fand meinen Sohn allein in einem kleinen Nebenraum in der Ecke sitzen, weinend. Ganz verdutzt fragte ich, was los sei, und er antwortete empört: »Mama, hab alles hört!«

Ich verstand nicht recht, fragte nach. Dachte zunächst, er sei sauer auf mich, hätte das Gefühl, von mir verraten worden zu sein, weil ich über ihn berichtet hatte.

»Ja, klar hast du alles gehört. Du warst doch dabei. Und ich hatte dir doch vorher erzählt, was ich mache.«

»Mama, hab alles hört!«, kam es noch mal.

»Aber Jonas, ich habe doch nichts Schlimmes erzählt!«

»Mama, du sags Jonas!«

»Na klar habe ich deinen Namen gesagt!«

»Da wa Foto ich!«

»Ja, das hattest du mir doch erlaubt, dass ich Bilder von dir und der ganzen Familie zeigen darf!«

»Aba alle lachen!«

»Klar, ich hab ja auch lustige Szenen von uns ausgesucht.«

»Du sags Daun-Zitron!«

»Stimmt, ich habe das Down-Syndrom benannt.«

»Alle lachen, ich bindert bin!«

Jetzt war es raus! Jonas hatte seinen Namen gehört, Bilder von sich gesehen, das Wort Down-Syndrom war gefallen und die Leute hatten öfter gelacht – und im Fazit hieß das für ihn, sie hätten sich über ihn lustig gemacht, ja, ihn für sein Anderssein ausgelacht. Tagelang mussten wir immer wieder über dieses Thema sprechen und die ganze Familie musste ihm mehrfach versichern, keiner habe ihn ausgelacht, sondern die Menschen hätten sich an seinem herrlichen Humor, Charme und seiner Gewitztheit gefreut. Ja, da fehlt es Jonas an den entsprechenden Nuancen, das Lachen richtig einsortieren zu können. Der Ärmste, es tut mir so leid, dass ausgerechnet ich Auslöser für seine erste Krise mit dem Anderssein war. Ich habe jedenfalls beschlossen, Jonas vorerst zu keiner Lesung mehr mitzunehmen.

Was die Auseinandersetzung mit dem Anderssein betrifft, hat Jonas schon einen langen Weg hinter sich. Gerade die letzten Monate waren diesbezüglich sehr spannend, und ich glaube, dass er auch noch einiges an Entwicklung in diesem Prozess machen wird.

Jahrelang konnte ich mit bestem Wissen und Gewissen behaupten, mein Sohn leide nicht am Down-Syndrom, wie es ja in der Presse oftmals heißt. Im Gegenteil, widersprach ich, Jonas könne sich selbst sehr gut leiden! Er leidet jedoch daran, wie mit ihm und seinem Anderssein umgegangen wird. Er leidet, wenn er ausgelacht, ausgegrenzt und nicht ernst genommen wird.

Aber mit sich selbst hatte Jonas überhaupt keine Probleme – bis zur Teenagerzeit. Plötzlich wurde unser Kind nachdenklicher, zurückgezogener, in sich gekehrter. Das kannten wir bis dahin überhaupt nicht von ihm. Vom Thema Behinderung oder gar Down-Syndrom durfte nicht (mehr) die Rede sein. Er reagierte regelrecht allergisch auf diese Begriffe und kommentierte kurz und knapp: »Wills ich nich, hab ich nich und basta jetzt!«

Jahrelang haben wir mit ihm zusammen gerungen, aus dieser verneinenden Haltung herauszufinden und sich den Tatsachen zu stellen. Das war alles andere als einfach.

Frankreich-Urlaub 2010
Ich fahre mit Mutti und Jonas zum Einkaufen. Der kleine Parkplatz vor dem Supermarché ist komplett voll. Nur eine Parklücke ist frei: der Behindertenstellplatz. Unter dem allseits verständli-

chen Rollstuhlsymbol steht: »*Si tu prends ma place, prends mon handicap!*«

»*Ach, das ist ja mal ein originelles Schild*«, *amüsiere ich mich. Mutti und Jonas fragen zugleich* »*Wieso?*«. *Ich übersetze für meine beiden Mitfahrer:* »*Wenn du meinen Parkplatz nimmst, dann nimm auch meine Behinderung!*« *Mutti lacht laut, Jonas nicht.*

»*Is doof! Wills nich Bindung ham!*«

Ich versuche, zu erklären. »*Jonas, das ist ein Wortspiel. Niemand kann die Behinderung von jemand anderem bekommen. Damit ist gemeint, dass dieser Parkplatz direkt vor dem Laden ja extra für jemand reserviert ist, der nicht so gut laufen kann, weil er behindert ist. Und wenn jemand, nur weil er es vielleicht eilig hat, sich auf diesen Platz stellt, damit er schneller im Laden ist, dann ist das gemein.*«

»*Is plöt, Mama! Kei Witz!*«

»*Nein, das soll auch kein Witz sein auf Kosten von Menschen mit Behinderung. Es ist eher so, dass man über seine Einstellung nachdenken soll.*«

»*Is plöt, Mama! Basta jetz!*«

Ich gebs auf. Nun stehen wir schon ein paar Minuten, aber es will sich einfach keine Lücke auftun.

Mutti: »*Na, dann stell dich doch in die Lücke! Schließlich ist Jonas doch behindert!*«

Jetzt ist Jonas vollends aus dem Häuschen: »*Ich wieda, gell? Imma ich! Du bindat, Oma, nich ich! Ich schnella du!*«, *und zum Beweis steigt er aus und rennt zum Ladeneingang.*

»*Was hat der Junge denn, ich hab's doch nicht bös gemeint!*«

»*Nein, Mutti, ich weiß. Aber bei diesem Thema ist Jonas derzeit hochempfindlich und das Wort ›behindert‹ ist für ihn mehr denn je ein Schimpfwort.*«

»*Ach du meine Güte! Das tut mir aber leid. Dann hat er aber noch einen langen schweren Weg vor sich.*« *Wie wahr!*

Mir fällt kein konkreter Bezug zu folgendem Text ein, den Jonas mir im Mai 2011 diktiert. Von einer Schlägerei ist mir nichts bekannt und ich kann nicht einordnen, was hier Fantasie und

Wirklichkeit ist. Dennoch bin ich wieder einmal erschrocken und betroffen. Ja, das ist Jonas' tägliche Realität »da draußen«, in der er leben muss.

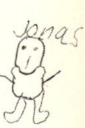

Mama, lange her: Ich war traurig, weil die anderen genervt hat. Und andere hat gelacht, weil ich anders bin. Weil ich Down-Syndrom habe. Irgendwie habe ich Gefühl bei Jungs, die lachen mir aus, weil ich behindert bin, und das mag ich nicht. Mädchen besser sind als Jungs. Mädchen sag nichts bei mir, sie machen sie machen will, spielen und so. Aber Jungs haben Prügel haben. Dann Mädchen gekommen, damit aufhören können, mich zu schlagen. Und dann hat die Mädchen gesagt, hey Jonas, ich mag dich und ich will mit dir zusammen sein und ich freu mich, Mädchen ohne Behinderung einfach zusammen sein und Spaß haben. War hübsche Mädchen, weiß nicht, sie heißt. Ich habe gedacht, weil sie meine Freundin ist, weil sie Wahrheit gesagt hat. Sonst ich bin traurig, weil Jungs mich ärgern, ich behindert bin.

März 2010

Ich sitze im Wohnzimmer. Jonas (17) setzt sich zu mir aufs Sofa und platzt sofort weinend mit dem heraus, was ihn beschäftigt: »Wünsche nich mehr bindert zu werden, Mama! Endlich aufhörn damit!« Er sieht mich bittend und flehend an, mein Herz zerreißt fast. Ich schließe meinen fast erwachsenen Sohn in die Arme und halte seinen schluchzenden Körper fest. Mir selbst laufen auch die Tränen. »Mama, mach weg, bitte!«

»Ach Jonas, ich kann dir das Down-Syndrom nicht wegmachen. Das kann niemand. Es gehört zu dir und du wirst es immer haben.« Jonas bebt und zittert, weint und winselt, beide heulen wir Rotz und Wasser, während ich ihm Liebesworte ins Ohr flüstere. Ich danke Gott für diesen kostbaren Moment der Offenheit, der Berührtheit, der Begegnung. So lang hat Jonas dichtgemacht, mich nicht an sich rangelassen und dieses Thema ausgeklammert. Und endlich scheint sich Bahn zu brechen, was sich über Wochen in ihm angestaut hatte.

Als Jonas wieder reden kann, stammelt er in seiner Verzweiflung: »Na toll! Muss wieda abmelden Taufe!«

»Aber wieso? Was hat denn deine Taufe damit zu tun?«
»Will nich bindert zu sein. Wenn Taufe Wasser, dann vorbei!«
»Ach, dachtest du, wenn du getauft wirst und aus dem Taufbecken wieder rauskommst, dann hättest du kein Down-Syndrom
mehr?«
»Nau, Mama! Alles vorbei, neuer Jonas da. Wills nich mehr
bindert zu sein, wills nich mehr Daun-Zitron ham nich!«

Ach du meine Güte! Da hat Jonas wohl mehr von der Tauf-
handlung begriffen, als ich dachte, und doch einiges gründlich
missverstanden. Während der Täufling nämlich vom Pastor, der
mit im Wasser steht, vornübergebeugt ganz untergetaucht wird,
sagt der Pastor den Taufspruch: »Siehe, das Alte ist vergangen!«.
Und wenn er den Täufling dann (sofort) wieder auftauchen lässt,
spricht er die Worte: »Neues ist geworden!«. Gemeint ist mit
dieser Zeichenhandlung, dass der Mensch sein altes Leben ohne
Gott ganz bewusst im Wasser ertränkt, um mit Jesus neu aufzu-
erstehen und in Zukunft ein Leben mit Gott zu führen.

Ich erkläre Jonas alles noch einmal haarklein. Er hört aufmerksam zu. Dennoch fasst er am Ende meinen »Vortrag« in folgendem Satz zusammen: »Ja, Mama, du rech. Aber ich wills nich
mehr bindert sein!«
»Jonas, Gott hat dich genau so gemacht. Mit dem Down-
Syndrom. So wollte er dich haben und so liebt er dich.«
In der Erwartung, dass Jonas nun anfangen würde, mit seinem
Schöpfer zu hadern und ihm Vorwürfe zu machen – jedenfalls
wäre das wahrscheinlich meine Reaktion gewesen –, bin ich völlig
verblüfft über Jonas' Antwort:·»Mama, Gott kei Pobläm! Gott
liebes mich, weiß ich doch!«, und mit einer wegwerfenden Hand-
bewegung gibt er mir zu verstehen, dies sei nicht sein Kernpro-
blem. In mir atmet alles erleichtert auf und voller Bewunderung
frage ich mich, wie dieses besondere Kind so versöhnlich sein
kann mit einem Schöpfer, der es so anders gemacht hat, als es
sich selbst wünscht?
Ich versichere Jonas mehrfach, dass wir alle ihn genauso lie-

ben, wie er ist, und überhaupt sage ich ihm zum hundertsten Mal, niemand sei perfekt und alle Menschen seien behindert, jeder auf seine Art. Dem einen sieht man es an (nicht nur beim Down-Syndrom, sondern auch bei anderen Behinderungen, z. B. am Rollstuhl, an einer Brille, einem gebrochenen Bein), dem anderen eben nicht, weil die Behinderung »versteckter« ist (z. B. bei Schwerhörigkeit, Legasthenie oder seelischen Beeinträchtigungen). Und zum hundertsten Mal will Jonas von mir hören, welche Behinderungen wir anderen Familienmitglieder haben. Ich bekenne mich erneut zu meinem »Nudelsieb«, sprich: meiner furchtbaren Vergesslichkeit. Ich brauche für alles und jedes eine Gedankennotiz, kann mir einfach nichts merken, vergesse definitiv alles, was ich nicht aufgeschrieben habe oder was nicht in meinem Kalender steht. (Ein gewisser Jemand hat mal ganz treffend zu mir gesagt: »Da, wo andere ein Hirn haben, hast du ein Nudelsieb!«.) Außerdem wären da mein Hang zum Chaos und mein Unvermögen, mit Zahlen umzugehen, zu nennen. Und noch einige Dinge mehr …

Bei Wolfgang war für Jonas lange Zeit sichtbar und deshalb einleuchtend, dass er durch seinen komplizierten Fersenbeinbruch und die damit monatelang zusammenhängende Humpelei behindert war. Aber Jonas sah eben auch, wie Papas Bein sich erholte und von Woche zu Woche wieder besser »funktionierte«. Aber Wolfgang hat öfter im Jahr einen entzündeten Ischiasnerv und geht dann tagelang mit einer Wärmeflasche, die am Hosengürtel befestigt ist, und nur in gebückter Haltung durchs Haus. Das zählt auch: »Papa Rüggeweh!« oder »Papa Hexeschuss!«.

Bei den Schwestern wird es schon schwieriger: Eliane hat eine angeborene Schwerhörigkeit auf einem Ohr, kompensiert diese aber durch das andere Ohr, sodass sie kein Hörgerät benötigt. Maren hatte schon siebenmal einen Gips, weil sie anscheinend dazu neigt, sich Handgelenke, Ellbogen oder Finger zu brechen. Und Katharina, hmm, mir fällt nichts Nennenswertes ein. Jonas kommt mir zu Hilfe: »Katha brauchses Brille zum Auto zum fahn!« Ja, genau!

»Und Oma? Is sie auch bindert?«, fragt Jonas. Wir überlegen gemeinsam, und Jonas fasst am Schluss zusammen: »Oma is alt

und kannses nich Auto fahn. Hat keine Autoschein, is bindert. Und immer pfeif sie mit Mund, das nerv so!« Na dann!

Ich frage noch mal nach: »Okay, wenn wir alle nicht perfekt sind und jeder so seine Macken und Krankheiten hat, findest du das schlimm?«

»Nö! Is lustig!«

»Also, dann ist behindert zu sein doch gar nicht so schlimm, oder?«

»Mama, du has kei Ahnung nich. Verstehs nich mein Fühle! Bindert sein is doof! Wills nich mehr!«

»Und was ist für dich so schlimm daran?«

»Wills nich mehr ham, nich. Lieber anders sein, wie du. Aber nich Fau sein!«

»Ja, das verstehe ich! Oftmals wünschen wir uns, anders zu sein, weil wir glauben, die anderen hätten es besser oder leichter. Aber das stimmt oft gar nicht!«

»Mama, du kei Ahnung. Du nich bindert, nur ich! Basta jetz!« Sprach's, stand auf, lief in sein Zimmer, knallte die Tür hinter sich zu.

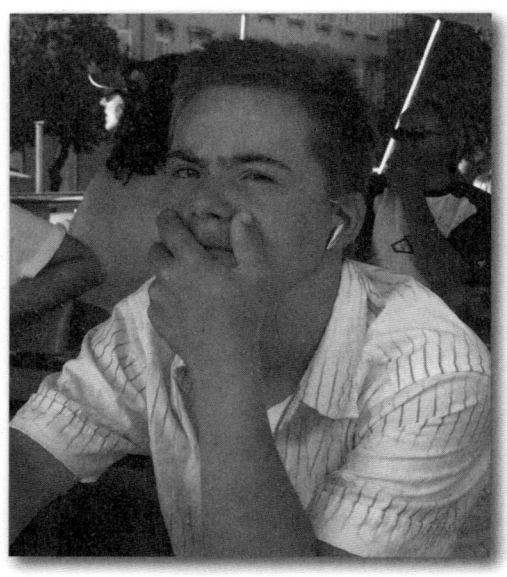

Ja, wahrscheinlich hat er recht und ich kann mich wirklich nicht in ihn hineinversetzen, auch wenn ich mich immer sehr darum bemühe.

Mai 2009

Was gäbe ich darum, nur einen Tag mal in Jonas' (16) Gedanken- und Gefühlswelt eintauchen zu können. Und ich spüre deutlich diese Grenze: Hier hört mein Mutterarm auf, ich kann ihm nicht wirklich weiterhelfen. Hier sind meine Möglichkeiten erschöpft, Jonas muss allein damit fertig werden, muss sich auseinanderset- zen mit seinem Anderssein. Ich bin aber wirklich froh, dass dieser Prozess nun endlich begonnen hat, wenn er auch ein schmerzhaf- ter sein wird. Ich liege Gott in den Ohren, meinem Sohn dabei zu helfen, aus diesem tiefen Loch wieder herauszufinden. Und ich bete, dass Gott mir Ideen und Weisheit schenkt, wie ich ihm dabei eine Hilfe sein kann.

Ach, wie sehr ich doch wünsche, dass Jonas wieder dieses lie- bende Ja zu sich findet, das ihn all die Jahre so sehr auszeichnete und ein Strahlen auf sein Gesicht zauberte, das andere schon von Weitem ansteckte. Und jetzt? Woran leidet Jonas jetzt? Ist es das Down-Syndrom mit all dem Anderssein? Er findet sich ja aber doch immer völlig normal! Noch nie hat Jonas gesagt, er sei anders als andere oder empfände sich als unnormal. Ich glaube, es ist die Verunsicherung, seinen Platz zu finden in dieser Welt. Als ob er irgendwie zwischen zwei Welten (der »Welt der Behinderten« und »der Welt der Normalen«) pendelt und seine Mitte nicht finden kann, einfach nicht weiß, wo er dazugehört. Für »die Binderten«, mit denen er sich vergleicht, empfindet er sich als »zu normal«, und unter »den Normalen«, mit denen er oft zusammen ist, fühlt er sich behindert, merkt er seine Defizite, sein Nichtmithaltenkönnen.

Auf den Punkt gebracht: Besteht sein wahres Dilemma darin, nicht geistig behindert genug zu sein? Dass er überhaupt merkt, dass es »Unterschiede« gibt? Dass er sich so viele Gedanken macht? Dass er über sich und die Welt reflektiert, ohne die Nuan- cen wirklich richtig einordnen zu können? Worunter leidet also mein Sohn? Dank seiner sensiblen Wahrnehmung spürt Jonas mehr, als er es selbst benennen könnte, dass wir eine Gesellschaft haben, die nicht alle gleich behandelt. Da werden immer noch Unterschiede gemacht: zwischen Arm und Reich, Jung und Alt, Stark und Schwach, Schnell und Langsam, Mann und Frau, »normalen« Kranken und Privatpatienten, Behinderten und sogenannten Nichtbehinderten.

Als Christ beantworte ich mir die große Frage nach Ungerechtigkeit damit, dass diese Welt auch nicht dafür vorgesehen ist, mich hundertprozentig glücklich und zufrieden zu machen, hier meinen Sinn zu finden. Das ist erst im Paradies möglich, Gottes neuer Welt, in der ich nach meinem Tod (in welcher Form auch immer) leben werde. Auf dieser Erde im Hier und Jetzt muss ich mit den Gegebenheiten, Begrenzungen, Behinderungen, Krankheiten, Leiden, körperlichen und seelischen Verletzungen und eben auch Ungerechtigkeiten leben, die menschliches Leben nun mal mit sich bringt und/oder leider auch erst schafft. Und davon ist keiner ausgeschlossen.

Neulich erst las ich in der Online-Ausgabe der Wochenzeitung *Die Zeit* einen Artikel, dass der neue Bluttest, der spätestens ab Frühjahr 2012 auch in Deutschland auf den Markt kommen soll, bereits in den ersten Wochen einer Schwangerschaft die Diagnose »Trisomie 21« zuverlässig und völlig risikofrei anzeigt. Der Gedanke, dass dadurch vielleicht in ein paar Jahren gar keine Kinder mit Down-Syndrom mehr geboren würden und somit diese besonderen Menschen »aussterben« könnten, ist einfach unfassbar, unvorstellbar, unglaublich und ja, beängstigend. Ich mag das Bunte, das Herausragende, das Vielfältige. Menschen mit Down-Syndrom oder anderen Behinderungen gehören für mich ganz normal dazu – und ich bin überzeugt davon, dass wir dieser Welt nichts Gutes tun, dass wir uns vielmehr ganz viel Gutes dadurch nehmen, wenn wir sie »aussortieren« wollen. Wir sollten unsere Kraft, Ideen und Energie lieber in den Aufbau einer Welt stecken, in der alle Menschen, (mit und ohne Behinderung, eben so, wie sie sind) einen Platz haben können, anstatt die Menschen so aussuchen zu wollen, dass sie in diese ver-rückte und wahres Leben behindernde Welt hineinpassen. Echt verdreht!

Ich habe absolut keine Gabe zum Philosophieren und noch weniger für Politik. Und ich neige auch nicht zur Anklage und Dauernörgelei über diese unsere Regierung. Deshalb will ich an dieser Stelle nicht weiter die Abwärtsspirale drehen. Und doch macht es mich sehr betroffen, was da geschieht.

Es ist überhaupt nicht auszudenken, was wäre, wenn es Jonas nicht gäbe. Das große Loch in meinem, ja unserem Leben vermag ich gar nicht zu beschreiben! Und dass Jonas diese inneren Kämpfe und Selbstzweifel ausfechten muss, hat viel mehr mit unserer Welt und wie sie ihm begegnet als mit ihm selbst oder dem Down-Syndrom zu tun.

April 2011
Die Lebenshilfe Karlsruhe feiert ihr fünfzigjähriges Bestehen. Der Termin ist für uns ungeschickt, dennoch will ich unbedingt mit Jonas (18) hin. Wenigstens für eine Stunde. Es gibt zahlreiche Darbietungen, Mitmach-Aktionen, Infostände, und wir sehen etliche uns bekannte Gesichter. Es ist ein tolles Fest, die Stimmung blendend, das Programm erste Sahne und die Organisation perfekt. Ich staune und freue mich, lass mich anstecken von der guten Laune. Jonas interessiert sich jedoch ausschließlich für das Buffet. Holt sich zweimal Nachschub. Will partout nicht mit mir zu den Bühnen gehen, Programm anschauen, mit Leuten reden. Nur da im Eck sitzen, Lasagne essen und Cola trinken, etwas anderes interessiert ihn nicht.

Ich glaube, es sind ihm einfach wieder zu viel Menschen mit sichtbarem Handicap auf einen Schlag. Da macht er ja schon immer einen Bogen drum, zieht sich zurück. Ist ihm irgendwie unheimlich, macht ihm Angst. Schade, ich denke immer wieder, dass er sich doch gut fühlen müsse, zu sehen, dass er nicht allein auf der Welt mit Down-Syndrom lebt; dass es so viele andere Menschen gibt, die auch »ganz normal anders« sind, aber das scheint bei ihm so nicht anzukommen, im Gegenteil: Nach so einer Erfahrung zieht sich Jonas tagelang wieder in sein Schneckenhaus zurück.

Mein Blick fällt auf einen äußerst kleinwüchsigen Mann, der am Nachbartisch im Rollstuhl sitzt. Er trägt ein T-Shirt mit der Aufschrift: »Als Gott mich schuf, wollte er nur angeben!«. Meine Augen füllen sich mit Tränen. Wie sehr wünschte ich, auch Jonas würde zu seinem unerschütterlichen Selbstbewusstsein, seiner Selbstliebe, seinem Selbstvertrauen von einst zurückfinden. Jonas zupft an meinem Ärmel. »Mama, lieba Hause gehn! Hier doof!«

Ich bin dennoch überzeugt, dass eine bessere Form des Zusammenlebens möglich wäre:

- Wenn wir Menschen nicht mit so spitzen Ellenbogen unterwegs wären, nicht jeder nur auf seinen eigenen Vorteil bedacht wäre
- Wenn wir näher zusammenrücken und uns doch gegenseitig stehen lassen könnten
- Wenn wir mehr unsere jeweiligen Stärken im Blick hätten und mit dem Finger nicht dauernd auf die Schwächen des anderen zeigen würden, um uns dadurch selbst besser zu fühlen
- Wenn Kindergärten und Schulen so kreativ, offen und anpassungsfähig wären, dass sie allen Kindern gerecht werden könnten, und nicht die Kinder sich dem jeweiligen System anpassen müssten, damit es funktioniert. Der Gedanke der sogenannten Inklusion ist ein wunderbarer – nur muss er nun auch noch in die Tat umgesetzt werden.
- Wenn von Anfang an nicht die zu erbringende Leistung, sondern das soziale Miteinander auf der Werteskala ganz oben stünde.
- Wenn uns allen bewusster wäre, dass wir keinerlei Recht und schon gar keine Sicherheit auf ein perfektes, gesundes und sorgenfreies Leben haben.
- Wenn es die Worte »behindert« und »nichtbehindert« nicht gäbe, weil es ganz einfach natürlich und normal ist, verschieden, anders und einzigartig zu sein.

Vielleicht müsste mein Sohn dann nicht so verzweifelt auf seine Weise der Frage nachgehen, zu welcher »Kategorie Mensch« er denn nun gehört.

Weil kleine Welt
besser meine Gefühle
keine Binderung haben
keine Down-Sindom haben
alle nomale meschen Leben
unser welt keine Down-
Sindom blöd anglosen

Was mag ich nicht
ich würde gern diese Welt ändern!
Warum?
Weil eine kleine Welt
besser für meine Gefühle wäre.
Dann würde ich keine Behinderung
haben, kein Down-Syndrom haben.
Alle normalen Menschen leben
in unserer Welt und würden
keine Menschen mit Down-
Syndrom blöd anglotzen.

Wie sehr Jonas dieses »Anglotzen« zu schaffen macht, wurde mir wieder deutlich, als er bei »EFI tanzt!« aufhörte. Die Abkürzung EFI steht für »Eltern und Freunde für Inklusion«, ein Karlsruher Verein, in dem wir seit Jonas' Geburt Mitglieder sind. Wir gehören nicht zu den Aktiven, es gibt aber einige sehr engagierte Mitglieder, die schon sehr viel erreicht, errungen und erkämpft haben, von dem auch wir profitieren. Diese Interessengemeinschaft setzt sich für die Rechte der Kinder, Jugendlichen und Erwachsenen mit Behinderung in Karlsruhe und Umgebung ein, will für eine möglichst normale Teilhabe in allen Lebensbereichen sorgen: Kindergarten, Schule, Sportverein, Arbeit oder öffentliche Einrichtungen.

Vor etwa zwei Jahren fand sich eine Tanzlehrerin, die einen Kurs für Jugendliche mit Handicap anbot: Disco, Salsa und Hiphop. Der Unterricht sollte auch in einer ganz normalen Tanzschule stattfinden, mit großer Spiegelwand und Parkett, so wie es sich gehört. Jonas war sofort Feuer und Flamme und auch das erste Jahr mit Begeisterung dabei. Die Gruppe, die zu neunzig Prozent aus Jugendlichen besteht, die ebenfalls Down-Syndrom haben, fand schnell Anklang und bekam eine Auftrittsmöglichkeit nach der anderen angeboten. Da Jonas sowohl das Tanzen als auch die Bühne liebt, schien es mir die ideale Mischung für ihn zu sein.

Doch schon nach dem zweiten Auftritt erkannte ich meine Fehleinschätzung. Jonas stand nur »halbherzig« auf der Bühne, stellte sich an den Rand, schaute in eine andere Richtung. Zwar machte er mit, jedoch wollte er beim Ankommen keinen seiner »Tanzkollegen« richtig begrüßen und hinterher immer sofort nach Hause. Nur ja nicht mit den anderen ins Gespräch kommen. Ich versuchte es ein paarmal einzufädeln beziehungsweise unterhielt mich ja auch selbst gern mit den anderen Müttern beziehungsweise Eltern.

Jonas hat dann betont weggesehen, sich nicht am Gespräch beteiligt, wurde patzig und unhöflich. Ich schämte mich manchmal richtig für ihn. Und ich war zutiefst traurig, wenn ich beobachtete, wie die meisten der Jugendlichen untereinander eine schöne Freundschaft entwickelt hatten, sich herzlich umarmten und miteinander lachten. Jonas wollte nicht einmal in ihrer Nähe stehen. Sosehr hatte ich mir gewünscht, dass er hier Anschluss finden würde; ich habe ihm mehrfach vorgeschlagen, mal einen der Jungs zu uns einzuladen oder mit den anderen Familien etwas zu unternehmen. Kategorisches Kopfschütteln war die Antwort. Auf mein Nachfragen antwortete er ausweichend und unklar.

Irgendwann aber konnte er sein mulmiges Gefühl auf der Bühne in Worte fassen: »Tänzer alle Daun-Zitron sind, seh ich Gesicht an! Leute lachen, glotzen alle an. Wills ich nich! Lache alle aus!« Da war es wieder: Das Publikum und seine Reaktion, die Jonas definitiv falsch interpretierte. Wir konnten uns den Mund fransig reden, es änderte nichts an seiner Sichtweise. Daraufhin schlug ich Jonas vor, dann eben nur noch in den Tanzkurs zu gehen und die Auftritte nicht mitzumachen. Aber das war für Jonas auch keine Lösung. Also hörte er ganz auf.

Oktober 2010

Beim EFI-Jubiläumsfest wird u. a. der Film Vincent will Meer *gezeigt, das einen jungen Mann mit Tourette-Syndrom porträtiert, einer neuropsychiatrischen Erkrankung. Als sich der Kinosaal im Anschluss leert und alle an das Buffet stürmen, bleibt Jonas (18) als Einziger sitzen und wirkt sehr bedrückt. Ich gehe zu ihm, er*

schickt mich und später auch andere, die ihn ansprechen, weg,
möchte allein sein. Erst zwei Tage später kommen wir wieder
auf die Szene zu sprechen und ich frage ihn, weshalb er sitzen
bleiben wollte, was ihn so beschäftigt oder traurig gemacht hat.
Er erzählt, ich schreibe mit.

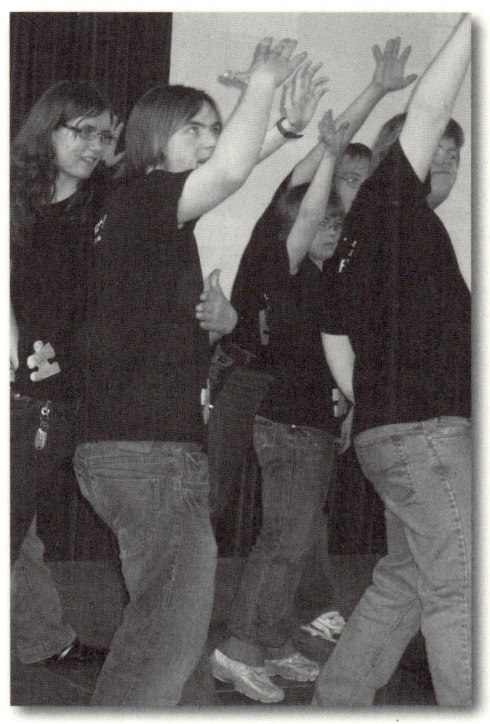

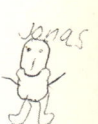

Weil einer verletzt war, Mama! Und traurig dazu. Weil Mädchen verletzt war und immer rauchen. Ist nicht gut. Aber wollt einer helfen,
aber nutzt nichts, muss selber wieder leben. Und einer hat prügelt,
hat aber dann wieder vertragen und Freunde sein. War schööön!
Und Schluss sagt zu sein Vater: »Ich will gern in mein Leben weiter-
kommen ohne dir, mit meine Freunde!« Er hat sich nämlich Mädchen
verliebt, sie auch ihn! Aber sie will immer gar nichts essen, so
dumm! Essen ist lecker! Aber sie weiß nicht. Dann sie hinfallen und

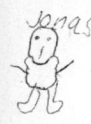

Krankenhaus gekommen. Selbe, wie ich, Mama, auch Herzfehler, so wie auch andere Freunde von mir, auch Herzfehler. Sie kann nichts für! Ich auch nicht. Ist so. Weil passiert ist mit ihr, muss dann sie helfen. Gut, sie hat Freund. Er ist auch behindert. Aber nicht Down-Syndrom, anderes Behinderung. Kann nicht sprechen gut, immer so tetetetetete sagt er. Aber er ist lieb! Er helfen ihr. Ist lustige Film, aber auch traurig.

Als wir ein paar Monate später selbst bei einer Veranstaltung den EFI-Tänzern zusahen und Jonas auch begeistert applaudierte, schöpfte ich wieder Hoffnung, und tatsächlich: Jonas wollte beim nächsten Kurs wieder mit dabei sein. Das ließ ich mir nicht zweimal sagen und meldete ihn rasch an. Also tanzte Jonas wieder mit, aber an seiner Haltung hatte sich nichts geändert. Dann verletzte er sich an der Hand und fiel sowieso für Wochen aus. Das nahm er zum Anlass, seiner Tanzlehrerin, die wir auf dem Schulfest trafen, zu eröffnen, er werde nun nicht mehr kommen.

»Oh, Jonas, das ist aber sehr schade! Na ja, vielleicht überlegst du es dir ja noch mal, wenn deine Hand wieder richtig gesund ist!?«

»Nö! Is schade, aber für mich is besser so! Komm nich mehr!« Und wenn er erst einmal etwas klar entschieden hat…

Zum Glück gibt es noch den Tanzkurs in der Lebenshilfe, wo er auch schon seit zwei Jahren dabei ist. Hier sind die Behinderungen gemischter und es gibt keine Auftritte. Ob das die Gründe sind, weshalb Jonas noch treu und fröhlich dabei ist? Ich kann es nicht einordnen und nachvollziehen. Aber egal – »Umsache Spass hat!« ☺

Februar 2011
Ich bestelle das Heft »Down-Syndrom und ich« und schaue mit Jonas (18) zusammen die beiliegende DVD an, auf der erklärt wird, was das Down-Syndrom ist, wie es entsteht und sich auswirkt. Und wer könnte das besser erklären als fünf junge Menschen, die selbst mit diesem zusätzlichen Chromosom leben? Sie

sind sehr sympathisch, unglaublich fit, und ich staune, wie gut sie mit ihrem Anderssein zurechtkommen. Aus den Augenwinkeln schiele ich immer wieder zu Jonas hinüber, der gebannt zusieht, aber auffallend still ist (sonst kommentiert er gerne, was er sieht). Anschließend will ich gerne mit Jonas über den Film reden, doch er wehrt ab: »Mama, is okay bei mir, lass mich!«

Eine halbe Stunde später kommt er zu mir ins Zimmer und legt mir einen Zettel auf den Schreibtisch. »Hab schreib Film, Mama.«

»Du hast über den Film geschrieben? Da bin ich aber gespannt! Oh, du hast ja sogar das schwere Wort Down-Syndrom richtig geschrieben«, staune ich.

»Hab abschreib Heftchen«, erklärt Jonas und fordert mich auf: »Lies mal vor!«

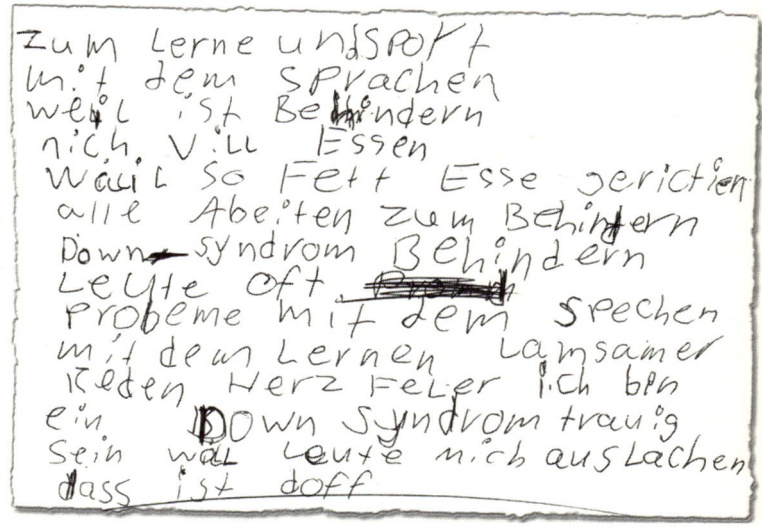

Zum Lernen und Sport brauchen sie
Hilfe, auch mit dem Sprechen,
weil sie behindert sind.
Sie sollen nicht viel Essen, weil so

fett sind manche Essens-Gerichte.
Alle fünf Darsteller arbeiten trotz
Behinderung Down-Syndrom.
Behinderte Leute haben oft Probleme
mit dem Sprechen und mit dem
Lernen, langsamer reden, Herzfehler.
Ich bin ein Down-Syndrom. Traurig
sein, weil Leute mich auslachen.
Das ist doof!

»Jonas, das ist klasse!«
  »Wahum?«
  »Weil du so viel verstanden hast! Und weil du es nun auch selber sagst, dass du Down-Syndrom hast.«
  »Ja, bin Daun-Zitron, aba is okay bei mir!«
  »Das ist fantastisch! Noch vor einem Jahr hast du nichts davon hören wollen und dir bei dem Wort die Ohren zugehalten!«
  Jonas lacht entschuldigend. »Mama, ich klein war!«
  »Na ja, so klein warst du da auch nicht mehr! Aber egal, ich freue mich für dich, dass du das jetzt so sehen und dich auch annehmen kannst.
  »Ja, kanns mich nehme, Mama!«

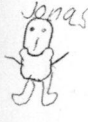

Ich bin besonders! Weil ich Down-Syndrom bin, aber nicht so schlimm! Egal, was bin, niemand soll mich auslachen oder weinen beim Ansehen. Hier ist Jonas (17) Zett! Ganz besonders bin! Und kann ich viel machen! Und alle Leute sehen mich. Ich bin okay und hübscher Jonas! Diese Buch alle lesen und sehen, ich coole Leben hab. Ich mach gern Witze. Andere Leute muss lachen. Guter Jonas!

Mein Herz macht Riesenfreudensprünge!
  Wer hätte das gedacht? Ich hoffe, dass mein Sohn auf diesem Weg der Selbstfindung immer noch ein Stückchen weiterkommt und nicht wieder zurückfällt in so dunkle und schwere Zeiten, die mir noch allzu deutlich vor Augen stehen.

»Lass mich Ruhe ham!«

Heftige Teenagerjahre und quälender Selbstzweifel

Ich denke, jetzt sind wir weitgehend durch: Die hyperanstrengende Phase der Pubertät scheint wirklich erledigt zu sein. Hier und da noch ein paar Zuckungen, okay, ... aber wenn ich so zurückblicke, hat sich doch wirklich noch viel verändert und entwickelt in den letzten drei Jahren. Ohne mein Tagebuch könnte ich mich an diese einzelnen Szenen gar nicht mehr erinnern. Ich bin froh, dass ich vieles festgehalten habe, auch meine Gedanken von einst, denn nun kann ich erleichtert und dankbar sehen, dass wir an diesen schwierigen Punkten nicht stehen geblieben sind. Wachstumsknoten!

Februar 2008
Jonas (15) ist zurzeit sehr anstrengend! Er lässt sich kaum noch etwas von uns sagen, bockt mehr denn je und will nur noch seinen Kopf durchsetzen. »Mama, lass mich Ruhe! Mei Scheidung! Kann selba kümmern. Mei Sache! ...«, kriege ich täglich mindestens zwanzigmal an den Kopf geknallt. Ob es dabei ums Duschen, Anziehen, Fertigmachen, Zubettgehen, Aufräumen, Fernseherausschalten oder anderes geht, ist gleichgültig. Es ist immer das Gleiche: Ich perle einfach so ungehört an meinem Sohn ab wie ein Wassertropfen an einer eingefetteten Butterdose. Das tut echt weh. Es fühlt sich an, als ob er mit Absicht auf meinen Gefühlen und Nerven herumtrampelt. Natürlich weiß ich, dass er das nicht tut, dass er momentan eben nur sich selbst im Blick hat und eben damit ein ganz stinknormaler Jugendlicher in der Abgrenzungs- und Identitätsfindungs-Phase ist. Ätzend! Aber völlig normal! Abgesehen davon, dass Jonas' Teenagerjahre mit elf angefangen haben und wohl auch nicht mit siebzehn abgeschlossen sein werden. Tja, ich brauche wohl auch hier einen deutlich längeren Atem

und eine erheblich größere Portion Geduld und Gelassenheit als bei den Mädchen. Seufz.

Oktober 2009

Jonas hat derzeit eine richtig schwere Identitätskrise, wie ich meine. Die Pubertät ist ja schon für alle Jugendlichen und Eltern eine große Herausforderung, aber in Jonas' Fall kommt noch die Auseinandersetzung mit dem Thema Behinderung und deswegen eine mangelnde Reflektionsmöglichkeit dazu. Echt heavy! Viele offenen Fragen und Unsicherheiten beschäftigen derzeit sein Herz und den Kopf, so viele Baustellen müssen momentan gleichzeitig bearbeitet werden:

- *Liebeskummer: immer noch und nach wie vor die unerwiderte Liebe zu seiner Maja*
- *Schule findet Jonas einfach nur noch »plöt!«, will er nicht mehr hin, muss aber noch ein ganzes Jahr durchhalten*
- *Keine Freunde in der Schule, viel Streit mit den Lehrern (zumal sein Lieblingslehrer und Rektor in Ruhestand gegangen ist, die Schule momentan also »rektorenlos« und damit auch deutlich unruhiger geworden ist).*
- *Unsicherheit: Was kommt nach der Schule? Wie geht es weiter? Bisher noch kein Ziel greifbar.*
- *Wo wird Jonas einst wohnen? Wann wird er ausziehen? Wohin? Mit wem?*
- *Einsamkeit: kein bester Freund zum Greifen nah und auch keiner in Sicht.*
- *Beziehung zu mir, seiner Hauptbezugsperson, momentan schwierig: öfter Streit, Schimpfe, Auseinandersetzung (»kömisch«: auch die anderen Familienmitglieder sind plötzlich alle so doof).*
- *Thema Mannwerden: körperliche Veränderungen und chemische Prozesse im Gehirn.*
- *Anderssein: einordnen, was »normal« ist und was nicht. Was »behindert«, was nicht?*
- *Und überhaupt: Warum ist er, Jonas, behindert? Was bedeutet es für ihn, das Down-Syndrom zu haben?*

Das alles will durchdacht und verstanden sein, bloß wie, wenn einem das Handwerkszeug dazu fehlt? Meine Güte, erwachsen werden ist wahrlich nicht leicht!

Wenn Jonas Streit mit uns hatte oder nicht mit seiner momentanen Lebenssituation zurechtkam, hat er sich einfach in eine andere Wirklichkeit »gebeamt«: Ja, Jonas hat sich eine Zeit lang eine Parallelwelt erschaffen, in der zu leben für ihn angenehmer zu sein schien. Darin hatte er eine andere Familie, wohnte in Köln und hatte viele richtig tolle Freunde. Ich glaube, ausgelöst hat diese Idee der ganze Hannah-Montana-Zirkus, da er in dem Kinofilm mitbekommen hatte, dass die Schauspielerin Miley Cyrus ein Doppelleben als Sängerin namens Hanna Montana führt. Von nun an lebte Jonas in dieser Traumwelt, und Hannah war abwechselnd mal seine Schwester, Freundin oder gar Mutter. Je nachdem, wie es grad passte oder wie er es brauchte. Es gab einige Situationen, durchaus auch in der Öffentlichkeit, wo er mich mit den Worten zurückwies: »Lass mich Ruhe! Du nich mei ächte Mutter!« Das fühlte sich jedes Mal nach einer heftigen Ohrfeige an und verletzte mich sehr. Wie froh bin ich, dass diese Zeit ebenfalls vorbei ist.

Es kam, was kommen musste: Die langsam und dunkel heraufgezogenen Wolken hatten das Gewitter ja schon längst angekündigt. Jetzt krachte, blitzte und donnerte es. Aber danach war die Luft wieder gereinigt und klar. Heilsames Unwetter.

März 2009
Jonas (16) will zunehmend selbst bestimmen (was ja auch sein gutes Recht ist und völlig normal) und sich von mir nichts mehr sagen lassen. Er will nur noch machen, was ihm gefällt, sich an keine Abmachungen und Hausregeln mehr halten. Es fühlt sich an, als ob er mit Absicht meine Grenzen überschreiten, mich herausfordern und provozieren will. Er kommt von der Schule heim, schmeißt seinen Ranzen ins Zimmer, geht grußlos an mir vorbei die Treppe hoch, wirft sich aufs Sofa und den Fernseher an. Setzt den Kopfhörer auf. Verbleibt dort stundenlang, macht

nur Pausen, wenn er sich etwas zu essen in der Küche zusammen-
pantscht, um es dann oben vor der Glotze zu verdrücken. Ins Bett
geht er viel zu spät, ist am nächsten Tag unausgeschlafen und
unausstehlich. Ständig liege ich ihm mit irgendwelchen nervigen
Muttersprüchen in den Ohren, versuche, ein wenig Ordnung ins
Chaos zu bringen, das Mindeste zu verlangen: »Jonas, räum dein
Geschirr weg, geh mal wieder duschen, räum deinen Wäsche-
korb ein, geh früher schlafen«, undsoweiterundsofort. Ich finde
es selbst schrecklich und kann mich selbst nicht mehr hören!
Kein Wunder, dass mein Sohn auf Durchzug stellt. Ein Teufels-
kreis.

Da wir die meiste Zeit allein miteinander sind (Maren und
Elli weit weg in USA, Wolfgang viel auf der Arbeit), muss sich
Jonas aber einigermaßen gut mit mir stellen, hat keine Rücken-
deckung durch die Geschwister oder die Männerfront. (Ich aber
auch nicht!) Ungute Lage: Entweder bin ich seine heißgeliebte
Mama oder das schreckliche Muttermonster. Dazwischen gibt es
nichts, und in diesen beiden Rollen befinde ich mich so schnell
wechselnd, dass mir immer schwindliger wird. Tagelang dreht
sich unser Karussell immer schneller, streiten wir immer öfter,
bis die Sicherung fast rausfliegt. Jonas drückt mich in seinem
Zimmer an die Wand, baut sich regelrecht vor mir auf, hebt die
Hand, den Blick voller Wut, droht mir mit Schlägen. Er macht
keinen Spaß. Unsere Augen begegnen sich auf gleicher Höhe. Das
hier ist purer Ernst. Mein Herz rast wie wild, ich bin aufgebracht,
erschrocken, verletzt, zornig und entsetzt. Hätte nie geglaubt,
dass wir je an so einen Punkt gelangen könnten. Ich atme durch.
Mit erstaunlich ruhiger Stimme, aber betont scharf und deutlich
sage ich:»Jonas, jetzt bist du einen Schritt zu weit gegangen. Lass
mich los, sofort!«. Jonas weicht zurück, erschrocken von mei-
ner Bestimmtheit, noch mehr erschrocken von seinem eigenen
Verhalten. Ich verlasse sein Zimmer, ziehe die Tür hinter mir zu,
gehe hoch in mein Arbeitszimmer, ziehe auch hier die Tür hinter
mir zu. Deutliche Zeichen. Eine halbe Stunde lang verkriecht
sich jeder in seiner Höhle. Ich weine, schreibe Tagebuch, ringe
um meine Liebe. Dann höre ich Jonas' Schritte auf der Treppe.

Er weint. Bleibt vor meiner Tür stehen. »*Mama, tumme leid!
Tumme so leid! Schulligung mir! Will nich haue dich! Tumme
leid!*« *Schweigen. Schluchzen.* »*Mama, bitte! Mag dich lieb!*« *Ich
halte es nicht mehr aus, öffne die Tür, nehme Jonas in den Arm.
Jetzt weinen wir beide.*

*Nichts ist mehr zu sehen oder zu spüren von dem bedrohlich
wütenden Mann, der sich vorhin erst noch vor mir aufgebaut hat.
Gänzlich verschwunden ist er, zurückgeblieben ist ein verwirrter
junger Mensch, der auf der Suche nach sich selbst ist.*

Ich rede Klartext: »*Jonas, das hat mich vorhin sehr erschrocken und verletzt. Tief in meinem Herzen. Dass du mir Gewalt
androhen willst, das geht absolut gar nicht! Hörst du? Es kann
doch nicht sein, dass eine Mutter Angst vor ihrem eigenen Sohn
haben muss. Das war das erste und einzigste Mal! Wenn so
etwas noch einmal vorkommt, dann musst du noch am selben
Tag mein Haus verlassen!*« *Ich bin selbst überrascht über diese
harten deutlichen Worte, schmälere sie aber nicht ab. Lass sie im
Raum umherschwirren.*

*Jonas schaut mich an, unsicher, verstört, kleinlaut, beschämt.
Liebend. Versöhnlich.* »*Ja, Mama. Mach nie wieda! Vasprechs
ich!*«

»*Gut. Jetzt lass mich bitte allein. Wir werden später noch
einmal drüber reden.*«

*Als Wolfgang am Abend nach Haus kommt, beichtet Jonas
seinem Vater sofort.* »*Hab Mama Angs mach! Hab ihm so
mach!*« *Und Jonas zeigt die angedrohten Schläge. Ich komme
dazu, erzähle detailliert. Wolfgang ist sichtlich erschrocken. Zu
dritt stehen wir in Jonas' Zimmer, sozusagen am Tatort. Wolfgang, der meine Betroffenheit und Jonas' Scham sieht, spricht
auch noch einmal deutliche Worte:* »*Hör mir gut zu, Jonas. In
unserem Haus wird nicht gedroht und schon gar nicht geschlagen. Du bist ein Mann. Und von einem Mann erwarte ich, dass er
eine Frau beschützt, nicht schlägt. Und von meinem Sohn erwarte
ich, dass er seine Mutter achtet und nicht ihr Angst macht. Hast
du das verstanden?*« *Jonas brummt eine beschämte Zustimmung,
fängt dann wieder an zu weinen.* »*Tumme leid, Papa! Tumme*

leid, Mama!« Wir nehmen ihn in den elterlichen Arm. Ich weine auch.

Am nächsten Tag haben sich die wunden Seelen beruhigt. Jonas ist ausgesprochen liebevoll und behutsam, auch ich achte auf meine Worte, Gesten und Blicke. Am Nachmittag spielen wir Karten miteinander, lachen herzlich. Die Wolken haben sich verzogen. Dennoch weiß ich, dass das Gewitter noch nicht vorüber ist, nur Pause macht beziehungsweise irgendwann wieder neue Wolken aufziehen werden. Im Gespräch mit Wolfgang, von dem ich mir deutlich mehr Unterstützung und Präsenz als Vater für unseren pubertierenden Sohn wünsche, macht er mir deutlich, dass ich Jonas gegenüber nicht streng und konsequent genug bin. Er braucht einfach mehr Struktur, klarere Regeln und Grenzen, das gibt ihm Halt und Sicherheit, Orientierung in diesen aufgewühlten Zeiten der Selbstfindung. Außerdem brauche ich ja auch mehr Stabilität für mich, einen Rahmen, auf den ich verweisen kann. Eine gute Balance muss her zwischen konkreten Vorgaben, an die sich Jonas halten muss, und genügend Raum für eigene Entscheidungsfreiheit; das ist ihm ja verständlicherweise so wichtig.

Als Jonas in der Schule ist, entwerfe ich also einen neuen Wochenplan mit Symbol-Bildchen und in verschiedenen Farben, sodass er die einzelnen »Programmpunkte« einfacher zuordnen kann. Pläne und Listen waren bei ihm schon immer recht hilfreich, je detaillierter und konkreter, desto besser! Jonas braucht Regeln und Aufgaben schwarz auf weiß beziehungsweise muss sie immer wieder lesen, abhaken, durchdenken, überprüfen.

Den neuen Plan habe ich als Plakat in sein Zimmer gehängt und in etwas kleinerer Größe in die Küche.

Zeit	Montag	Dienstag	Mittwoch	Donnerstag	Freitag	Samstag	Sonntag
Vormittag 8.00–12.00 Uhr	Schule oder Praktikum	Schule oder Praktikum	Schule oder Praktikum	Schule oder Praktikum	Schule oder Praktikum	Ausschlafen, Job/Hilfe im Haushalt, Zimmer aufräumen	Gottesdienst
Mittag 12.00–14.00 Uhr	Essen und Pause	Essen und Pause	Essen und Pause	Essen und Pause	Essen und Pause	Essen und Pause	Essen und Pause
Nachmittag 14.00–18.00 Uhr	Schule oder Praktikum PAUSE bis 16.30 Uhr Küchendienst Duschen	Schule oder Praktikum 16.18 Bus Ergotherapie PAUSE bis 18.00 Uhr	Küchendienst Wäschekorb Zivi treffen Bücherei	Schule oder Praktikum PAUSE bis 16.30 Uhr Küchendienst Duschen TV freier Tag!	Küchendienst Duschen TV erlaubt ... 17.18 Bus	Küchendienst Duschen PAUSE Ausflug Lebenshilfe oder Programm Familie oder Besuch oder frei	Programm mit Familie oder Besuch oder frei
Abend 18.00–20.00 Uhr	TV erlaubt	Küchendienst Duschen TV erlaubt	TV erlaubt	18.08 Bus Jugendgruppe CVJM	Jugendgruppe FeG-	TV erlaubt	Duschen TV erlaubt
20.00–21.00 Uhr	spielen/lesen/PC im Zimmer	spielen/lesen/PC im Zimmer	spielen/lesen/PC im Zimmer			spielen/lesen/PC im Zimmer	spielen/lesen/PC im Zimmer
21.00–23.00 Uhr	Bettzeit	Bettzeit	Bettzeit	Bettzeit	Bettzeit	Bettzeit	Bettzeit

Klare Ansage: TV ist nur erlaubt, wenn die Aufgaben vorher alle erledigt wurden! Donnerstag bleibt die Glotze aus. Montag bis Donnerstag um 21.00 Uhr, Freitag und Samstag spätestens um 23.00 Uhr ins Bett gehen! Jonas steht fasziniert vor dem neuen Plakat. »O Mama, du gut bist! Danke mei Plan!« Und dann schreibt er sich noch eine eigene kleine To-do-Liste:

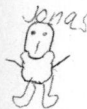

- AgxelHarre Rasieren
- Draf Rasieren *(Bart rasieren)*
- Dusche 2 Tag *(Duschen jeden 2. Tag)*
- Wohnzimmer saugen
- Tepe saugen
- Wesche Gorb *(Wäschekorb in den Schrank räumen)*
- TV grlaut *(TV erlaubt)*
- Freizeit
- Logo
- Ergo
- Samstag SOPS *(Samstag-Job machen)*
- Hüner zu machen *(Tür zum Hühnerstall zumachen)*
- Der Hund muss pigeln

Mein obiger Plan ist so nicht mehr gültig beziehungsweise wurde immer wieder neu den Gegebenheiten angepasst. Derzeit schaffen wir unseren Alltag sogar ganz ohne schriftliche Orientierungshilfe, wenn man vom Kalender mal absieht. Das ist ein absoluter Fortschritt. Jonas braucht nicht mehr für jeden Tag eine Steilvorlage, er kann sich nun selbst seine Aktivitäten besser einteilen und hält sich weitestgehend an Familienregeln und Strukturvorgaben. Wir sind so glücklich, dass er die Kurve gekriegt hat und unser Zusammenleben nun wieder so gut und harmonisch funktioniert.

Die Jahre 2008 bis 2010 waren auch ziemlich unruhige Jahre innerhalb unserer Familie. Und mit Unruhe kann Jonas nicht gut umgehen. Er liebt klare Strukturen, will wissen, woran er ist. Zu viel Veränderung auf einmal verunsichert ihn, und das führt dann wiederum zu so auffälligem Verhalten, mit dem er sich zusätzlich

Aufmerksamkeit und Zuwendung einholt. Und Veränderungen gab es so manch einschneidende:

- Sommer 2008 bis Sommer 2009 waren die Zwillinge in Amerika: Seine beiden stärksten Geschwistersäulen waren von heute auf morgen und für lange Zeit weggebrochen.
- Im Januar 2009 begann Wolfgang eine neue berufliche Herausforderung in einem Kinder- und Jugendheim. Das forderte (und fordert) nicht nur einen Großteil seiner Kraft, sondern zwingt ihn, viel Zeit außer Haus zu verbringen. Und da waren wir nun mal verwöhnt, denn lange Zeit davor war Wolfgang in eigener Praxis (ans Haus angebaut) als Psychologischer Berater tätig und konnte durch diese Flexibilität auch deutlich mehr am Familienleben teilnehmen. Das heißt, Jonas war plötzlich die meiste Zeit mit mir allein.
- Im Juni 2009, als die Mädchen gerade wieder da waren, wurde Wolfgang bei einem Unfall verletzt, der ihn erst mal ganz schön aus dem normalen Leben warf. Ein halbes Jahr lang bangten wir darum, ob sich sein Fuß je wieder so weit erholen würde, dass er wieder einigermaßen normal laufen oder gar Sport machen kann.
- 2009 wurde bei mir zum zweiten Mal eine Vorstufe von Gebärmutterhalskrebs diagnostiziert. Innerhalb der nächsten elf Monate erfolgten deshalb zwei Operationen. Ende 2010 durften wir dann aufatmen: Alle kranken Zellen wurden erfolgreich entfernt. Gott sei Dank!

Kein Wunder, dass Jonas so »durch den Wind« war! Aber das erkannte ich vor allem erst, als wir die Stürme miteinander überstanden und wieder festen Boden unter den Füßen hatten.

März 2010
Im Moment haben wir mit Jonas (17) ziemlich Probleme. Er hört so gut wie gar nicht mehr, will sich von niemand mehr etwas sagen lassen, alles allein entscheiden und tun, sich an keinerlei Regeln

mehr halten, nur nach seinem eigenen Kopf und Bauch leben. Ich hab gerade ziemlich oft Zoff mit ihm. Gestern rief auch seine Lehrerin an und meinte, dass er auch in der Schule nicht einfach sei, dass er sich dort genauso wenig an Regeln und Grenzen halten will. Ich muss wohl wieder strenger mit ihm werden, deutlichere Zeichen setzen, Listen erstellen ... O Mann, wie ich das satt habe! So langsam habe ich einfach keine Lust mehr auf diesen ganzen Erziehungs-Käse, will immer mehr meine Ruhe haben und einfach nur in Harmonie und Frieden leben. Ich werde alt! Ertappe mich in letzter Zeit immer öfter bei dem Gedanken, wie schön ruhig es hier im Haus sein wird, wenn alle Kinder ausgezogen sind. Einschließlich Jonas! Aber das wird wohl allerfrühestens in zwei, drei Jahren so weit sein, wenn er mit der Schule fertig ist und wir wissen, was danach kommt. Werkstatt? KoBV?[5] Ausbildung? Und natürlich soll er, solange er sich irgendwo neu orientieren und einfinden muss, noch den sicheren Hafen »Zuhause« haben, damit nicht alles wackelig und unsicher ist. Jonas' Vorstellungen in Sachen Ausziehen sind nach wie vor sehr eindeutig, aber eben unrealistisch: Er will entweder »ganz leine wohnen« (nach dem Motto: mein Laptop, mein Kühlschrank, mein Fernseher und ich) oder er will »Maja heijaten, Kinder ham, Haus wohnen und Auto fahn! Basta!«.

Jeden Morgen gibt es hier Theater, weil Jonas nicht zur Schule gehen will. Nachmittags, wenn er dann nach Hause kommt, geht er schnurstracks in sein Zimmer, zieht den Vorhang zu, fährt den Computer hoch und spielt im Dunkeln stundenlang seine TKKG-Detektivspiele. Wehe, ich wage es, anzuklopfen und ihn zu stören. Dann brüllt er mir entgegen: »Wills du mir? Lass mich Ruhe! Wills leine sein!«. Genauso patzig behandelt er auch seine Schwestern und Wolfgang. Er ist so wenig umgänglich, kann sich wohl selbst grad nicht leiden und hackt nach allen Seiten. Wir kommen alle nicht recht an ihn ran. Um diesem Rückzug etwas entgegenzusetzen, achte ich darauf, dass Jonas auch das eine oder andere Freizeit-Programm hat, sodass er gezwungen ist, das Haus zu verlassen für seine Therapien und auch für Unternehmungen (Tanzkurse, Bowlen und hier und da Ausflüge mit der Lebenshil-

fe). Wenn er aber ganz mies drauf ist, dann wirft er mir noch an den Kopf, es seien meine Termine, weil ich sie schließlich in seinen Kalender geschrieben habe, und ich solle doch selbst hingehen.

Wo ist nur mein sonniger, aufgeschlossener, fröhlich-frecher, charmanter und selbstbewusster Sohn geblieben? Ich vermisse Jonas' herzliche und offene Art, seine Liebe und Unkompliziert-heit. Ich wünsche mir von ganzem Herzen und bete, dass Jonas aus diesem dunklen Tal, in das er sich selbst zurückgezogen hat, bald wieder herauskommen kann. Dass dieses Düstere, Aggres-sive und zutiefst Traurige von ihm weicht. Dass Gott ihm täglich ein paar Lichtstrahlen in seine momentan so verdunkelte Seele schickt. Dass er wieder zurückfindet zu seinem fröhlichen Wesen, dass er wieder »der Alte« wird. Sind das alles nur pubertäre und somit ganz normale Wehen oder steuert mein Kind gerade auf eine Depression zu?

Manchmal niemand versteht mich meine Gefühle. Nicht wichtig, aber bin traurig. Ist anders den anderen irgendwie, ich Down-Syndrom hab. Ich will nicht dem lachen bei mir. Will auch nicht mich glotzen, aber ist so. Kann nichts für, ist so bei mir ich anders bin. Bald ich bin erwachsen, dann geschafft hat. Ich glaub, ich anders bin. Aber Gott sagt mir, ich gut bin. Okay so, Jonas! Ich einzigartig! Ganz allein wie ich. Aber stimmt so? Mein Herzen traurig sein.

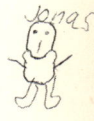

Juni 2010
Jonas (17) hängt nur vor dem PC oder TV herum. Hat fast ganz aufgehört, zu lesen. Will keine Spiele mit uns machen, geht nicht mal auf den Vorschlag Kino ein und wenn, dann geht er da allei-ne hin. Gemeinsames Filmanschauen, wenn alle auf den Sofas fläzen, wird kategorisch von ihm abgelehnt. Dann sitzt er lieber vor seinem Laptop im Schreibtischstuhl und zieht sich selbst eine DVD rein. Wenn wir bei schönstem Wetter rund um den Pool draußen sind, kommt er nicht dazu, bleibt im Haus, zieht sich in sein Zimmer zurück. Vorhang zu. Alles Licht, alle Welt, alle Menschen sollen draußen bleiben. Manchmal gestattet er Gina, in sein Zimmer zu kommen. Sie legt sich dann auf die kleine Matrat-

ze unter dem Tischkicker, genießt Jonas' Gegenwart und macht ein ungestörtes Nickerchen. Ich bin so froh, dass wenigstens der Hund momentan einen Zugang zu Jonas' Herzen hat, wo er es vor uns anderen momentan so verschließt. Auch die Katze darf sich auf dem Sofa neben ihn legen, wenn er fernsieht, und bekommt dann ihre gewohnte Bauchmassage. Also auch hier ein Kanal, in den seine Liebe fließen kann. Da sag noch einer, Haustiere hätten keinen Einfluss auf die Psyche des Menschen. Hier sind sie wahre Therapeuten!

Heute Morgen hat sich Jonas von seinem Taschengeld aus der Bäckerei zwei süße Stückchen geholt und allein drin gefrühstückt, während die ganze Familie draußen auf der Terrasse bei ebenfalls frischen Backwaren das Zusammensein fröhlich genossen hat. Mit nichts ist der Kerl rauszulocken, wir haben schon alles Mögliche probiert. Er will einfach sein eigenes Ding machen, unkontrolliert und eigenständig. Nichts zu machen, das müssen wir so akzeptieren. (Nur den Fernsehkonsum im Wohnzimmer erlaube ich ihm nicht grenzenlos, was zu regelmäßigen Aufständen führt.)

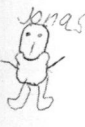

Ich wollte gerne meine Ruhe, im Zimmer allein, dann mehr Spaß mit alleine. Ich will gerne chillen meinem Zimmer, einfach chillen, meine Ruhe haben, Lesen und Computer spielen oder Film gucken. Ich und unsichtbarer Patrick, Freund bei mir. Kann alles erzählen meinem Freund Patrick. Von allein in dem Kopf von mir. Patrick redet in mein Kopf. Jesus hatte Patrick getauft. Jesus heißt Patrick in mein Kopf.

Juli 2010

Was passiert mit meinem Kind? Gestern hat Jonas (17) auf einer dreißigminütigen Autofahrt nur wirres Zeug geredet. Das meine ich jetzt wörtlich. So habe ich ihn noch nie erlebt: ohne Punkt und Komma hat er Geräusche, Worte, Satzfetzen und Kauderwelsch durcheinandergewirbelt. Ich kann gar nicht wiedergeben, was das war. So komische Aneinanderreihungen von Fantasiegebilden und Realitätspuzzlesteinen; keine Ahnung, was da in seinem Kopf vorging. Es war nicht nur so, dass er die Themen völlig unlogisch miteinander verknüpft hat, sie waren auch jedes für sich inhaltlich falsch, konfus, schräg oder schlichtweg erfunden. Ein ständiger Wechsel zwischen Wirklichkeit und Fantasie. Regelrecht irre, ich kann es gar nicht anders beschreiben. Normalerweise flüstert er ja oft so nuschelnd vor sich hin, dann weiß ich, er ist mal wieder in seine andere Welt abgetaucht, aus der er aber auch sofort wieder ganz klar auftauchen kann, wenn man ihn anspricht. Aber gestern hat er das wohl alles durcheinandergemischt. Konnte vielleicht selbst die Trennung nicht mehr vollziehen. Er war diesbezüglich auch nicht ansprechbar. Wenn ich was gesagt habe, versucht habe, irgendwie auf sein Kauderwelsch einzugehen, hat er richtig aggressiv reagiert und meine Worte als »Quatsch Mama, du kei Ahnung« abgetan. Also habe ich die meiste Zeit einfach nur zugehört, zugegebenermaßen ziemlich beunruhigt. Was geht nur in diesem Kind, nein, in diesem jungen Mann vor?

»Guter Jonas, ich!«

Neu gefundenes Selbstvertrauen und gesundes Selbstwertgefühl

Hier und da gab es Lichtblicke! Hier und da blitzte etwas von Jonas' bekanntem Strahlen wieder auf und ergriff zunehmend wieder Besitz von meinem Sohn. Zunächst kehrte sein Selbstbewusstsein über die Schiene »Äußerlichkeiten« sichtbar zurück. Jonas begann zunehmend, auf sein äußeres Erscheinungsbild zu achten und damit selbstbewusst in der Öffentlichkeit aufzutreten.

Juni 2008

Heute war ich mit Jonas (15) drei Stunden in der Stadt zum Klamotten-Einkauf. Er soll etwas Neues und Schönes haben für sein BU-Fest und natürlich auch für die Fernsehauftritte, und überhaupt braucht er dringend mal wieder ein paar fesche Sachen. Jonas war gut gelaunt dabei, es hat richtig prima geklappt. Okay, hier und da war eine Eis- oder Pommespause notwendig, um ihn wieder aufzupäppeln. Nur einmal hat er im Kleiderladen eine echt peinliche Szene geliefert: Nackt ausgezogen bis auf die Unterhose hat er den Vorhang der Umkleidekabine aufgerissen, die Hüften hin- und hergeschwungen und laut gesungen: »Mama, guck, sexy, sexy, sexy!«. *Ich wäre am liebsten im Erdboden versunken, hab stattdessen den Vorhang ganz schnell wieder zugezogen und ihm im Flüsterton eine entsprechende Rüge erteilt. Dass ich auch zugleich amüsiert war, habe ich ihn nicht spüren lassen. Schmollend und enttäuscht hat er sich dann in die nächste Jeans, die ich ihm reichte, gezwängt. Aber bis auf diese Szene lief unser Einkauf wirklich harmonisch ab. Ich ließ meinem Sohn auch ziemlich freie Hand, was das Auswählen von Farben und Mustern anbelangt. Muss schon sagen: Da hat er einen sehr eigenwilligen Geschmack, vor allem, was die Kombination angeht. Einmal versuchte ich ihm zu erklären, warum orange-gelb gestreift nicht mit grün gepunktet zusammenpasst. Seine Antwort ließ mich dann wieder verstummen: »Mama, fü dich is so, aba nich fü mich! Du kei Ahnung, aba ich weiß! Du weiß nich, ich fühle. Un gefäll mir. Ich mag so, gefäll mir. Und basta, is mei Sache, mei Scheidung! Also, tschill mal, Mama!«.*

August 2008
Ich komme gerade aus Wetzlar zurück, war dort mit Jonas (15) den ganzen Tag beim ERF: heute Morgen zu Radioaufnahmen, heute Mittag dann im Fernsehstudio zum Talk bei »Gott sei Dank!«. Jonas hat sich recht wacker geschlagen, war aber so müde, dass er dort tatsächlich zweimal auf der Erste-Hilfe-Liege tief eingeschlafen ist. (Er hat wieder den Hammer gebracht: Wir kommen dort am Studio an und direkt nach der Begrüßung fragt Jonas die Dame am Empfang: »Wo's euer Bett hia? Bin müde!« Na ja, wir mussten schon um sechs Uhr morgens losfahren.) Auch am Nachmittag schnarcht er noch mal eine Runde weg, die Studioaufnahmen müssen wegen ihm um eine halbe Stunde verschoben werden. Scheint außer mir niemand zu stören. Als ich es dann endlich schaffe, meinen Sohn aufzuwecken, ist er extrem träge und unausgeschlafen. Na toll, ausgerechnet heute! Und natürlich sieht er auch nicht ein, dass es vielleicht ganz sinnvoll wäre, seine Strubbelfrisur in Ordnung zu bringen und sich überhaupt ein bisschen frisch zu machen, bevor er vor die Kamera tritt. »Mama, lass mich, meine Sache! Bin hübsch nug!« Na ja, Jonas hat eben seinen ganz eigenen Kopf, und da ist sie wieder, seine bewundernswert unverrückbare Selbstsicherheit. Lange habe ich sie vermisst.

Jetzt bin ich völlig platt, nicht nur wegen der anstrengenden und weiten Autofahrt (mit abwechselndem Hören von Wendy, Aristocats und Susi und Strolch), sondern weil es für mich auch eine Daueranspannung ist, Jonas so lang »bei Laune zu halten«, zumal wenn er so extrem müde ist. Ausgerechnet heute hätte ich zugegebenermaßen gerne einen aufgeweckten, fröhlichen jungen Mann präsentiert, keinen muffligen Teenager. Ich fühle mich dann so verantwortlich, dass er auch einigermaßen »mitmacht« oder gar »*funktioniert*«, *und weiß gleichzeitig, dass genau das bei meinem Kind überhaupt nicht steuerbar ist. Aber es hat dennoch erstaunlich gut geklappt, und ich bin echt stolz auf meinen »Fernsehstar«, der – im Gegenteil zu mir – keine Spur von Aufregung gezeigt hat. Hat manchmal eher den Eindruck gemacht, als langweile er sich, da er mehrfach nilpferdartig in die Kamera gegähnt hat (ohne die Hand vor den Mund zu halten, versteht sich).*

Was mich persönlich sehr beeindruckt und bewegt hat, war die erlebte Authentizität des Fernsehteams. Nun kann ich ja ein bisschen vergleichen (vor einigen Jahren der Auftritt bei Fliege in der ARD und vor Kurzem der Studiotalk von SCM Hänssler im Café Aperto). Während sich beim ARD-Team alle im Vorfeld nur Gedanken um die Einschaltquoten und das richtige Outfit der Studiogäste machten, durfte ich nun zweimal hintereinander erleben, dass Beruf wirklich auch Berufung sein kann. Ich staunte nicht schlecht, als vor den beiden Talks alle Beteiligten zum Gebet zusammenkamen. Kabelträger, Kameramann, Regisseur, Moderatorin, Chefredakteur, Maskenbildnerin, … einfach alle, die irgendwie zu dieser Sendung beitrugen, dankten für die Möglichkeit, diese Arbeit machen zu dürfen, und baten Gott um Gelingen und Segen, sie zu nutzen, Menschen im Herzen zu erreichen und zu ermutigen. Das hat mich sehr tief berührt, und ich habe gespürt, wie Glaube hier wirklich auch lebendig und wahrhaftig gelebt wurde. Gott war mitten dabei, das war einfach genial!

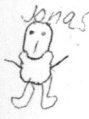

Ich bin hübsch! Guter Mann, Jonas! Mama, du sagst: Jonas, mag dich lieb! Ich glaub dir, Mama. Dein Sohn ist hübsch. Und kann ich gut lachen und singen. Wie heute, Gemeinde, gell? Alle singen, ist beste Lied! Alle mags mich. Bin guter Jonas. Ich bin hübsch, hab weiß-schwarze Jacke. Ich will gerne ganze Haut schwarz und weiß zu haben. Aber egal jetzt, ich mag so ich bin!

Wenn Jonas sich etwas in den Kopf gesetzt hat, dann ist er davon nicht mehr abzubringen. Das gilt natürlich auch für den Bereich, der für sein Selbstbewusstseins eine große Rolle spielt.

Juni 2008

Wir wollen Passbilder beim Fotografen für seinen Personalausweis machen lassen. Jonas (15), der frisch vom Friseur kommt und wirklich gut und gepflegt aussieht, lässt mich und den Fotografen kurzerhand mit einem »Wate ma kurz!« stehen, geht in die Kabine und zieht den Vorhang zu. Wir hören es rascheln und schmatzen. Nichts Gutes ahnend frage ich besorgt: »Jonas, was machst du denn?«, und bekomme ein »Mach hübsch, Mama!« zur Antwort. Schon zieht Jonas den Vorhang auf, grinst über beide Ohren und zeigt mir die leer gedrückte Gel-Tube in seiner Hand. Den Inhalt der Tube hat er sich komplett in die Haare geschmiert, die nun wie abgeleckt und fettig an seinem Kopf kleben. »Ach, du meine Güte! Das sieht ja schrecklich aus!«, entfährt es mir, und ich strecke die Hand aus, um noch irgendwas zu retten zu versuchen. Jonas schiebt meinen Arm energisch zurück mit den Worten: »Mama, lass! Is hübsch so!«. Der Fotograf hält sich weise zurück, grinst und drückt ab. Mich ärgern nicht nur die fehlinvestierten zwanzig Euro beim Friseur, sondern vielmehr, dass mein Sohn mit diesem Foto im Pass nun über viele Jahre leben muss. Aber Jonas findet sich cool. Also, was soll's.

März 2010

Jonas ist mit Zivi Darius in der Stadt. Am Abend bettelt mein Sohn: »Mama, will neue Schuhe ham. Weiße. Kostet Hundat Eujo und reichs nich.« Darius erklärt die Situation. Jonas hat sich in ein paar weiße Schuhe der Marke Lacoste verliebt, die hundertneun Euro kosten. Ich schlucke schwer, versuche meinem Kind diesen Traum auszureden. Erstens brauche er derzeit kein neues Paar Schuhe, zweitens schon gar keine weißen, die würden doch sofort dreckig, und drittens seien solche Markenschuhe eindeutig zu teuer.

Aber Jonas lässt nicht locker. »Dann lass uns doch sehen, ob wir nicht ein anderes Paar weiße Schuhe finden, die günstiger sind«, versuche ich einen Vorschlag.

»Wills aba die ham. Kauf mia selbs mei Geld!« Na dann ... Ich denke, damit erledigt sich das Thema von allein, denn bis Jonas mehr als hundert Euro zusammengespart hat, ist es dreimal Weih-

nachten geworden. Doch Jonas verblüfft mich komplett, als er mich Tage später nach zusätzlichen Möglichkeiten bittet, um sein Taschengeld aufzubessern. Ab sofort gebe ich ihm täglich eine kleine Zusatzaufgabe (z. B. Spülmaschine bedienen, Saugen, Treppe wischen etc.) und gebe ihm dann dafür – vorausgesetzt, es hat jeden Tag ohne Ausnahme geklappt! – am Ende der Woche zehn Euro. Da dienstags und samstags bei uns Familien-Putztag ist, muss er diesen Minijob zusätzlich zu seiner »ehrenamtlichen« Aufgabe verrichten. Mehrmals wöchentlich zückt Jonas seinen Taschenrechner, breitet stolz und freudig die sich vermehrenden Geldscheine um sich herum auf dem Boden aus und tippt und rechnet fleißig zusammen: »Sehn Eujo plus fümf Eujo plus sehn Eujo plus fünf Eujo gibses, woaaa, dreißich Eujo!«

Fast vier Monate später ist es tatsächlich so weit. (Natürlich hat Jonas nicht nur gespart und sich hier und da auch Leckereien gegönnt.) »Mama, heute kaufs ich Schuhe!« Sprach's und tat es: fuhr allein in die Stadt und kam zwei Stunden später mit den nigelnagelneuen, weiß blitzenden Lacoste-Schuhen an den Füßen nach Hause. Ich konnte es kaum glauben: Er hat es tatsächlich wahr gemacht! Ja, wenn Jonas sich was in den Kopf setzt …

Damit die Schuhe einigermaßen schön weiß bleiben, zeige ich Jonas ein paar Putztipps und verweise auf das Imprägnierspray. »Damit gehst du einfach alle zwei Wochen mal drüber! Schau so, mit dreißig Zentimetern Abstand. Und bitte draußen an der frischen Luft, nicht hier drin.«

Fünf Tage später ist meine große Spray-Flasche leer. Jonas hat seine Schuhe außerordentlich gepflegt: Täglich mehrmals in seinem Zimmer mit höchstens fünf Zentimetern Abstand eingesprüht, sodass der Inhalt kaum eine Chance hatte, sich an der Luft in Spray zu verwandeln: Es tropft regelrecht von den Schuhen. Jonas ist so glücklich über seine weißen Slipper, die er nun nur zum Schlafengehen auszieht. Ich freue mich mit ihm, auch, wenn die Schuhe so gar nicht nach meinem Geschmack sind.

Und dann fiel mir zunehmend auf, dass sich auch das alte Selbstvertrauen und der positive Selbstwert wieder einstellten. Jonas glaubt wieder an sich! Wie wunderbar! Das, was ihn als Kind schon immer ausgemacht und andere so sehr an ihm fasziniert hat: diese unbescheidene und doch kein bisschen arrogante Selbstliebe. So authentisch, so klar und rein, so überzeugend. O mein Gott, ich danke dir, dass du Jonas wieder zu sich selbst hast finden lassen, mehr und mehr.

Juni 2009
Ich hänge ein Willkommens-Schild für Maren in die Küche, die morgen aus den USA zurückkehrt: »Schön, dass du da bist!«. Jonas (16) liest es laut vor und sagt es dann den Tieren zu, erst dem Hund, dann der Katze, wobei er sie liebevoll dabei streichelt. »Schina, schön du da bis!«, »Luna, schön du da bis!« Dann kommen die Gegenstände in seiner Nähe dran: »Tisch, schön du da bis!«, »Fanne, schön du da bis!«, »Tella, schön du da bis!«. Beim Rausgehen aus der Küche streichelt sich Jonas über den eigenen Kopf: »Jonas, schön du da bis!«, und grinst dabei von einem Ohr zum anderen.

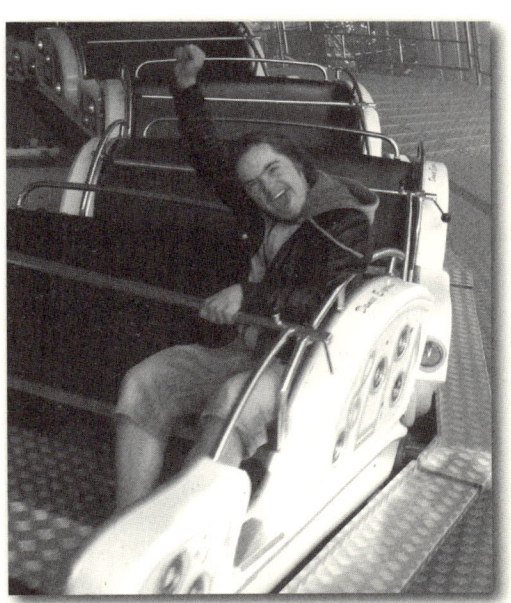

Januar 2010
Die ganze Familie sitzt im Auto und unterhält sich über Wintersport. Maren sagt gerade über ihren Freund: »Janniks dritte Liebe ist das Snowboarden!«. *Ich frage (voraussetzend, dass sie selbst seine erste Liebe ist):* »Und was ist seine zweite Liebe?«. *Jonas (17):* »Bin ich!«.

Februar 2011
Wir spielen zu viert Jonas' Lieblingsspiel Dog. Jonas bildet mit seinem Patenonkel Matthias ein Team. Als dieser eine »falsche« *Karte legt, die ihm zum Verhängnis werden kann, und deshalb laut mit sich selbst schimpft, beruhigt ihn Jonas:* »Kei Sorgn, Onkel! Helf dir Patsche!«.

ich kann ~~EN~~ EngLisch,
ich äger meine Mom
ich mag Sport tanzen
und Sigen getaren Klavir
spilen Dog meisterdin
ich und Sabine essen
und Trigen

Was ich gut kann
ich mag meine Mom,
ich mag meinen Dad,
ich mag meine Sister.
Ich kann Englisch!
Ich ärgere meine Mom,
ich mag Sport, tanzen
und singen, Gitarre, Klavier.
Spielen: Dog-Meister bin
ich und Sabine! Essen
und Trinken.

Juli 2010
Jonas (17) ist zwei Wochen im Sommercamp mit der Jugend unserer Gemeinde. Die erste Woche sind die insgesamt sechzig Jugendlichen mit ihren Mitarbeitern in kleinen Gruppen quer durch Deutschland zu Fuß und im Zug unterwegs, um sich dann alle an der Ostsee in einem Camp wiederzutreffen, in dem sie die zweite Woche zusammen verbringen werden. Unterwegs müssen sie verschiedenste Aufgaben lösen und Abenteuer bestehen. Wir sind etwas gespannt, wie Jonas mit so viel Unsicherheit, Spontaneität und Herausforderung umgehen wird. Sabine, seine »Liebslingtreuerin«, *hat erneut angeboten, Jonas auf die Frei-*

zeit zu begleiten und ihm bei allen erdenklichen Situationen mit Rat und Tat zur Seite zu stehen. Wir sind so froh und dankbar für Sabine und könnten uns keine bessere Lösung denken. So kann Jonas das Freizeitangebot wunderbar nutzen. Einfach nur angemeldet und mitgeschickt, wären er und wahrscheinlich auch die Gruppe überfordert. Heute hat Jonas schon zum zweiten Mal angerufen und übersprudelnd vor Eindrücken von seinen Erlebnissen erzählt. Er ist total begeistert und voller Lebensfreude – von wegen Überforderung und Rückzug! Sabine meinte am Telefon, Jonas habe sich wunderbar in die Gruppe eingefügt und eigentlich sei sie im Sinne der Integrationshilfe arbeitslos. Sie fuhr begeistert fort, Jonas sei an einem Tag die 26 (in Worten: sechsundzwanzig!) Kilometer ohne zu bocken gelaufen und habe neun Kilometer davon sogar noch den schweren Bollerwagen mit Gepäck gezogen. Er sei insgesamt sehr aufgeschlossen, kommunikativ und unkompliziert. Ich traue meinen Ohren kaum! Redet sie von demselben jungen Mann, der bis zum Ferienbeginn vor einer Woche am liebsten nur allein in seinem abgedunkelten Zimmer saß?

Ich bin so glücklich! Darüber, dass es Jonas gut geht, er Anschluss gefunden hat, aber noch mehr, dass ich ihn seit Langem wieder fröhlich, unbeschwert und glücklich erlebt habe. Hoffnung keimt in mir auf, dass der »alte Jonas« nicht gestorben, nur ein wenig verschüttet ist und hoffentlich zunehmend wieder zum Vorschein kommt.

Auch im Jahr davor hatte ihm die Freizeit sehr gutgetan und auch von dort ist er wieder ein ordentliches Stück innerlich gewachsen zurückgekommen:

August 2009

Jonas (16) war zwei Wochen segeln und campen in Schweden. Als wir hinterher zusammen seinen Koffer ausräumen, halte ich eine Karte in der Hand, auf der die anderen Jugendlichen nette Sachen über und für ihn aufgeschrieben haben. »Lies mal!«, fordert Jonas mich auf.

Ich lese: »Lieber Jonas – Du kannst super gut tanzen! – Du bist nett – Du lachst oft und bist echt stark – Du bist freundlich – Du bist meistens gut drauf – Du singst gerne und magst Musik – Schön, dass Du so viel mit mir gemacht hast – Du kannst andere aufmuntern – Du hast so oft gute Laune! Deine Freude ist ansteckend! Danke, dass Du dabei warst! – Wenn Du gut drauf warst, konnte man coole Sachen mit Dir machen! – Du kannst sehr freundlich und liebevoll sein, wenn Du willst – Super, dass Du dabei warst! Du bist total lieb und ein klasse Typ! Bleib so! – Du hast einen tollen Humor! – Dein Lachen ist so herrlich ansteckend – Du kannst Menschen zum Mitlachen bewegen. Überhaupt kannst Du Menschen sehr bewegen und verändern. – Ich find's schön, dass Du mit dabei warst. Ich hab Dich lieb. Es hat viel Spaß mit Dir gemacht, bester Tänzer und super Steuermann! – Du bist echt ein ganz Lieber! Es hat mich sehr gefreut, Dich kennenzulernen!!! – Du bist voll cool!«

Ich bin total gerührt über diese Liebeserklärungen und mache Jonas den Vorschlag: »Wow, das ist ja eine tolle Karte! Sollen wir die über dein Bett hängen zur Erinnerung?«

Jonas prompt: »Ne, Mama, schenk dir! Bauch nich, weiß alles selba!«

Juli 2011

Während Jonas (18) eine Stunde bei der Krankengymnastik und Lymphdrainage ist, nutze ich die Gelegenheit, ein paar Dinge zu besorgen. Als ich wieder zurückkomme, höre ich Jonas schon von draußen singen: »Du siehse Wundn un heils mei Härz. Du trocknes mei Träne ab und nimms de Schmärz.«

Elke, die Therapeutin, lacht: » Oh, das ist aber ein trauriger Text!«

»Wieso? Pass doch, mei Häz kank und mei Hand au.« Jonas lacht ebenfalls. »Aba kann au annere singen: Du siehse Wundn un heils mei Härz. Du trockes mei Hände ab …« Jonas brüllt vor Lachen über seine geniale Textveränderung.

Ich kichere draußen mit, Elke hat den Unterschied wahrscheinlich gar nicht bemerkt, sie kennt das Lied wohl nicht. Dennoch *meint sie lachend:* »Jonas, du unterhältst mal wieder den ganzen Saal hier!«

»Ja, is gut so. Sing alle mit!«, *fordert er die Patienten in den durch Vorhänge abgeteilten Nachbarkabinen auf. Allgemeines Gelächter. Jonas singt:* »Du siehse Wundn und heils mei Härz.« *Unterbricht sich.* »Hey alle. Wahum sings nich mit?« *Wieder lautes Lachen rundum.*

Elke erklärt: »Na, wahrscheinlich kennt keiner das Lied. Und außerdem trauen sich die wenigsten, laut zu singen.«

»Ich tau aber!«

»Ja, das haben wir gehört. Und du machst das wirklich gut!«

»Sing annere Lied, is lustig. Alle sings mit!«, *fordert Jonas zur nächste Runde auf und trällert los:* »Du bis du, das isse Clou, du bis duhu! Keiner isse du, nur du bisse duhu…« *Bariton Jonas trällert die letzte Silbe, lacht sich dabei schepps. Die anderen Patienten und Therapeuten hinter den Vorhängen lachen mit.*

»Meine Güte, was kannst du gut singen!«, *lobt ihn Elke.*

»Du au!«, *meint Jonas überzeugt.*

»Ich? Nein, ich kann überhaupt nicht singen!«

»Glaubs ich nich, Älke! Alle kanns singe!«

»Na, da wäre ich mir nicht so sicher!«, *widerspricht sie.*

»Aba ich kanns singe! Un tanze! Ich liebe singe un tanze!«

»Ja, das kann ich mir vorstellen. Das passt auch gut zu dir. Du bist immer so fröhlich!«

»Ja, bins föhlich. Bin Knüller!« *Wieder lautes Lachen rundum. Jonas freut sich darüber.* »Siehse, alle lachen mich!«

»Ja, du bist echt der Hammer! Alle lachen, weil sie sich heimlich wünschen, mehr wie du zu sein!«

Wie recht sie doch damit hat, denke ich und wünsche, dieser Satz möge sich tief in Jonas' Seele einbrennen.

5. »Will so Leben ham!«

Wunschträume und Zukunftspläne

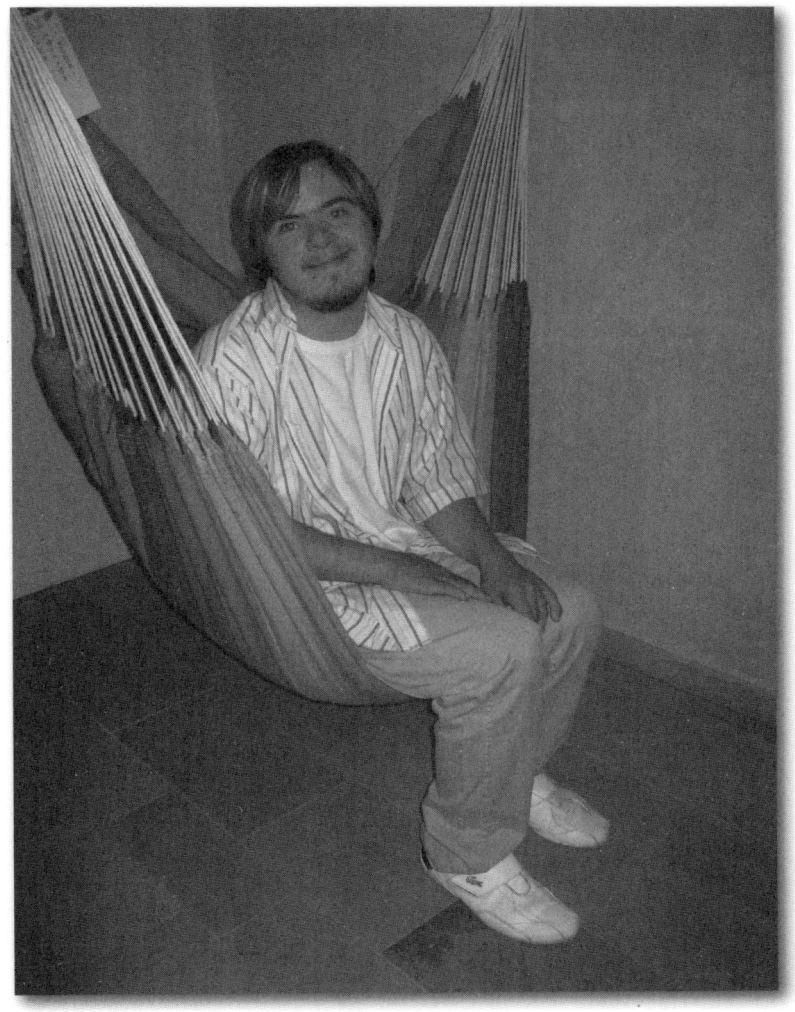

»Ändlich abeiten!«

Ein neues Leben nach der Schule

Jonas spricht selten in der Zukunftsform. Normalerweise beschäftigt er sich hauptsächlich mit der unmittelbaren Gegenwart. Ein
bisschen Vergangenheit (»Weiß noch, ich klein wa?«), aber so gut
wie nie spricht Jonas Gedanken über die Zukunft aus.

Die wenigen »Bonbons«, die diesbezüglich in meiner Gegenwart fielen, habe ich natürlich aufgesammelt.

Juni 2009

*»Jonas (16), was willst du später eigentlich mal machen?«, fragt
mein Bruder Chris seinen fast erwachsenen Patensohn.*

»Polisei gehn!«

*»Ach, zur Polizei willst du gehen? Ja, aber Polizist kann man
doch nur werden, wenn man den Realschulabschluss hat.«*

*Jonas überlegt kurz, muss die neue Information prüfen, ver-
arbeiten und sich daraufhin neu ausrichten: »Okay, dann Hund
von Polisei!« Auch gut.*

In den Sommer-Ferien 2009

*Jonas (16) fährt einen Tag lang mit Katharina, die gerade bei
der Post einen Ferienjob macht, im großen gelben Postauto mit
und hilft ihr fleißig, Pakete auszutragen. »Mama, wünsch mir
Postmann werde.« Warum auch nicht, schließlich bringt er dafür
einige Fähigkeiten mit, wie folgende Begebenheit einige Wochen
zuvor deutlich machte:*

*Jonas sortiert unsere Post, das macht er total gern. Plötz-
lich stutzt er: »Hmm? Maria Za'mann? Gibses hier nich! Oder,
Mama?«, fragt er sicherheitshalber noch mal nach.*

»Maria? Nein, das soll wahrscheinlich Maren heißen.«

*Jonas lacht schallend. »Phhh, Maria! Gibses unser nich! Oh,
Postmann is so doof! Ich weiß besser!«*

Da mein Sohn sich ja für alles rund um Essen und Küche interessiert, denke ich eigentlich schon immer, dass er mal in Richtung Gastronomie arbeiten könnte. Jonas hat es selbst auch schon formuliert, und wer weiß, vielleicht ist es gar nicht so abwegig und er kann eines Tages irgendwo in einem schönen Café oder Restaurant in Küche oder Service arbeiten. Auch bei uns in der Gemeinde hilft er fleißig und begeistert im sogenannten SET-Team (Service Essen und Trinken) mit, das bei besonderen Veranstaltungen für die Verpflegung sorgt. Dabei ist ihm keine Arbeit zu viel. Er kann mit großer Ausdauer Hunderte von Brötchen belegen, zig Kilo Paprika schnippeln oder mit Begeisterung Riesenschüsseln voller Dessert anrühren.

Dabei gefällt Jonas nicht nur die Arbeit in der Küche, sondern natürlich auch das fröhliche Miteinander. Wir haben dort immer viel Spaß, und Jonas spürt, dass er geachtet und respektiert ist, also ein vollkommen gleichwertiges Gegenüber. Nicht nur ich, auch alle anderen im Team sind wirklich voller Bewunderung: Welch anderer Jugendliche stellt sich freiwillig fünf Stunden am Stück in die Küche, um Geschirr zu spülen und abzutrocknen? Und das Ganze ohne Gemurre oder Protest. Unglaublich, oder?

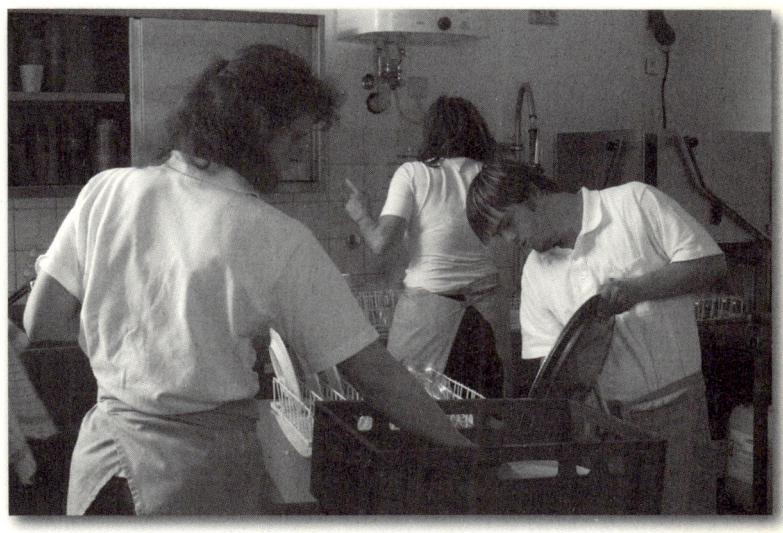

Jonas' neueste Idee ist der Beruf des Kellners. Hier hat er ganz klar vor Augen, was seine Aufgaben wären.

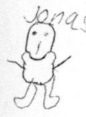

Will gern Essen bringen und Trinken, Kellner werden. Wenn einer fertig ist mit Lesen, sagt er mir, was essen will. Dann bring ich Essen, frag die Leute, wem gehört und grinsen, immer freundlich sein! Geh ich hin und frag sie: »Was gerne essen haben? Und trinken?« Schreib ich auf und dann hol ich Trinken bei dem Tablett. Frag ich: »Wer gehört?«, und darf ich nicht verwechseln, den falschen Tisch bringen. Auweia! Nicht gut, Jonas! Ich Zettel geschrieben hab, hänge da hin, kocht der andere, ist er fertig, ruft er: »Kellner!« Bin ich, Jonas! Und gibt mir sein Zeug, dem Essen, und stell ich ihnen linke Seite und grinsen dazu! Sag ich: »Guten Appetit alle!« So macht die Kellner, gell, Mama? Wenn dem fertig mampfen, muss ich Teller wegräumen, ist dem schmutzig, aber muss nicht spülen ich, macht anderer!

Hier hat Maren zusammen mit ihrem Bruder noch dessen andere Traumjobs notiert.

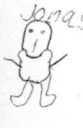

Bergerrei *(Bäckerei)*
Brifträger
Kino arbeiten
Film drehen *(dann ersetzt durch: Karten abreißen)*
Kinderheim *(dann eingeklammert)*
Zoo

Und was hat Jonas sonst noch so für Träume und Vorstellungen?

Juni 2010
Nach gewonnenem Fußball-WM-Spiel, das wir als ganze Familie in der Gemeinde bei »Steakweck« (sprich: Brötchen mit Steak) und Radler auf Großbildleinwand verfolgt haben, fahren wir durch die sich in Freudentaumel befindende Stadt zurück und hupen kräftig mit. Als Fans entgegenkommen, die grölend auf dem Dach ihres Cabrios sitzen und eine große Fahne schwenken,

meint Jonas (17) sehnsüchtig: »Mama, nach Schule wünsch mir au mal so was ham!«

Dezember 2009
Jonas (17) vertraut mir seinen Herzenswunsch an: »Mama, will Maja heihaten und Baby ham!«
»Ach, Jonas, das verstehe ich, dass du dir eine Familie wünschst. Aber ich glaube nicht, dass Maja und du ein Paar werdet.«
»Dann?«
»Na ja, vielleicht findest du eines Tages ein anderes interessantes Mädchen. Und wenn sie dich auch mag, könnt ihr ein verliebtes Paar werden.«
Jonas reibt sich begeistert die Hände. »Und dann Baby haben?«
»Hm, da bin ich mir auch nicht sicher. Weißt du, ein Baby großzuziehen ist eine große Verantwortung!«
»Kanns gut, Va'antwotung: Mach imma Hühna zu!«
»Ja, das machst du prima mit den Hühnern. Aber um ein Baby muss man sich viel mehr kümmern als um ein Huhn.«
»Was alles?«
»Na ja, das Baby muss gefüttert und gewickelt werden, ...«
»Iih, Schtinka raus? Nö, wills ich nich!«
»Ja, das gehört aber dazu! Und nicht nur einmal am Tag! Außerdem weint ein Baby auch oft, weil es noch nicht anders sagen kann, was es braucht. Dann muss man es trösten und tragen und sich um es kümmern.«
»Ja, mach ich!«
»Und nachts schläft das Baby nicht so gut, da kann man dann selbst auch nicht mehr schlafen.«
»Wahum? Is plöt!«
»Na ja, das Baby hat vielleicht Bauchweh oder Hunger, oder es hat einen schlechten Traum oder ist einfach unruhig...«
»Oh, arma Baby!«
»Ja, du siehst, so ein Baby braucht die ganze Zeit Hilfe, rund um die Uhr. Es kann ja noch nichts alleine machen. Das ist auch ganz schön anstrengend.«
»Oh, wills nich anstängen!«

»Aber weißt du was? Du hast ja drei Schwestern. Wenn Katharina, Maren oder Elli vielleicht mal ein Baby bekommen, dann ...«

»Bins ich Vata?«

»Nein, du bist nicht der Vater.«

»Bruder?«

»Nein, du bist dann der Onkel vom Baby!«

»Kuuuuuhl! Ich Onkel Jonas sein!«

»Ja, du bist bestimmt mal ein wunderbarer Onkel Jonas! Und wenn deine Schwester dich mit ihrem Baby besuchen kommt, dann kannst du mit dem Baby spielen.«

»Und Stinka machs?«

»Dann drückst du es einfach deiner Schwester wieder in den Arm. Soll sie es doch selber wickeln!«

»O ja, Mama, des gut, des mach ich!«, reibt sich mein Sohn voller Vorfreude die Hände, und die Welt ist wieder in Ordnung.

Ja, wir sind alle überzeugt davon, dass Jonas einst ein wunderbarer, geduldiger und liebevoller Onkel und Babysitter sein wird. Eine herrliche Vorstellung!

Jonas füllt in der Schule einen Steckbrief aus: (in Klammern habe ich, wenn nötig, richtiggestellt und übersetzt):

Name	Jonas Z.
Geburtstag	24. September
Geburtsort	1992 Marsch *(Malsch)*
Größe	166 *(163)*
Augenfarbe	blau schwaz gelb streifen *(blaugrün)*
besondere Merkmale	Brille *(viele, nur keine Brille!)*
Hobbys	Comluterspile tanze Sigen *(Computerspiele, Tanzen, Singen)*
Das kann ich besonders gut	Baskyball *(Basketball)*
Das mache ich überhaupt nicht gern	Fusball Rolliball *(Volleyball)* Handball Zimmer auf reume

Das würde ich gern besser können	Baskyball
Warum?	Mit dem Zeit vill Austaur *(Mit der Zeit bekommt man viel Ausdauer!)*
Berufswunsch	Selim *(Vorname unseres Lieblings-Dönerbudenbesitzers)*
Warum?	Essen richte auf die Wagen
Vorbild	Hei Goll Musigen Senger *(Highschool-Musical-Sänger)*
Warum?	Auf dem Büne singe und Tazen

Ja, nun ist unser Sohn erwachsen. Und jetzt?

Wir mühen uns durch eine Menge bürokratischen Kram, und ich nehme bei der Lebenshilfe an einem mehrtägigen Kurs teil, der viele Informationen und Unterstützung rund um diese Veränderung bietet. (Nicht zum ersten Mal bin ich froh über und dankbar für diesen großartigen Verein, in dem wir selbstredend auch Mitglied sind. Alleine wäre ich da völlig überfordert.) Mir schwirrt der Kopf angesichts der vielen zu bedenkenden und beachtenden Tipps und Möglichkeiten rund um Grundsicherung, Erbrecht, Gesetzliche Betreuung etc.

Meine Güte, bei unseren Töchtern war das alles so einfach, die sind einfach nur erwachsen geworden. Punkt. Bei Jonas ist das alles komplizierter, denn theoretisch ist mein Sohn seit dem 24. September 2010 voll geschäftsfähig, sprich: Er könnte sich übers Internet mit ein paar Mausklicks ein Auto kaufen oder so. (Das ist gar nicht so abwegig angesichts von Jonas' PC-Kenntnissen.) Oder sich in der Stadt ein Handy andrehen lassen und einen, irgendeinen Vertrag dazu unterschreiben und vieles mehr, was ich mir lieber erst gar nicht ausmalen will.

Nachdem einige bürokratische Hürden genommen sind, finden wir Eltern uns mit Jonas vor Gericht wieder. Die Richterin muss sich selbst davon überzeugen, dass Jonas Unterstützung in verschiedenen Angelegenheiten des Lebens braucht, und will von Jonas persönlich hören, ob er damit einverstanden ist, wenn seine

Eltern auch über sein achtzehntes Lebensjahr hinaus Dinge mit ihm zusammen regeln dürfen und Entscheidungen für ihn treffen, beispielsweise bei größeren Geldangelegenheiten oder notwendigen Operationen. »Ja, daaf dem! Papa machs Geld und Mama Opation!«

Puh, zum Glück! Wir sind froh, dass Jonas einen guten Tag hat und uns heute wohlgesonnen ist, das Ganze hätte auch gehörig in die Hose gehen können, und dann hätte das Gericht einen, irgendeinen fremden Menschen als seinen »Vormund« bestimmt, wie es früher hieß. Das ist nun unser offizieller Titel: Wir sind ab jetzt nicht nur Eltern, sondern auch »gesetzliche Betreuer« von Jonas Z. Welch eine große Ehre! Um das zu feiern, gehen wir direkt vom Gericht zu dritt schön essen beim Griechen.

Und wie soll es nun beruflich weitergehen?

Nach dem Praktikum, das Jonas noch während der Schulzeit in der Werkstatt machte, bekam er folgende Beurteilung:

Herr Zachmann ist selbstbewusst und selbstständig in Bezug auf alltägliche Anforderungen. Er ist Selbstfahrer und kommt von zu Hause direkt ins Praktikum. Er kann einfache Texte sinnentnehmend lesen. Er kann Geld zählen und besitzt teilweise eine Wertvorstellung.

Seine Arbeitsmotivation ist teilweise abhängig von den Aufgaben und seinen persönlichen Interessen. Hat er Interesse an der Arbeit gefunden, kann er auch ausdauernd die Arbeit verrichten. Anweisungen und Arbeitsaufträge müssen eindeutig formuliert werden. Jonas erledigt immer wieder Aufträge nach eigenem Ermessen. Er ist flexibel und beherrscht verschiedene Arbeitstechniken, auch an einfachen Maschinen. Er holt sich bei Bedarf wenig Hilfe, arbeitet jedoch nach eigenen Vorstellungen weiter. Herr Zachmann kann seine Motivation über längere Zeiträume aufrechterhalten und er kann bis zu fünf Stunden (im Rahmen der Praktikumsanforderungen) ausdauernd arbeiten. Arbeitsanleitungen erfasst er rasch und kann die theoretisch vermittelten Informationen schnell in die Praxis umsetzen. Herr Zachmann kann mit kleinen Materialien exakt und sicher arbeiten.

Zu den Gruppenmitgliedern hat er Kontakt und versteht es, mit ihnen umzugehen. Er kann sich verbal gut mitteilen, die Aussprache ist leicht verwaschen, aber noch gut verständlich. Die entsprechenden Hygienemaßnahmen kann er selbstständig bewältigen. Die Anwesenheit einer Aufsichtsperson braucht er nur in ungewohnten Situationen.

Wir sind megastolz auf unseren Sohn, nicht nur, als er uns dieses Papier aushändigt.

August 2011
Jetzt, da ich diese Zeilen schreibe, genießen wir die letzten Tage der großen Sommerferien, die es dann so nie wieder geben wird! Alle drei Kinder sind dieses Jahr mit der Schule fertig geworden: Maren und Elli haben ihr Abi in der Tasche und auch Jonas (18) ist mit der Schule fertig. Es fühlt sich an, als ob wir auf einem riesigen Sprungbrett sitzen …, wackeln tut es schon gewaltig, aber noch sind alle an Bord und keiner abgesprungen. Spannend! Zu wissen, dass wir uns als Familie in dieser Form nur noch wenige Wochen erleben werden, macht jede Minute umso kostbarer und schöner. Schon bald wird Maren ausziehen und ihr Studium in Tübingen beginnen und Elli zu ihrem großen Traum nach Neuseeland aufbrechen. Und unser Nesthäkchen?
Ab Mitte September beginnt Jonas' Probezeit in der Werkstatt. Wenn er sich dort wohl fühlt und es sich bestätigt, dass er dort hinpasst, kann er den zweijährigen Berufsbildungsbereich durchlaufen.

Hier die offizielle Beschreibung der Werkstatt:

Zu Beginn der Beruflichen Bildung findet ein dreimonatiges Eingangsverfahren statt. Ziele des Eingangsverfahrens sind das Kennenlernen des Betriebes (umfassende Orientierung), die Diagnose der Fertigkeiten, Fähigkeiten und Interessen des Teilnehmers und die Feststellung, ob der Werkstattbetrieb die geeignete Arbeitswelt für die Fähigkeiten und Interessen des Teilnehmers darstellt.

Im Anschluss an das Eingangsverfahren folgt in der Regel eine vierundzwanzigmonatige Phase der beruflichen Bildung. Diese gliedert sich in einen Grund- und Aufbaukurs von jeweils zwölfmonatiger Dauer. Ziele der beruflichen Bildung sind die Vermittlung von Grundarbeitsfähigkeiten und Qualifizierung in den angebotenen Arbeitsbereichen, die (Weiter-) Entwicklung beziehungsweise Wiedererlangung beruflicher und sozialer Kompetenzen, der Aufbau einer stabilen Tagesstruktur, die Entwicklung einer realistischen beruflichen Perspektive und die (Wieder-) Eingliederung in den allgemeinen Arbeitsmarkt, in den Arbeitsbereich der Werkstätten oder in eine weiterführende Maßnahme.

Nun also stehen alle Ampeln auf Grün: Es kann losgehen!

Mai 2011
»Wenn du in der Werkstatt zu arbeiten beginnst, verdienst du auch dein erstes eigenes Geld!«
»Au ja, ich wärd noch Millonär!«
»Na ja, so reich wirst du wahrscheinlich nicht, aber du hast deutlich mehr als jetzt mit deinem Taschengeld.«
»Mama, ich üb noch. Schaff ich hin!«
»Was übst du noch, Millionär zu werden?«
»Ja, mach ich viel Quix, du weiß doch, weiß nich mehr? Fänsän Quix bei Oma, Millonär!« Ah, mir dämmert's langsam: Bei Oma haben wir zusammen »Wer wird Millionär?« mit Günther Jauch geschaut. Jonas (18) war voll in seinem Element und hat fleißig mitgerätselt. Ich glaube, er hat es sogar bis hundert Euro geschafft! Na ja, wenn er so weiterübt, wer weiß?

September 2011
Jonas erster Tag in der Werkstatt.

Ich stehe auf seinen Wunsch hin früh mit ihm auf, damit auch ja alles klappt – und es klappt wunderbar, ganz ohne mein Zutun.

»Mama, feu mich Wäkstatt zu gehen!«

»Ja, mein Großer, ich freu mich auch mit dir! Wirst sehen, das wird bestimmt gut!«

Jonas küsst mich auf die Wange. »Tschüss, Mamili, mag dich lieb!«

»Ich dich auch! Ich wünsche dir einen wunderbaren Start heute!«

»Danke, Mama, du auch!«

Da ich später am Abend noch Percussion- und anschließend Theaterprobe habe, sehe ich Jonas heute wahrscheinlich nicht mehr. »Ich ruf dich nach der Arbeit an, okay?«, rufe ich ihm noch aus dem Fenster hinterher. Jonas nickt, grinst, winkt mir zu, dann ist er aus dem Hof verschwunden.

Da geht er hin, mein großer Kerl, dieser junge erwachsene Mann, in einen neuen Lebensabschnitt. Heute steht ja nicht nur die Herausforderung Erster Arbeitstag an, sondern auch wieder eine neue Bus- und Bahnstrecke. Denn direkt nach der Arbeit fährt Jonas zur Lebenshilfe zum Tanzkurs. Diese Verbindung ist er noch nie gefahren, und ich bin gespannt, ob er es hinbekommt (Wir haben es nur besprochen, nicht geübt. »Mama, schaff ich!«).

Am Nachmittag rufe ich ihn an. »Na, wie war's?«, frage ich neugierig.

»Gut, Mama!«

»Und, was habt ihr gearbeitet?«

»Oh, Mama, frag nich!«

»Ach, erzähl doch ein bisschen, ich bin doch so gespannt!«

»Nö, Mama, kei Lust nich!«

»Okay, dann vielleicht später... Und jetzt? Bist du auf dem Weg zum Tanzen?«

»Ja, Mama! Abeitn hat Spaß macht und jetz geh ich Lebeshiefe hin!«

»Toll, ich bin stolz auf dich!«

»Ja, ich auch. Tschüss, Mama!«

Als ich spätabends nach Hause komme, ist Jonas noch wach. Hat auf mich gewartet. Muss noch eine Runde geknuddelt und bewundert werden. Auch Wolfgang ist mächtig stolz auf seinen Sohn. Jonas hat bereits einige vertraute und bekannte Gesichter in der Werkstatt wiederentdeckt, kennt auch drei der Neulinge aus seiner Gruppe. Scheint sich erst mal wohlzufühlen, das ist das Wichtigste! Zum Erzählen hat er immer noch keine Lust. Das Einzige, was er rauslässt, sind die überzeugenden Worte: »Bauch kei Hilfe Arbeitn nicht! Kann alles! Mach ich so, trieg ich Kohle! Kann selber kümmern, ich will! Arbeit macht Spaß!«

Während wir zu dritt in der Küche stehen und uns unterhalten, räume ich nebenher ein bisschen auf und entdecke verräterische Spuren im Müll: »Hmm, wer hat sich denn was zu essen bestellt?«

Meine Männer grinsen. »Ja, unser Herr Sohn hat seinen ersten Erfolg schon mal mit sich selbst gefeiert: Er hat sich gegenüber aus dem Gasthaus Krone zwei Schnitzel und Pommes geholt!«

»Ja, Mama, sooo lecker!« Na, das nenne ich doch mal Eigeninitiative!

Drei Tage später erzählt Jonas zum ersten Mal ein paar Interna aus der Werkstatt:

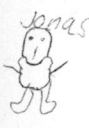

Mir gefällt diese Gruppe Werkstatt! Wie Schule was zusammen machen und Lehrer ist sehr nett, mag ihm lieb, macht auch Witze! Abwechseln Arbeit und Pause, essen. Arbeit mal da, mal da, hab ich noch Stoff geklebt von dem Polster. Für dem Firma macht die Autos. Muss genau sein, Jonas! Kein Fehler machen nicht! Muss genau gucken, mit Finger halten, nicht rutschen! Aber kann ich gut! Macht Spaß, arbeiten! Und Essen gibt es auch. Heute ich hab vegetarische: Bohnen und Bratkartoffeln. Hmm, lecker!

Inzwischen haben wir die Einladung zum ersten Elternabend erhalten, auf den ich sehr gespannt bin. Das Telefonat, das ich vor ein paar Tagen mit seinem Gruppenleiter führte, war äußerst positiv: »Ihr Sohn ist echt ein aufgeweckter und fröhlicher junger

Mann! Bringt richtig Stimmung in den Laden«, was mir irgendwie bekannt vorkommt, »und ich bin sehr zufrieden mit seiner Arbeit, er kann sich sehr gut konzentrieren und zeigt auch Ausdauer. Allerdings nur, wenn es ihm auch Spaß macht, ansonsten muss ich ihn wieder neu motivieren, aber das kriegen wir ganz gut hin!« Tausend Steine fallen mir vom Herzen. Ich bin so froh, dass dieser neue Weg gut angelaufen ist, und bin gespannt, wie er weitergehen wird. Vielleicht kann ja nach den zweieinhalb Jahren »Ausbildung« tatsächlich der Traum vom Arbeiten im Hotelfach oder in der Gastronomie auf dem ersten Arbeitsmarkt möglich werden? Warum auch nicht? Schließlich hat Jonas schon so viele Hürden gemeistert in seinem Leben!

»Bald ich umsiehn!«

Jonas plant seinen Auszug

Das Erwachsenwerden beziehungsweise Erwachsensein fühlt sich auch für Jonas noch ungewohnt an. Immer wieder macht er es zum Thema, versucht einzuordnen, was es bedeutet, was sich jetzt verändert hat beziehungsweise verändern sollte, nachdem er nun kein Jugendlicher mehr ist. Ein zentrales Wort, das in diesem Zusammenhang immer wieder fällt, ist Verantwortung. Ja, damit kann Jonas etwas anfangen.

Februar 2011
Auf Jonas (18) ist Verlass! Wenn er abends allein zu Hause ist, dann denkt er auch daran, den Hühnerstall zuzumachen, sobald es dunkel wird, damit kein Marder oder Fuchs sich ein Nachtmahl holen kann. Es ist so absolut klasse, dass er da so zuverlässig dran denkt. Als ich ihn dafür lobe, gibt er mir zur Antwort: »Mama, weiß ich, bin äwaxen, bin Vantwortung!«
Ebenso sorgfältig geht er mit dem Herd um. Mir ist schon lange nicht mehr bange, wenn mein Möchtegern-Küchenchef seine Kochkünste ausprobiert. Noch nie hat er versehentlich eine Herdplatte brennen lassen oder den Backofen nicht ausgeschaltet. Da hat er wirklich ganz Grundsätzliches verstanden und fest verinnerlicht. (Das ist deshalb aber noch lange nicht übertragbar auf »Grenzbereiche«, wie z. B. das Abräumen von benutztem Geschirr oder gar das Spülen von benutzten Töpfen ...)

Irgendwie scheint Erwachsenwerden auch etwas mit dem Verlassen des Elternhauses zu tun zu haben, jedenfalls sieht es danach aus. Jonas hatte bereits einmal den Auszug einer Schwester miterlebt: 2008 verließ Katharina für ihr Aufbaustudium unser Haus. Und seit diesem Zeitpunkt ist ihm auch bewusst, dass dieser Tag einst für ihn selbst kommen wird. Er thematisiert es jedenfalls sehr oft.

Oktober 2010

Zum achtzehnten Geburtstag hat Jonas von Elli tatsächlich die gewünschte Bettwäsche von Highschool-Musical bekommen. Jonas ist ganz selig und verstaut das Paket ganz unten in seinem Schrank. Beim nächsten Bettenabziehen erinnere ich ihn an das neue Stück, aber mein Sohn wehrt heftigst ab: »Mama, spinnsu? Is nich für Dahause, is für mein Umsiehn neue Haus.« Aber bei jedem Bettenbeziehen holt Jonas von nun an das Paket hervor, streichelt liebevoll über die Plastikfolie, legt die Wange auf seine abgebildeten Freunde und schiebt sie dann wieder ganz unten in den Schrank. »Ers umsiehn, Jonas!«, erinnert er sich selbst und holt stattdessen sein altes Fußball-Motiv heraus.

April 2011

Ich sehe mir mit Jonas (18) eine diakonische Wohn- und Lebenseinrichtung für erwachsene Menschen mit geistiger Behinderung an, d.h., eigentlich sitzen wir nur im Büro der Heimleiterin, mit der wir einen Beratungstermin vereinbart hatten. – Jonas spricht immer öfter davon, dass er ja dann bald ausziehen will. Ich dachte, es kann ja nicht schaden, wenn er sich mal professionell beraten lässt und Informationen einholt.

Sie begrüßt uns sehr freundlich und fragt Jonas, ob sie ihn noch duzen darf oder doch lieber Sie sagen soll, schließlich sei er ja ein erwachsener Mann. Jonas überlegt kurz, grinst dann bis über beide Ohren. »Sie!«, entscheidet er. Konsequent hält die Leiterin das Sie nun im folgenden Gespräch aufrecht, Jonas freut sich jedes Mal sichtlich darüber. Fühlt sich ernst genommen, respektiert, auf Augenhöhe begegnet. (Dass er sich selbst nicht an diese Gepflogenheit hält, bedeutet nicht, dass er die gute Frau abwertet.)

Frau Greiner erzählt über das Haus und die Bewohner, über Außenwohngruppen und andere Lebensformen. Als sie beginnt, Jonas nach seinen Vorstellungen zu befragen, gehe ich in den Nebenraum. Jonas soll frei reden können, sich nicht von seiner Mama eingeengt fühlen oder in Loyalitätskonflikte geraten. Das hatten wir vorher am Telefon so besprochen. – Ich setze mich, nehme eine ausliegende Zeitschrift zur Hand, kann mich aber nicht in die Lektüre vertiefen, denn selbst bei zugezogener Tür verstehe ich jedes Wort, das gesprochen wird. Ich lehne mich zurück, lausche teils amüsiert, teils fassungslos dem Gespräch, schließlich kenne ich ja die etwas verzerrte Selbsteinschätzung meines Sohnes.

»Herr Zachmann, wie stellen Sie es sich denn vor zu wohnen, wenn Sie irgendwann zu Hause bei Ihren Eltern ausziehen möchten?«
»Wills ich leine wohne!«
»Ganz allein? Ja, können Sie denn schon morgens alleine aufstehen und sich fertig machen?«
»Ja, kanns ich!«
»Und die Uhr richtig stellen?«
»Nö, machs Mama.«
»Und wenn Sie dann von der Arbeit nach Hause kommen, dann ist da niemand.«
»Is gut, will Ruhe ham!«
»Ja, und dann müssen Sie sich ja auch etwas zu essen machen.«
»Kanns kochen ich: spanische Eier! Kennsu? Is lecker!«
»Nein, davon habe ich noch nie gehört. Können Sie auch noch etwas anderes?«
»Klar: Pizza und Döna!«
»Ich meinte jetzt nicht, eine Tiefkühlpizza in den Ofen schieben oder sich bei der Dönerbude was holen. Ich meine richtig zu kochen: Zwiebeln zu schneiden, Nudeln abzukochen, einen Salat dazu zu machen…«
»Ja klar, kanns ich!« (Hört, hört!)
»Na, das ist ja prima. Und wie sieht es aus mit dem Einkaufen?«
»Mach ich!«
»Können Sie sich einen Zettel schreiben und mit Geld umgehen?«
»Kla kanns ich! Hab Geld mei Konto, hol Bank.«

»Na, da sind Sie ja schon ein ganz lebenspraktischer
Mensch, das freut mich!«

»Ja, bin gut!«

»Und was machen Sie in ihrer Freizeit?«

»Also, geh Ulaub Koazien!«

»So, Sie gehen also gern in Urlaub. Und was machen Sie
am Nachmittag, nach der Schule?«

»Glotz ich.«

»Und haben Sie noch andere Interessen, außer Fernseh-
schauen?«

»Compluta spieln.«

»Aha, das dachte ich mir schon. Dann sind Sie also auch
fit auf dem Computer, na, das ist ja toll!«

»Ja, kanns alles ich!«

»Und haben Sie sonst noch ein Hobby, Herr Zachmann?«

»Ja, Baskiball, ich liebe Baskiball!« (Ich stutze. Diesen
Sport kennt er allerhöchstens aus dem Schulunterricht, er
hat ihn sonst noch nie gespielt).

»Ah, das ist ja toll. Ja, spielen Sie denn in einem Verein?«

»Ja, klar!« (???)

»Und was machen Sie sonst noch gern?«

»Ähm, also ich liebe Motohad fahn meine Papa. Un
Boling un Kino su gehen. Un spiels ich Ketarre un Kla-
wia!« (Hochstapler!)

»Na, da sind Sie ja sehr musikalisch, Herr Zachmann,
beeindruckend!«

»Un ich liebe tanze un singe!«

»Ja, und wie sieht es mit der Hygiene aus?«

»Gähne?«

»Ich meine mit dem Duschen, Rasieren, im Bad fertig
machen,…«

»Ja, kanns ich! Geh dusche.«

»Und selber rasieren?«

»Ja, kanns ich!« (Klar, wenn man das Ergebnis außer
Acht lässt.)

»Na, das klingt ja alles ganz wunderbar. Jetzt hätte ich nur noch eine Frage, Herr Zachmann, dann holen wir Ihre Mutter wieder rein, einverstanden?« Jonas scheint zu nicken.
»Wie ist das denn mit dem Putzen?«
Jonas lacht. »Kann ich!«
»Ja? Putzen Sie jetzt auch zu Hause bei Ihren Eltern?«
»Ja, muss Wohnsimma putze un Teppe sauge.«
»Das ist ja toll, dass Sie so fleißig im Haushalt mithelfen. Dann räumen Sie sicher auch regelmäßig Ihr Zimmer auf?«
»Nö, machs nich. Imma Streit Mama.«
»Na ja, aber wenn Sie ausgezogen sind, dann ist da keine Mama mehr, die Ihnen sagt, dass es dreckig und unordentlich ist, das müssen Sie dann selber sehen.«
»O nein, lieba nich. Lieba Mama fragen!«
Frau Greiner lacht. »Na, dann holen wir die Mama wieder rein zu uns, in Ordnung? Oder haben Sie noch was auf dem Herzen, Herr Zachmann?«
»Kanns dir wohne? Bis nett!«
Frau Greiner lacht laut auf. »Nein, bei mir können Sie nicht wohnen. Aber wer weiß, vielleicht möchten Sie ja mal in unserer Einrichtung leben, dann sehen wir uns wieder.«
»Lieba nich, lieba Hause wohne! Bei Mama und Papa!«
Na, da soll einer aus dem Kerl schlau werden.

ich bin Gop
Verandwordlich selbs
und Aderem
ich daff ich selber
bestimem Ich daff
aufbleiben ich will
ich will gerne Einkaufen

Erwachsen
Ich bin groß!
Verantwortlich für mich selbst und andere. Ich darf über mich selber bestimmen. Ich darf aufbleiben, so lange ich will. Ich will gerne einkaufen, kochen, Miete selber für das neue Haus mit bezahlen. Ich will gerne arbeiten in der Werkstatt, mich um mich selber kümmern.

August 2011
Wir sitzen auf der Terrasse. Jonas (18) hat die Katze auf dem Schoß und krault ihren Bauch. Ich lese und lausche mit einem Ohr dem Liebesgeschnurre der beiden.
»O Luna, bis mei Liebsling-Haustier. Schina is auch süß, aba du bis Beste. Schina is immer so Harre un schlecke mein Sicht. Mag nich. Nur manchmal. Aba du bis schön knurre, ich dich streichle. Oh, mein lieba Katze, nö, bis Kata, tschulligung, Luna! Komm, mache wir Abschluss-Schmuse, bald ich umsieh! Mein Täubchen-Kater, mein Lunzi-Baby, mein Nummer eins! Werd dich misse, ich umsieh!«
Nun muss ich doch mal nachhaken. »Ach, und wirst du mich auch vermissen, wenn du eines Tages ausziehst?«
Jonas grinst, überlegt und antwortet dann schallend lachend: »Nö, dich nich! Bist alte Mutta!«

Auch hat Jonas (immer wieder wechselnd) ganz konkrete Vorstellungen, wo er einmal wohnen möchte.

August 2011
»Mama, ich will gern Sizlien (Sizilien) wohnen. Ich will intalenische (italienische) Wörter lernen und Sprache sprechen dem Land. Eins kann schon: ›Adidos!‹ Is tschüssi!«

Mai 2011
Ich schlendere mit Jonas (18) durch Durlach. Wir holen uns ein Eis und setzen uns auf eine Bank in der Sonne. »Oh Mama, schöne Leben!« Ich kichere.
Mein achtzehnjähriger Sohnemann schwärmt weiter: »Schöne Stadt, Dolach!«
»Ja, Durlach gefällt mir auch sehr gut! Ist so schnuckelig klein und hübsch!«
»Will gerne wohnen hia!«
»Du willst mal nach Durlach ziehen?«
»Ja, Mama, gibses beste Eis von Welt! Pobier mal!«, und Jonas hält mir seine drei Kugeln Zitrone unter die Nase.

Na ja, ist auch ein ernst zu nehmendes Kriterium für die Wohnortwahl, denke ich. Je länger ich darüber nachdenke, desto besser gefällt mir die Idee. »Jonas, das ist wirklich ein guter Gedanke! Du könntest vielleicht wirklich mal hier in Durlach wohnen, wenn du das willst. Zur Werkstatt hättest du es dann nicht weit, es sind ja nur ein paar Minuten mit dem Bus.«

»Stimmt! Is schickt! Und Mama, guck, Bahn au hia!« Gerade fährt eine S-Bahn an uns vorbei.

»Genial, da bist du also dann auch in Nullkommanix in Karlsruhe, wenn du ins Kino gehen willst oder so.« Die Idee passt immer besser. »Und zu uns nach Hause ist es auch nicht weit, d. h., du könntest uns jederzeit besuchen kommen und wir dich.«

Jonas ist begeistert. »Du komms du un Papa sammen?«

»Na klar! Dann kommen dich deine Eltern besuchen und sind deine Gäste!«

Jonas ist entzückt, stellt sich seine Rolle als Gastgeber vor. »Backs ich Kuche und de Kaffee!? Ne, lieber Cola trinken!«

»Abgemacht! Give me five!« Wir klatschen unsere Hände ab. Historischer Moment? Es fühlt sich jedenfalls so an.

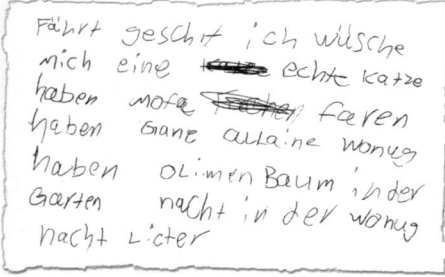

Thema Zukunft
ich wollte gerne arbeiten
in Durlach, weil es eine
hübsche Stadt ist. Es gibt dort
das Fächerbad.
Was gibt es noch? Eisdiele, Kneipe,
Bank, neue Wohnung, die Bahn
fährt geschickt. Ich wünsche
mir eine echte Katze zu haben.
Mofa zu fahren und zu haben,
ganz alleine eine Wohnung
zu haben. Einen Olivenbaum im
Garten, nachts in der Wohnung
Nachtlichter an.

April 2011
Ich vereinbare wieder einen Termin. Diesmal kommt die zuständige Sachbearbeiterin der Lebenshilfe zu uns nach Hause, die für

den Bereich Wohnmöglichkeiten in Karlsruhe und Umgebung zuständig ist. Bei ihr laufen alle Fäden der potenziell interessierten Menschen für das betreute Wohnen zusammen. Sie nimmt sich viel Zeit, Jonas (18) und uns bei Kaffee und Kuchen kennenzulernen. Es ist eine herzliche Atmosphäre, und sie lässt sich von Jonas über den Stand der Dinge aufklären. »Du möchtest daheim ausziehen?«

»Nö, aber bald! Bin ich Wäkstatt drin!« *Jonas verknüpft das Arbeiten mit dem Wohnen, obwohl ich immer wieder betone, dass wir gemütlich erst einen Schritt nach dem anderen angehen: sprich, wenn er in der Werkstatt oder anderswo arbeitsmäßig sattelfest ist, dann können wir das nächste größere* »Projekt« *anpeilen. Beides auf einmal wäre zu viel!*

Im Laufe des Meetings erzählt Frau Schmid von Wohngemeinschaften junger Leute, die sich gegründet und auch inzwischen schon mal wieder verändert haben, sie schildert den – durchaus unterschiedlichen – Tagesablauf und wie das mit der zusätzlichen, ganz individuell angepassten Betreuung funktioniert. Wolfgang und ich sind sehr angetan. Jonas hingegen schaut äußerst kritisch. »Ich habe den Eindruck, es gefällt dir nicht, was ich erzähle?«

»Nö, wills ich nich! Lieba leine wohnen!«

»So ganz alleine? Das scheint mir aber nicht das Richtige zu sein, Jonas!«

Mir gefällt ihre direkte und sehr herzliche Art. Auch wir können uns das Alleinwohnen nicht gut vorstellen – trotz Betreuungsangebot. »Wenn du von der Arbeit heimkommst, ist dann niemand da! Du musst immer allein essen, hast keinen Kumpel zum Kartenspielen und musst auch alles alleine sauber halten.«

»Hm, auch plöt!«, *räumt Jonas ein.*

»Was gefällt dir denn nicht an dem Gedanken, mit mehreren Leuten zusammenzuwohnen?«

»Alle bindert, wills ich nicht!« *Jetzt ist es ausgesprochen, das Gespenst ist endlich benannt.*

Frau Schmid fasst am Ende zusammen: »Ich habe verstanden, dass du nicht gerne mit vielen Leuten zusammenwohnen möchtest, schon gar nicht mit vielen Behinderten. Aber ganz

allein ist auch nicht gut, also vielleicht eine Zweier- oder Dreier-
WG. Vielleicht wäre für dich so ein Mehrgenerationenhaus das
Richtige oder eine WG, die du mit Studenten teilen kannst. Die
Betreuung könnte dann trotzdem über unsere Mitarbeiter laufen.
Grundsätzlich ist alles denkbar, wir müssen eben basteln! Gut,
dass noch Zeit ist und wir nichts überstürzen müssen! Jetzt fängst
du erst mal in der Werkstatt an zu arbeiten, und dann sehen wir
alles Weitere!« Jonas ist sehr angetan von Frau Schmid, fühlt
sich respektiert und angenommen. Uns gefällt ihre offene und
flexible Art auch sehr. Also, das Ding läuft – wie, wann und wo
auch immer: Ich bin sicher, Gott wird für Jonas einen guten Platz
finden!

Wenn ich umziehe,
will ich in der großen
Stadt Durlach
wohnen mit einer Person
zusammen, aber nur ich
hab das Down-Syndrom,
der andere ohne.

Als ich das lese, muss ich schallend lachen und frage Jonas: »Wieso darfst nur du das Down-Syndrom haben?«
    »Mama, reich so!«
    »Du meinst, einer von deiner Sorte ist genug?« Jetzt lacht auch
Jonas aus vollem Hals mit.

August 2011
Unsere Maren will sich in Tübingen in der Uni einschreiben und
den Mietvertrag im Studentenwohnheim unterschreiben. Wir
nutzen die Gelegenheit und machen einen (fast vollständigen)
Familien-Tagesausflug daraus. Es ist herrlichstes Wetter, wir fla-
nieren durch die traumhaft schönen Gässchen der historischen
Altstadt, laufen zur Burg, schlendern am Neckar entlang, sitzen

im Biergarten … Alle sind wir ganz angetan von Marens neuem Wohnort. Einschließlich Jonas (18). Am Abend tippt er folgenden Bericht in den Computer:

Tübikin	Tübingen
Papa Mama Jonas Maren Auflugt onne Elli weil Elli Abeiten Maren stagte sodiren mit Eglisch zeigt sich diseHaus sodire kann dann siewonen Essen state uns wir habe Hurger. Ich sizen auf hegenmate Borg geganen wir Zusammen in der Fuss Eisessen Mortorat heim faren Ich will kerne Tübikin wonen weil der Schtart mir gefallen deise weg mitBus faren in meine Apeiten	Papa, Mama, Jonas, Maren machen Ausflug ohne Elli, weil Elli arbeiten muss. Maren zeigt uns, wo sie studieren wird Englisch und Sport. Sie zeigt uns dieses Haus, in dem sie studieren kann. Dann zeigt sie uns, wo sie wohnen wird. Auch, wo man schön essen kann, zeigt sie uns, wir haben Hunger. Ich sitze auf einer Hängematte. Wir sind zur Burg gegangen. Wir sind zusammen am Fluss entlanggelaufen und haben Eis gegessen. Ich bin mit Papa Motorrad heimgefahren. Ich will auch gerne in Tübingen wohnen, weil die Stadt mir gefallen hat. Ich kann diesen Weg mit Bus fahren zu meiner Arbeit.

Tja, das dürfte etwas schwierig werden von hier aus …

Jonas' Gruppenleiter in der Werkstatt fragte mich neulich am Telefon, ob bei uns in Kürze ein Umzug anstünde. Jonas habe da so was verlauten lassen: »Bin eh bald weg, umsiehn in Tüping!« Au weia, wieder so ein Floh im Po.

September 2011
Jonas (18), Wolfgang und ich sitzen in Durlach in unserem Lieblingsbiergarten und genießen einen der wohl letzten lauen Abende in diesem Jahr. Wir stoßen miteinander an: »Prost, auf einen

neuen Lebensabschnitt! Alle Kinder sind erwachsen, alle Kinder
gehen ihren Weg! Prost, Jonas, auf dich!«

»*Ja, Prost mich!«, stimmt er freudig zu. Und als die Bedie-*
nung mit dem vollen Teller Bratkartoffeln, Salat und Schnitzel
zielgerichtet auf ihn zukommt, reibt er sich die Hände und ruft
zusammenfassend: »*Oh, danke Gott, ich liebe diese Leben!«*

Könnte es einen besseren Ausdruck für Jonas' neu gefundene
Lebensfreude geben? Es ist so schön, zu sehen, wie dieser Ent-
wicklungsprozess immer weitere Fortschritte macht und mein
Sohn wieder zunehmend zu seinem Selbstvertrauen zurückfindet.
Wir erleben sozusagen gerade ein Comeback des »Knüllers«, nur
in gereifter Variante.

Epilog

Es ist Samstagnachmittag. Die Erlebnisse, Gespräche und Gedanken unserer eingangs erwähnten spontanen Spurensuche an Jonas' Geburtsort in Malsch klingen noch nach. Ich fahre in die Tiefgarage des Kinos, unserem ursprünglichen Ausflugsziel. Der Kinosaal ist fast leer, wir haben den riesigen Raum mit vier kichernden Teens für uns allein. Ich steuere auf einen gemütlichen Zweiersitz in der hintersten Reihe zu.

Jonas wirft einen prüfenden Blick auf unsere Kinokarten und schimpft: »Mama, du falsch! Is Numma swölf, aba wir habe vizzen und füffzen!«

»Ist doch egal, es sind doch nur so wenige Leute da, da kann man sich doch dann aussuchen, wo man sitzen will.«

»Nö, Mama! Du kei Ahnung! Hier steht Kate drauf, mussu so machn!«

Ja, ja, ich weiß, mein Sohn ist sehr geradlinig und absolut korrekt. Also setzen wir uns brav zwei Sessel weiter. Jonas macht es sich bequem, stopft sich während der laufenden Werbung ein Popcorn nach dem anderen in den Mund, schlürft sein Cola und grunzt zufrieden. Zwischendurch tätschelt er immer mal wieder meine Hand, grinst breit. Kino – das ist seine Welt. Aber auch ich liebe Filme und die Kinoatmosphäre, und so können wir diese Leidenschaft wunderbar miteinander teilen. Jetzt wird es dunkel, und als der Tanzfilm »Footloose« beginnt, tätschelt er mich ein letztes Mal, reibt sich die Hände, rückt sich im Sessel zurecht und klärt mich auf: »Mama, geht los!«.

Der Film ist genau Jonas' Kragenweite. Zwar wird weniger getanzt, als wir beide erhofft hatten, aber es kommt auch kein Jugendthema zu kurz: Verliebtsein, Machtkämpfe, Generationskonflikte, Kirchenmoral gegenüber Abenteuerlust, Ablösung vom Elternhaus …, von allem ist etwas dabei. Viel Stoff, über den Mutter sich auf dem Nachhauseweg mit ihrem Sohn unterhalten könnte. Könnte, denn Jonas will sich nicht unterhalten, als wir zurückfahren. Will lieber einen Monolog halten. Fast zwanzig

Minuten am Stück redet mein Sohn in seinem Kauderwelsch und fährt mich an, sobald ich es wage, einen Kommentar abzugeben: »Mama, Ruhe! Hör mi eifach su, bitte!«. Ich gehorche. Verstehe, dass sich hier Emotionen und Gedanken einen ungebremsten Weg nach außen bahnen müssen. Ich staune, wie erzählfreudig Jonas plötzlich ist, höre aber auch besorgt, wie er wieder einmal Fantasie, Träume, Szenen aus dem Film und seine eigene Realität miteinander vermischt und ineinander verwebt:

»Muss ich üben, werd ich Profitänzer! Kanns ich gut tanzen, bin ich Star Jonas. Mit Patrick sammen üben, Patrick is nich gut wie ich. Muss ihm seigen, geht. Mit mei Fau sammen tanzen und verliebt sein, krieg sie Baby. Jonas kleiner Vater oder Onkel Jonas bei mein Schwestan. Wohnen wir schöne Haus in Berlin, oder Malsch, ich bore bin. Aba Berlin is Haupstadt, is wichtich su wohn. Geh ich Werkstatt abeitn Berlin, aber nich immer bleibn. Bin ich bindert, aber egal. Bin ich nich perfekt. Aber werd ich Tänzer und mach ich Film. Tanz ich im Kino, krass! Mama komms, guckses Film und klatsche bei mir! Guter Jonas! Guter Tänzer! Und hat er Ärger, weil Musik is so laut. Aber sein Mama is storbe, er is allein. Er is tauhich. Aber mein Mama is nich tot, er lebt noch. Bin foh, mein Mamilein habe. Bin äwaxn, aber mein Mama is wichtich mich. Nich imma einmische, ich sags dir, Mama, aba du mich wichtich. Ich lieb dir so arg! – Mama, hallo, sags du nix?«

»Na, du hattest mir doch Redeverbot erteilt.«

Jonas lacht. »Jetzt dafs wieda!«

»Oh, vielen Dank, sehr freundlich!«

Nun tätschel ich Jonas' Hand. »Ja, ich lieb dich auch ganz arg. Und ich kann mir keinen besseren Sohn wünschen. Du bist mein perfekter Jonas! Ich lieb dich genau so, wie du bist, mein Supertänzer!«

Jonas legt den Kopf auf meine Schulter und seufzt zufrieden: »Ja, bins ich gut! Und bins ich foh, du mein Mama bis!« Jetzt seufze auch ich auf und mein Herz klopft voller Liebe und Dankbarkeit, während wir schweigend durch die hereinbrechende Dämmerung fahren.

Und doch noch ein klitzekleines Nachwort

Nun ist das Manuskript also fertig, und wir sind beide sehr gespannt darauf, welchen Weg dieses Buch gehen wird.

So vieles ist in den vergangenen Monaten des Arbeitens daran passiert:

Allein das bewusste Auseinandersetzen mit den unterschiedlichen Themen, die vielen guten Gespräche und die gemeinsamen Stunden vor dem Computer (oder mit dem Schreibblock auf dem Schoß) haben unsere Mutter-Sohn-Beziehung noch einmal deutlich verstärkt. Meine Liebe zu Jonas durfte noch weiter zunehmen (dass das überhaupt möglich war!), und ich kam immer mehr ins Staunen und Bewundern, was dieser junge Mann zu sagen hat. Ich bin dankbar für die Möglichkeit, ihm ein Sprachrohr bieten zu können und noch mehr für die intensive Zeit, die wir durch das gemeinsame Buchprojekt hatten. Mit großer Freude konnte ich beobachten, wie Jonas zunehmend Spaß daran entwickelte, am Buch mitzuwirken, und wie unser Gedankenaustausch nicht nur in meinem Inneren so manchen Ruck auslöste.

Danke Mama schreibs mit mir und gute Gespräche haben du kenns besser jetz mein Fühle

Ich möchte unbedingt auch noch Danke sagen:

Allen voran meinem wunderbaren und einzigartigen Sohn! Jonas, toll, dass du dich auf dieses Wagnis und Abenteuer eingelassen hast! Ich weiß, dass es nicht immer einfach war mit mir, wenn ich mal wieder so schwer von Begriff oder schrecklich ungeduldig war. Danke, dass du so viel von dir erzählt hast und ganz offen über deine Gefühle und Gedanken reden und schreiben konntest. Das war sehr mutig von dir!

Meiner wunderbaren Familie, die so ermutigend, bestärkend, unterstützend und inspirierend hinter dem Projekt stand. Wolf-

gang, Katharina, Maren und Elli – was wäre ich ohne euch?!
Bester Ehemann: Du bist und bleibst meine größte Liebe! Beste
Töchter, ich bin so reich beschenkt mit einer jeden von euch!

Meinen Freundinnen, die vor allem in den letzten Wochen
mangels Zeit zu kurz kamen. Danke für euer Verständnis! Das
nächste Frauenfrühstück gibt's in Bälde bei mir, versprochen!

Uta Müller und Lutz Ackermann im Verlag SCM Hänssler,
die von Anfang an von der Buchidee überzeugt waren und uns
liebevoll und professionell begleitet und unterstützt haben.

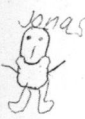 Sehr nette Fau Fau Mülla ich mag ihm gern Danke fü essen einzum-
laden lecker Flamkuchen mit Lax

Den vielen Leserinnen und Lesern, die mir so wunderschöne und
bewegende Rückmeldungen zu den vorangegangenen Büchern
über mein Leben mit Jonas (...»mit der Stimme des Herzens«
und »Bin Knüller!«) gegeben haben. Ihr habt uns reich beschenkt!
Danke für all das Nachfragen und Begleiten aus der Ferne, für die
unzählbaren guten Wünsche und eure Offenheit!

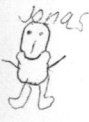 Danke mein Fäns fü piefe (Briefe) bei mir

Und vor allem möchte ich Gott danken, ohne den nichts, aber
auch gar nichts möglich gewesen wäre!

Natürlich wünsche ich mir nun sehr, dass auch dieses Buch
wieder »ein Erfolg« wird in dem Sinne, dass es Menschenherzen
berührt und Gedankenanstöße gibt... Und natürlich freue ich
mich – ähm, tschulligung – freuen wir, das Autorenteam, uns auch
diesmal wieder über Feedback.

Entweder per E-Mail an *doro.zachmann@gmx.de*
oder per Post an den Verlag:
SCM Verlag GmbH & Co. KG
Max-Eyth-Str. 41
71088 Holzgerlingen
Deutschland

Wer mehr über meine anderen Bücher, Bildbände, Kalender etc. und Veranstaltungen erfahren möchte, ist auf meiner Homepage *www.doro-zachmann.de* herzlich willkommen.

Und *last but not least* biete ich auch mit diesem Buch wieder Lesungen mit Bildershow und Livemusik an. Bei Interesse wenden Sie sich bitte direkt an meine oben genannte E-Mail-Adresse. (Bitte lassen Sie mich diesbezüglich nicht im Stich, schließlich habe ich ein Versprechen zu erfüllen! ☺)

Jetzt hab schreiben Buch. Fertig! Fleißiger Jonas! Viel Arbeiten, gut gemacht! Und Mama hilft mir.

Und später, ist Buch fertig ist, dann gehen wir Hotel, Mama und ich. Vielleicht auch mit Papa, macht er Musik dazu. Wegen Lesung, ich bin dabei, zusammen lesen wir geschrieben haben. Viele Leute kommen. Au ja, so machen. Freu schon! Mama, wann gehn wir los?

Wir wünschen Ihnen von Herzen alles Gute!

Jonas Zachmann   Doro Zachmann
↑   ↑
Knüller   Mama

Anmerkungen

1   Die *Kooperative berufliche Bildung und Vorbereitung auf den allge-meinen Arbeitsmarkt* (KoBV) wird unter anderem von der *Lebens-hilfe Karlsruhe* angeboten und bereitet Menschen mit Behinderung, im Auftrag der Agentur für Arbeit, auf den allgemeinen Arbeitsmarkt vor.

2   Doro Zachmann (Text)/Nina Dulleck (Illustrationen), *Der geschmug-gelte Kater.* Witten: SCM R.Brockhaus, 2009 [Anmerkung des Ver-lags].

3   Wii ist der Markenname einer Videospielkonsole.

4   Doro Zachmann, *Bin Knüller! Herz an Herz mit Jonas,* Holzgerlin-*gen:* SCM Hänssler, 1. Taschenbuchauflage 2010 [Anmerkung des Verlags].

5   Siehe oben, Anmerkung 1.

Doro Zachmann

Bin Knüller
Herz an Herz mit Jonas

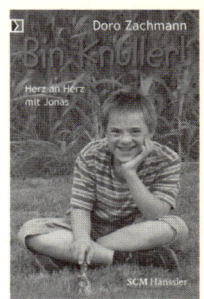

Taschenbuch, 12 x 19 cm, 256 Seiten
Nr. 395.216,
ISBN 978-3-7751-5216-7

Jonas lebt mit Down-Syndrom und hat einen schweren Herzfehler.
Als er 14 Jahre alt ist, muss er wieder operiert werden. Doch er
selbst ist sich sicher: Er ist ein Knüller. Gott hat ihn gemacht, und
der wird auch auf ihn aufpassen. Eine humorvolle und bewegende
Dokumentation der Mutter über ihr besonderes Kind.

Todd Burpo, Lynn Vincent

Den Himmel gibt's echt

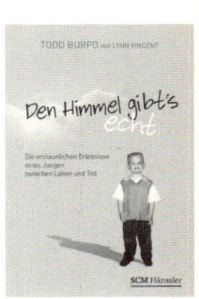

Gebunden, 13,5 x 20,5 cm, 160 Seiten
Nr. 395.278,
ISBN 978-3-7751-5278-5

Die erstaunlichen Erlebnisse eines Jungen zwischen Leben und Tod
Colton ist vier Jahre alt, als er lebensgefährlich erkrankt und operiert werden muss. Dass er überlebt, ist ein Wunder. Später erzählt
er seinen Eltern, einem Pastorenehepaar, von erstaunlichen Dingen,
die er während dieser Zeit zwischen Leben und Tod gesehen hat.

Bitte fragen Sie in Ihrer Buchhandlung nach diesen Büchern!
Oder schreiben Sie an: SCM Hänssler, D-71087 Holzgerlingen;
E-Mail: info@scm-haenssler.de; Internet: www.scm-haenssler.de

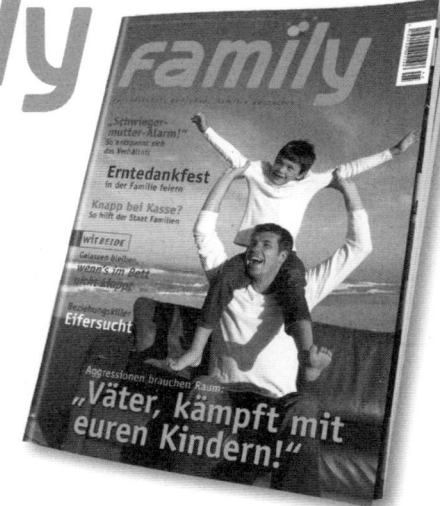
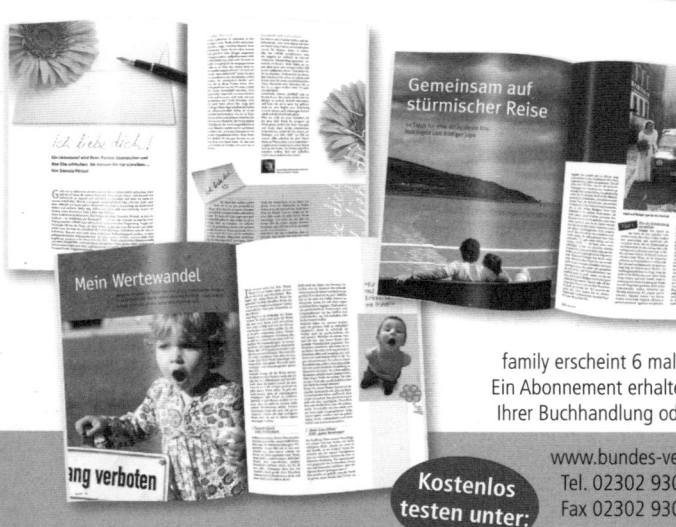